为 PBL 课程师生设计的攻略指南

问题导向学习（PBL）平台之建构

——案例设计、撰写技巧、参考实例与审核机制

PBL

Problem-Based Learning

为 PBL 课程师生设计的攻略指南

问题导向学习（PBL）平台之建构

——案例设计、撰写技巧、参考实例与审核机制

PBL

Problem-Based Learning

主　编　关超然　辛幸珍

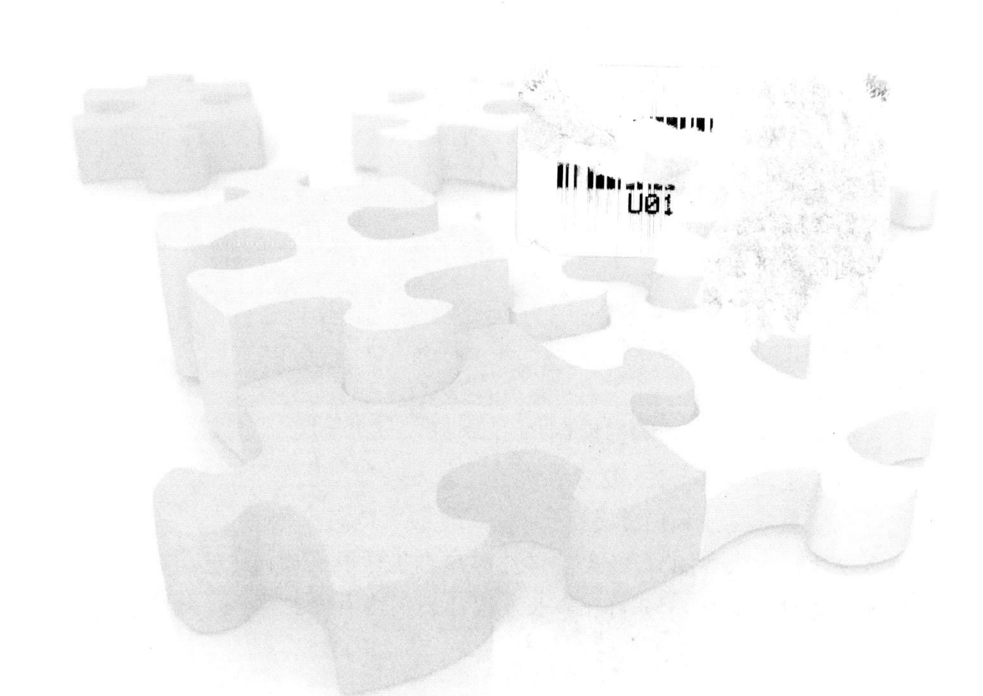

北京大学医学出版社

主 编

关超然 博士

PBL 发源地加拿大 McMaster 大学医学院（1980—2008 年）
荣誉退休终身教授（自 2008 年）

现任：

中国健康教育 PBL 联盟顾问
汕头大学医学院资深医学教育顾问（3 年任期）
《医学教育杂志》（中国台湾，全英文杂志）副主编及学术委员会成员
加拿大 McMaster 大学健康科学院医学系荣誉退休终身教授
丹麦 Aalborg 大学 Aalborg 工程科学 PBL 教育中心顾问

曾任：

汕头大学教师发展及教育评估中心首届主任（2 年任期）
台湾中国医药大学
　教师培育暨发展中心主任（8 年任期）
　学术交流中心首届主任（4 年任期）
　附属医院教学部顾问
　基础医学研究所教授
　血管生物研究组群召集人
　校级 PBL 工作小组召集人
香港大学
　医学院生理学系讲座教授（5 年任期）
　医学院生理学系主任（2 年任期）
　校长室国际交流顾问委员
世界卫生组织（WHO）西太平洋分部短期医学教育顾问
亚太健康科学 PBL 学会前理事长及国际顾问委员会主席

主　编

辛幸珍　博士

台湾中国医药大学医学院退休副教授

现任：

台湾中国医药大学人文科技学院兼任副教授

台湾教育主管部门创新教学深根计划委员

台湾教育主管部门大专院校研究伦理审查委员会查核作业计划委员

台中荣民总医院伦理委员会委员

台湾中国医药大学附设医院伦理委员会委员

台湾清华大学研究伦理审查委员会审查委员

中区区域性研究伦理中心审查委员

台湾生命伦理学会常务理事

曾任：

台湾中国医药大学

　教师培育暨发展中心主任（2012.2—2015.7）

　教师培育暨发展中心副主任（2010.8—2012.1）

　教师培育暨发展中心执行组组长（2006.12—2009.7）

　护理学系暨医学系副教授

副主编

辛岗　博士

汕头大学医学院 教授

现任:

汕头大学医学院

教师成长中心副主任

微生物学与免疫学教研室副主任

病原实验室主任

PBL 课程微生物免疫模块负责人

张忠芳　博士

汕头大学医学院 副教授

现任:

汕头大学医学院

教师成长中心副主任

教务处副处长

生理教研室副教授

曾任:

汕头大学教师发展暨教育评价中心代理主任

国家医学考试中心命题专家

临床医学专业认证专家

章节作者（按姓名汉语拼音排序）

陈　红　教授
上海交通大学医学院药理学教研室

虎　力　副教授
上海中医药大学针灸推拿学院

李孟智　教授
台湾中山医学大学医学研究所

李淑杏　教授
台湾中山医学大学护理学系

林常敏　教授
汕头大学医学院组织胚胎学教研室

林香汶　副教授
台湾中国医药大学药学院

邵红霞　高级讲师
上海复旦大学基础医学院

沈若冰　副主任医师
上海中医药大学曙光临床医学院

宋德懋　教授
北京大学医学部基础医学院生理学与病理生理学系

涂明君　教授
台湾中国医药大学牙医学院

王　宪　教授
北京大学医学部基础医学院生理学与病理生理学系

王新红　副教授
上海复旦大学基础医学院

吴礼字　教授
台湾中国医药大学微生物学系

武　渊　副主任医师
南京医科大学第四临床医学院

徐　平　教授
上海中医药大学PBL研究室
针灸推拿学院

张怀平　副主任
南京医科大学教师发展中心

张淑贞　退休副教授
台湾中国医药大学药学院

关 序

1910 年的 *Flexner Report* 在近代西方传统医学教育中引起了惊天动地的震撼，将师徒传承的经验医学带入了科学循证的医学教育，并且已跨越了整个世纪。第二次世界大战后，高等教育薪新教育概念之崛起在社会的转型及科技信息的快速发展之促使下，又潜移默化地将传统科学医学教育转型为 McMaster 大学于 1969 年首创的以学生为中心的“问题导向学习”（problem-based learning，PBL），并以全人化方式继续延伸。McMaster 大学亦于 1992 年将 PBL 所推崇的批判性思维与资讯科技结合，又发展出来“循证医学”（evidence-based medicine，EBM）。这一连串的创新并不是一种教学方法的改易变迁，而是一种教育理念的典范转移（paradigm shift）；这种暗涛汹涌且势在必行的医学教育改革已经横跨半个世纪。最近二十年来，PBL 才缓不济急地传入在高等教育观念上相对保守的亚洲。

不同于传统教育以读教科书及听看教师的讲义去驱动学习，PBL 是通过案例的情境（scenarios）来启发问题中的议题及通过对问题描述（PBL cases 或 health care problems，有些学校称之为 triggers）去诱发学员主动与广泛地探讨问题之本质、整合各领域知识及发展出解决问题之周全性方案。 在医学教育的“PBL 案例”虽然通常源自真实的医疗“病历”，但决非像在一般医院晨会上医师用来练习做报告的“病例”或“个案”。PBL 案例也可以是模拟某些特定问题的情境。前者在临床实习医生通过临床推理（clinical reasoning）并以“解决问题”（solving problems）为前提的训练中比较适用，而后者比较有教育的灵活性，很适合基础医学（medical basics）时段的学生做较深入“探讨问题”（exploring problems）的培训。整体而言，PBL 案例信息呈现的方式，较经济且具广度与深度灵活性的还是以纸本的模拟医学（simulation medicine）情境为主流。不过，在特殊情况下，案例也可以由视频、多媒体、标准化病人甚至真正的患者加以呈现，这类情况，在评量学生 PBL 学习效果方面的应用比较多。重要的是，与生活接轨的全人化的案例才能够有效地催化学生主动学习与独立思考之动机及策略。

我在华人教育界的 PBL 培训生涯中，经常有人问我：“有没有 PBL 的中文‘教科书’？”当然，这个问题的基础与出发点都熏染上了浓郁传统思维的气息。从传统线性思维的角度去考虑，教育主要靠教学，教学要靠老师，老师则要靠教科书制作教材。没有机会接受正统PBL理念的洗礼或经由传承了二三手已变了质的PBL的老师提出这个问题是可以理解的。PBL并不是一门学科，应当是没有所谓的“教科书”，但是有相当多的教育专业“参考书”及教育期刊的论文。但是，可信度较高的PBL信息主要还是出自西方以英文撰写的PBL专著；中文 的PBL专著译本很少，原文更如凤毛麟角。毕竟，整体的华人教育界在PBL的实践上迟疑过久，起步稍晚，人才欠缺，内涵较浅，加上语言的隔阂，仍处在摸索、模拟及尝试的阶段。有鉴于以上的不足，并担心二三手PBL的充斥泛滥所引致的误导，我于2009年编著了一本以McMaster大学（PBL发源地）原汁原味的PBL为蓝本的中文PBL专著，经过Elsevier出版社三次印刷，新的增订二版也于2013年8月问世。

案例就是PBL之学习平台、教育蓝本及促进催化学习互动的力量。对一些接触PBL环境不多的传统老师而言，若无严谨的PBL培训来加强认知及提升自信，他们既不会（不愿）撰写，也不会（不愿）应用PBL案例。对有远见而采纳PBL的教育单位而言，若无专业的PBL人才规划、举办及落实培训活动，PBL案例的设计、撰写、审核并建立案例库并非轻而易举、唾手可得之事。虽然也有些医学院校有自己累积的PBL案例集，竞争压力之下，一般会自己闭门造车而不愿意公开分享。于是常有人问我：“有没有考虑发表PBL的中文‘案例集’？”其实过去多年来，我一直抗拒对我去撰写一本PBL案例总汇或专集的鼓励游说，因为我认为PBL的设计、规划及审核必须经过撰写者亲自对PBL理念与实践的内化，而且PBL生活化的情境也需要本土社区化，不应随便采用他人杜撰的案例（尤其是在不同生活、文化、制度环境中的情境案例）。我知道台湾曾有一所学校不愿自己动脑筋，出巨资向国外购买PBL案例集，结果因文化、体制及意识形态的差距，大部分的案例都格格不入，很难运用。我也读过一本几年前国内出版的基础医学PBL教案集，洋洋洒洒收纳了五六十个以临床病历形式并用学科分类（解剖、生理、药理、病理等）展示的案例，既无明显层次的区分，亦无协助教师的指引，仅专注在临床医学知识技术上，与PBL的精神理念完全背道而驰。这一类的案例是典型的以老师为中心、以生命科学知识为本位的传统个案分析教学法（case-based teaching）所采用的由病历改装成的“教案”，决非以学生为本启发自主学习的PBL案例，很可能导致对PBL的误解及严重的偏差。

案例之设计、规划、撰写、审核与使用在PBL教育整体上扮演十分重要的角色，通常应该在课程委员会中设立PBL工作小组负责PBL教案之研发与审核（犹如传统课程的研发与审核），并且对撰写该教案之专家老师们必须要给予适当的PBL培训（但小组老师不需要是该领域之专家）。然而，撰写教案者通常会是教案里所述主轴议题的专业医生或老师，难免缺乏广面化及多元化，会有不必要的精专深探、过犹不及的现象。因此，编撰及审核者需要熟悉PBL之理念与操作，了解教案情境之间的逻辑性，并能融合整体课程与PBL教案的关联性。多年的培训经验让我感到，医学院校主管指派临床教学医师撰写PBL案例是常规，可能是认为临床医师比较会写PBL案例，这种认知的偏差更是代表了相信直觉而忽略循证的迷思。事实上，很多临床医师忙碌到无法分身参加自我提升的活动，或不愿（或受限）花时间在教育上，很少参加PBL培训，因而与现今的基础医学有脱节之现象。临床医师常会将现成的临床病历随手改装成自以为是的PBL案例交差，加上若无严谨的课程规划、又无案例质量审核机制，反而会将PBL案例撰写变成一件相当草率（而很常见）之事。对积极参与PBL案例的撰写、审核及规划且有贡献的老师，应有奖励机制，如将案例视同学术成果计分、给予奖金或作为晋升之部分依据。此外，案例不应公式化或样板化，而应随课程的进展循序渐进地提升其内涵目标及结构的复杂性；应每年定期检视学生对PBL教案的反馈意见，每3～5年进行教案的规划检讨与修正。不过，能用以上种种考虑思维去鼓励参与设计及撰写PBL案例的教育单位并不多。因此，我改变初衷决定着手编著此书的动机及理由从以上的叙述应该已很明确，也可理解。但是，这本PBL案例集的目的绝非提供一系列的现成案例让读者直接采纳使用或照葫芦画瓢抄改沿用而不经过重要的自我内化过程。我希望促成的是带领读者走进具有科学批判性的逻辑思维，又带有丰富历险性的爱丽丝乐园，唤出读者内心深处的想象力、好奇心及创造性，去设计及展现具有自己风格的PBL案例，促使学生建立自主学习的心态及互动推理的技巧。

这本书的主题是环绕着PBL案例的创作思维及使用的分析。我在第一篇里就开门见山地指出，当设计PBL案例时，若没有充分注入PBL本身所代表的教育理念，撰写出来的个案就不是PBL属性的案例。由于在2009年第1版及2013年增订二版的PBL专著中，我对PBL整体上的理念与沿革已有很详细及深入的叙述，本书开头的第一篇仅将与案例相关的PBL理念简要地圈点出其重点；刚入PBL教育领域的读者可以参考2013版的PBL专著与本书搭配相辅相成。其他篇章则按部就班地以多样化的实例辅导解说去呈现PBL案例的规划、撰写及审核的机制。本书的特色还是秉承着PBL理念中经典的精髓，注重撰写案例的学习过程（process）使之自主性地创新（creativity），而非仅提供被他人直接采用内容（content）的案例。换言之，这本PBL撰写技巧的专著的主要目的是授人以渔，而非授人以鱼。我希望以三种方式来展示对撰写PBL案例的描述：

1. 来自不同学校典型的案例格式（教师版 *vs* 学生版；案例摘要，案例情境本体，分幕原则，PBL上课的时间分配，期望的学习议题，教师指南，参考资料，等等；列出或省略案例作者及审核者的名字）。

2．案例设计及撰写的思维途径（案例设计的目的，与课程的结合，知识点的分布）。

3．案例的审核及改善流程（改善前与改善后的案例情境；包括学生及老师的反馈）。

我也希望所收纳的PBL案例能代表医学教育的几个不同领域：

1．人文通识的案例（general education，给大学1～2年级学生）。

2．基础医学的案例（basic science，给大学2～3年级学生）。

3．临床医学的案例（clinical science，给大学3～5年级学生）。

4．跨专业领域间的案例（inter-professional education，如反映医学—药学、医学—护理、医学—医疗技术之间的合作与彼此间的尊重）。

此外，我也希望展示几个由媒体资讯或PBL工作坊所采用的示范迷你个案转变成的实际的PBL案例。

原则上，被精选收纳在本书的大部分典范案例，不是出自新手未经审核的案例，而是已得到学校及（或）案例作者的认可，至少是应当早已撰写完成，且经过撰写者所在校严谨的审核，并已被采用到PBL的讨论课程的案例。有些案例更是在公开的PBL案例竞赛中得奖的案例。大部分收纳入此书的案例是邀自我多次去进行PBL培训的院校。即便如此，这并不表示所有在此书中展示的案例都是完全符合PBL精神的案例。偏离PBL精神过远的案例，大致都已经过一两次的修正以达成一致的概念，并避免负面的示范可能会造成的误导。即使有些可取之处的较好的案例，不免也会有失误之处，触犯了PBL的精神理念。在这些案例中，我会在文中加入“编者按”进行必要的澄清与阐释，既可保留原作者的风格，也可给予读者正确的讯息。因此，章节作者的述说原则上并不完全反映主编或出版社对PBL所持有的理念。

我感激台湾中国医药大学的辛幸珍老师与广东汕头大学医学院的张忠芳和辛岗老师在参与并负责共同编辑本书过程中所加载的新意、不懈并贯彻编写理念。我尤其要铭谢北京大学医学出版社对我的工作展示的信心、肯定与钟爱，并协助我将PBL的理念优质忠实地渗入并滋润海峡两岸的华人高等教育学术界。本书所提供的PBL实例，部分源自各地PBL达人慷慨无私的分享（有些经过了适度的润饰或刻意的修改以达到期望培育的成效），我在此对提供原始实例的PBL达人致以衷心的感谢。这本PBL案例撰写的专著可以配合不久之前才由北京大学医学出版社以简体字发行的PBL理论与实践的专著（增订二版），成为现代高等教育的师生在实践PBL教育的过程中强而有力的攻略指南。

编写这本书更少不了来自内子爱的鼓励与叮咛，并加上对我背井离乡独自打拼的宽容与包涵。我特别要感谢的是我的家人，包括我的妻子及三位子女，他们目击我在教育事业怒海里的起伏，他们看到我在浪涛汹涌中的挣扎时，抚慰我的惊恐的心灵。当我的努力得到丰硕的收获时，他们会感到我品尝甘露滋润的喜悦。我的母亲已达 94 岁高龄，她现在可能已经不记得我的名字了，但是她的一生却赐予了我丰富的生活与创作的灵感。

关超然

2017 年 5 月 30 日
于广东汕头大学医学院

辛 序

当代教师教学效能的理念主张，教师必须在全球与当地背景中激发学生有效地发展多元智能与创造力，而“问题导向学习”（PBL）之理念，正是因应全球化教学创新的最佳利器。PBL来自加拿大的McMaster大学医学院，其并非仅仅是一种创新的教学法，而是具有深奥的教育哲学、翻转了传统标准化之教学，让“教”与“学”不再局限于传递与接受知识、技能与价值，也一改以往“学生不被教，怎会学到东西？！”的迷思，激励学生对自己的学习负责，主动并自我管控以完成学习目标。PBL之学习平台能让学生在自在、安全的氛围中进行小组互动学习，在搜寻、研读数据中探讨问题，进而期待解决问题。在PBL过程中，教师的功能在于设计一个精良之教案来引爆学习，并且营造尊重学生意愿的环境，让学习变得很有趣。亦即，教师的角色在于促进学习，再也不是主导学习或提供知识。

促进（或引导）学习而不是提供知识，这样之转变，对某些传统思维之教师也许会造成冲击反响。尤其是大学教师，难道其在专业领域一生累积的功力，就无从表现？要任凭学生自我摸索，却眼看着学生一试再试，却只能自我克制、谨慎地从旁引导？这种耗时耗力的过程，教师往往觉得满腹经纶无从发挥，甚至感叹大材小用。殊不知，案例之设计，正可考验教师对此领域之教学是否已达炉火纯青之境界；将专业的内涵，依学习对象之背景特质，仔细推敲琢磨，以说故事的方式呈现议题。所有与学习目标相关的议题既然能融入这故事的情境，学习的内容就自然浮现。而在情境的创设中，教师不仅要熟悉该领域知识，还非得对专业领域有实务的体认，才能胜任。这就符合了学用合一的目标，亦是长期专研在学术领域的学者从事教学最大的挑战。

因此，设计平台、撰写案例应是一件有趣又有成就感的事。教师根据学习目标，将自己的专业内容，结合学习对象所关注的事，形成学习的题材。撰写案例的教师，凭着多年来对此专业主题之透彻理解与经验，寻找出有趣的故事脉络，再以其丰富之想象力与创造力，勾勒出一幅活生生吸引人的画面。费尽心思就为激起学生对故事内容之兴趣，以及想要一探究竟的决心。紧接着，案例叙述的字里行间透露着重要讯息，引导学生进入议题之主轴，精简的字句铺陈着各种可能性，却逼得学生非得要将错综的情节弄个清楚，做个透彻了解。一个成功的案例，可促成学生历经脑力激荡、几度的寻找资料与小组讨论，形成自我导向之探讨、思考、讨论的共同学习。而唯有通过这种自我建构知识的方式，才能让学生体会自我探索的过程，同时也获得持久不忘的知识。

本书的目的并不只是阐释PBL案例之重要性或局限在案例撰写的原理原则，而是以实例说明案例设计之思维与撰写技巧，希望借此引领大家着手撰写PBL案例。在此引用歌德（Goethe）的名言：

“Knowing is not enough；we must apply.
（光知道是不够的，必须付诸运用）
Willing is not enough；we must do.”
（有意愿仍然不足，必须实际行动）

愿大家能在案例撰写过程中体会学习的乐趣。

辛幸珍

2017年6月5日
于台湾

目　录

第一篇
PBL 哲理的缘由

第一章

“以问题导向学习”到底意味着什么？

■ 关超然　撰

一、教育的时间隧道：从韩愈的《师说》说起

老师及学生们大概都很熟悉以下的口号：“知识就是力量”。在这个口号之下，教育的功能就意味着奠定学生知识的基础，就是奠定前途的磐石。于是，“学校就是学生汲取知识的场所，老师就是学生获取知识的源泉”。以上即近代“以知识为本，以教师为中心”的传统教育思维。在中国，很多大学生，甚至于大学老师，至今都还对此深信不疑。为了印证这一教育理念，有人甚至引出了韩愈的《师说》。(《师说》：古之学者必有师，师者，所以传道授业解惑也。) 表面上看来，《师说》里的“师”就是我们大众认为的传统老师，细读了《师说》之后，才领悟到《师说》的真髓，学习到不能以庶人之心去度贤人之德。对此，我会在以下做些申述。在此书的另一章节我会将东西方古贤哲人的教育哲学观与现代的教育观（包括PBL[①]）做个比较。在这本书（及我编著的其他 PBL 专著）的开端，我将 PBL 的教育理念以儒家文化的理念带入了中国并将此推广，这是前无古人的做法。我觉得在中国宣导 PBL，要以中国的语言文化及教育历史背景去拓展及比较来自外域的并不熟悉的教育哲理，才会迸发出火花，产生共鸣。

我在此特别要提到韩愈，是因为我受邀在广东省汕头市的汕头大学及其医学院任职资深医学教育顾问（2013—2017），特别三次造访了纪念韩愈的“韩山文祠”。汕头与古汉语有密切的关系。韩愈是唐代因上书帝王反对迎佛骨被流放到潮汕的文人，他主张学院的老师就是应当“传道，授业，解惑”。乍看，韩愈似乎也是推崇这种“以师为本，传道解惑”的师徒传授教育模式，但是，研读文章不应断章取

①即 problem-based learning，问题导向学习。

义。“传道授业解惑也”这句后紧接着写道：“授之书而习其句读者，非吾所谓传其道解其惑者也。句读之不知，惑之不解，或师焉，或不焉，小学而大遗，吾未见其明也。巫医乐师百工之人，不耻相师；士大夫之族，曰师曰弟子云者，则群聚而笑之……古之圣人，其出人也远矣，犹且从师而问焉……”可见，韩愈其实并不主张这种教育理念，而是认为学习不应是“读死书，表面理解”（句读）；表象化的阅读很容易造成断章取义（小学）；太专注在繁文细节的内容又会失去大方面具体概念的掌握（大遗）。所谓“惑不解则道不知”，学习/读书应深入思考，句句咀嚼，主动剖析，方能有所进益。与有领导阶级地位的人士不同，学医学的人士都不以互动学习、求教发问为耻（不耻相师；从师而问）。韩愈在《师说》中还引入了孔子的教育观：“圣人无常师。孔子师郯子、苌弘、师襄、老聃。郯子之徒，其贤不及孔子。孔子曰：三人行，则必有我师。是故弟子不必不如师，师不必贤于弟子，闻道有先后，术业有专攻，如是而已”。韩愈清楚地表明任何人都可以做自己的老师，不会因为对方的地位贵贱或年龄而影响自身学习的心志。这与孔子所说“古之学者为己，今之学者为人”不谋而合，形成了今天“自主学习”PBL 教育理念的雏形。

近代传统教育思维风行百年，却逐渐偏离了千百年前古人的初衷，甚至步入歧途，更甚者落伍到跟不上现代生活的节奏，也不符合现代生活规律上的需求。现实很明确地告诉了我们，知识（knowledge）已经不再是力量，仅是辅助能力养成的一种载体，而知识本身在近几十年爆炸性地发展，已经远远地超乎过去以海绵式的饱和吸收的应对模式。明智的教育家（educators）已经认识到能力（competency）才是最核心的力量，教育不再仅是为了教学传授和汲取知识，更是为了品德素养的孕育以及典范人才的培植。而混沌的教师（teachers）必须要觉醒并意识到懂得寻求及运用知识（其实就是一种学习的能力）才是力量。他们照本宣科的知识传授也已经造成学生的反感，认为是对学生智慧的侮辱。现代的科技（互联网、移动电脑、手机等）已将学校课堂大众化与平淡化（如 MOOC[①]）、缩小化（小组、团队、微课学习等）、翻转化（如翻转课堂）及灵活化（如不受时间、地域、空间的限制）。资源的普及和学生知识需求的多元化使得学校传统课堂不再是求知的唯一平台，老师也不再是学生求知的源泉。对老师及学生而言，现今科技的飞速进程已经使得知识的非线性生产远远超越了人类大脑本质对知识直线性的吸收，这一现象必定会与时俱烈。在这个背景下，教育避免不了会有天翻地覆的改变，不仅是方法上、技术上的改善与更新，更是理念上的深化与升华。加拿大 McMaster 大学医学院在 1965 年策划了“问题导向学习（PBL）”并在 1969 年实施。PBL 颠覆并翻转了百年来以教师为中心的教育思维，建立了不是唯一但却是目前最有效的“以学生为中心”“自主学习”理念的平台。当然，PBL 必定要做到“以学生为中心”，才

① MOOC，即 massive open online course，大规模开放在线课程，简称慕课。

能够让学生发展自主学习能力；PBL 强调的是学生的莘莘向学（PBL 中的 L 是：learning，学习），而非依靠老师的谆谆授教（teaching）；PBL 注重的是对生活上的问题进行探索与解决，而非死记与生活脱节的枯燥知识；PBL 依靠的是利用小组团队多元化的动力，建立合作沟通的互动学习。一味盲目庸附于传统的知识传承不再是积蓄力量的宝典，并会是酝酿教育危机的落伍理念。不同于传授二手并容易陈旧落伍的知识，PBL 经验流程所赋予的能力（批判性思维，沟通技巧，团队互动，自主学习，追求创新，专业素养等）才是应对生活最具永续性的力量，更是“终生学习”的机会。

二、为 PBL 正名：名正则可言顺，言顺则可通达

PBL 在字面上的定义是 problem-based learning（问题导向学习），其命名来自首创 PBL 的加拿大 McMaster 大学医学院（下文简称麦大）。但其在教育上却具有更深奥多元化的内涵。麦大把 PBL 定义为一种教育哲学，并称之为“多元化的内涵”。PBL 在欧美经过了三十多年才登陆亚洲，对 PBL 的诠译，在欧美日似乎更能得到大众的认同，而在华人世界里，由于翻译不当和自圆其说的扭曲，造成一些人对 PBL 产生误解。PBL 曾经很不恰当地被翻译为“以提问为本学习”及“以难题主导学习”。其实 PBL 在教育学里正式的英语全称只有两种：problem-based learning 及 project-based learning。两者有很多相似之处，但是，前者多用在高等教育，以老师协导学生以自主探讨问题为导向，而后者多用在中、小学教育或职业院校，比较偏向老师主导内容的教学，偏向以解决问题为导向。有些人将 project-based learning 翻译为“方案导向学习”。若没有对 PBL 先做深入的研读，problem-based learning 中文翻译中的“problem”本身就成为了一个“问题”。虽然在进行 PBL 的过程中老师会鼓励学生提出问题，从而进行主动学习，或者，老师会直接提出问题推动学生进行主动学习，再或者，老师利用有难度的问题激发学生进行主动学习，但这些对问题的把控方式都仅是 PBL 中管控团队动力的多种策略之一，而绝非 PBL 的本质。

目前已经得到共识的 PBL 狭义解译是“问题导向学习”或是“基于问题的学习”，这种学习模式更侧重于提高学生应对生活中各种问题的能力，包括但不限于知识和技巧的灌输。PBL 中的“问题”就是将生活情境组成的案例作为学习的载体平台，可见，有效的教育策略应该与生活建立起联系，所以将 PBL 翻译成“案例导向学习”也许更为妥切。事实上，“案例导向学习”在临床医学又很可能（事实上经常）被误解为对临床医疗病例的教学 / 分析 / 简报的学习（case-based learning），甚至是“病例分析教学”。也正因为如此，也有人把 PBL 中文翻译为“问题导向教学法”，将 learning 诠译为 teaching（教学）。令人诧异的是，把 PBL

当作一种教学方法（而非学习理念）在中国竟然是极为普遍的错误，可以用根深蒂固来形容。这些过于粗浅、狭义、缺乏深思的翻译造成理念的偏差而产生后续复杂、令人困扰并棘手的多种混杂式 PBL（hybrid-PBL），加上国内医学教育期刊审核人员素质及教师发展中心的功能不够专业化及国际化，造成了 PBL 理念混淆与误解的现象就像病毒般严重地扩散。综上所述，要了解并真正做好 PBL，第一步必先正其名，然后才能思其义。否则，在理念上差之毫厘，实施起来就会失之千里。我过去四年在中国的观察与实践，发觉这种现象已经严重地发生了。

三、PBL 理念的本质：叛逆性与反传统的高等教育

PBL 是以学生为中心（学生对自己的学习规划负责），异于传统的以教师为中心（教师是学生汲取知识的源泉）。在学习的领域里，PBL 注重学习的过程（如何学及为什么学），而传统注重学习的内容（学什么及学多寡）。因此，PBL 的精神在于自主学习，而传统学习专注于促使学生被动学习。PBL 以小组讨论为学习形式，而传统学习则以大堂授课为基磐。PBL 以反馈为改善学习过程的评量理念，打破了传统的科举考试制度遗留下来的弊端。在课程的规划上，传统式的教育理念只能组合（拼凑）科系和内容，而不能像 PBL 能统整（融合）多元化的观念与知识。不同于传统形式的普及教育或在职教育那种“终身受教”的被动学习，深入贯彻 PBL 的自主学习，不仅能达到终生学习的目的，还能升华至全人教育的境界。传统被动授教方法已属落伍，不能与现代的社会形态意识接轨，罔论在国际学术人才培育市场上激烈的竞争。

PBL 的精神主轴在于“以学生为中心”的自主学习，教育若以“学生为中心”作为风向标，其实施才有可能达到学习自主化、生活化、全人化与整合化的成效。在这个信息量爆炸、知识日新月异、学海无涯的时代，传统式的大堂教学局限于以古今知识作为灌输学生的源泉，以此来应对未来时代的理念已经全然落伍并与现今的社会形态意识脱节。若未经过正规的 PBL 洗礼，有可能出现尽管老师明白在 PBL 的环境里应秉持“以学生为中心”并让学生“自主学习”的原则，不应授课教书，但一些欠缺经验的老师却会完全不言不语，让学生“天马行空”或“放牛吃草”，漫无目的地高谈阔论；或者有些老师让学生在固定的自修课（self-study）上阅读指定或分配到的教材或学习目标（这是老师主导的 directed self-study/learning），这也扭曲了 self-directed learning（学生团队自行主导学习，简称为自主学习）的真正意义。总而言之，在整体的近代教育理念中，PBL 是一个典型的反传统、具有叛逆性的教育理念。很多保守的教育管理者不敢贸然尝试，这也是为什么很多教育机构看待 PBL，就像在初恋的行为，既爱又怕，半推半就，欲言欲止，一直不敢表白。

四、PBL 的近代发展史：跨越大洋的时与空

毫无疑问，在百年传统教育文化的笼罩下，PBL 反传统的教育理念需要经过千锤百炼的考验，才有出头的一天，这也反映出 McMaster 大学在医学教育创新过程中所经历的困难与辛酸。但是这一切也印证了一条不变的真理——只有懂得前瞻、勇于挑战、无惧失败的人或机构，才能不断地创新、坚定地领导并推动出一个新的纪元。McMaster 大学继 1965 年开始策划 PBL 医学教育课程，于 1969 年正式实施后，经过不断地反思、修正及改善，于 1992 年又创建了举世皆知的循证医学（evidence-based medicine）。2004 年，在评量领域建立了以客观结构化临床考试（objective structure clinical examination，OSCE）为架构的多微站面试（multiple mini-interview，MMI）进行医学入学录取考试，以及测试个人医学知识进展的评量法（personal progress index，PPI），这些一连串环绕着 PBL 的创新教育手段日后均受到全球医学界的广泛采用。不难看出，PBL 的发展是不进则退的，也是与时俱进的。

McMaster 大学在 1969 年正式创立 PBL 以后，十年孤独漫长的岁月中没有一所加拿大的医学院跟随 McMaster 大学的步伐，即使在美国，当时愿意试行 PBL 的大学也仅有 New Mexico 大学，在欧洲则以 Maastricht 大学为首，在澳大利亚则是 New Castle 大学尝试实施 PBL 课程。直到 1980 年医学教育改革之风才开始横扫欧美各国；20 世纪 80 年代，随着 PBL 研究文献的增多，PBL 逐渐受到关注并且快速席卷欧美，甚至冲击了当时世界级的大学龙头——哈佛大学。1985 年，哈佛大学医学院在 PBL 的理念基础上创建了“新途径课程”（new pathway curriculum），成为混杂式 PBL 课程的典范（即在传统以教师为中心的大堂授课的课程中注入 PBL 的理念及一案例做小组讨论的方法）。我有幸在 1984 年参与了一个对哈佛大学医学院来 McMaster 大学取经的老师所进行的 PBL 培训。

夏威夷大学医学院继哈佛大学后，在十五个月之内由传统的医学课程改革成 hybrid-PBL 课程 [请注意：与 McMaster 大学始创的 PBL 课程理念不同，大部分现行的 PBL 课程均是混杂式的 PBL 模式，这种模式中对学生自主学习的分量、方式、流程、评量及引导老师（tutor）的规定都参差不齐。由于在教育文献中对 PBL 没有一个中肯的定义，因此也形成了分析 PBL 实施成效研究的一片灰色地带]。值得注意的是，夏威夷是东西文化的交汇点，一些 PBL 的理念与实务，虽然并不很正统，但也是从这里传入亚洲的。

英国的 General Medical Council 于 1993 年发布了一本称为 *Tomorrow's Doctor*（明日医师）的教育白皮书，其中述及传统医学教育的种种弊病，并提出具有针对性的改善方案，包括 PBL 的学习态度（自主、自动、自律）及情境化的学习平台。这份白皮书在 1998 年被重申其重要性。回顾其影响力，它不仅刺激了英国本土高

等教育界，还影响了一些过去以华人为主的英国殖民地（如中国香港、马来西亚及新加坡）的医学教育界，也方便了我日后在中国香港及亚洲其他地区对 PBL 实质上的引入与推展。

欧洲的大学始于八百多年前（如剑桥大学），而中国的大学才始于近百年（如燕京大学，即现在的北京大学），PBL 始于几乎 50 年前。两岸学术界对 PBL 的接受始于千禧年后，而中国大陆的 PBL 十几年内仍然处于启蒙阶段。这也间接地反映出近代中华教育文化一直存在着闭关自守、墨守成规、缓慢保守的教育改革及卫道特质，形成了在中国大陆的 PBL“心结”。

五、PBL 的心结：长期在传统的束缚下求变

PBL 理念突显了传统教育弊病的思维表现，而墨守成规的传统教育思维却又成了 PBL 理念的绊脚石，两者相互纠缠，最终形成了“心结”。由于 PBL 引发了对近代高等教育在根本理念上的反思，这会给全球的高等教育界带来无比巨大的冲击，让盲目于传统教育的卫道者产生失去立脚点的恐慌。毫无疑问，要接纳 PBL 的理念，必须舍弃一大部分近代传统教育的弊病，否则，PBL 的实施就会潜藏“挂羊头卖狗肉”的危机，成为一个带着“改革创新”的面具，而骨子里却流淌着“传统思维”血液的教学模式。混杂型 PBL 受国内外不少大学和医学院的青睐，因为一些 hybrid-PBL 仅是在依然庞大的传统制度下的一小部分课程 / 科目，是一种比较容易被接纳、能顾及两端的模式，但也很容易受根深蒂固的传统教育思维的牵制吞噬，而无法推陈出新。这种表象的“变”较容易被看到，却经受不住时间的考验，因为这种 hybrid-PBL 显示的“变”只是表面形式上的变而不是内在实质上的变。近十年来，亚洲各国高等教育改革犹如雨后春笋，大学评估认证亦推展得如火如荼，因此很多大学在近十年间不约而同地试行 PBL 也许并不是一种巧合。若大学或医学教育的认证促使了对 PBL 的认同，这种认同就代表了酶促反应的“外源动机”（extrinsic motivation），即使是因为外源动机驱使而实施 PBL，还是很有可能通过尝试了 PBL 的“清泉甘露”而激发了“内源动机”，所以采用混杂型 PBL 作为衔接原型 PBL 的过渡手段也未尝不可。这种转型（transformation）往往会在 3 ~ 5 年内发生，而且政策上也会跟着有震撼性的正面改变。倘若 hybrid-PBL 仅是流于形式的表面功夫，即使实施十年 hybrid-PBL 也不会对学生的学习态度或成效产生显见的改变。

传统教育之所以被称为传统，就是因为它不愿改变创新。历史很清楚地告诉我们，我们终其一生都在学习应变，我们的生死成败都与“变”息息相关。中华民族的传统中不乏优良的文化，但也隐藏着不少顽固的封建迷信和老旧思想。这些“老旧”文化犹如沉甸甸的石头，在漫长的岁月中为传统筑成了难以穿透的铜墙铁壁。

所以，突破传统是一条铺满荆棘的路，那些倒在这条路边喘息的知识传授者往往把自己教化学生之无能与无奈责怪于学生素质的低落及中华文化的僵硬。这些现象虽然普遍到见怪不怪，但也令人唏嘘不已。大部分大学老师在教学理念上需要通过培训被重新改造或成长，因为很多大学老师从来没有受过教育专业的洗礼与培训，仅凭着过去自己“被教”的传统方法去进行传承“授教”。近年来，国家教育部已要求各所大学都设置教师发展 / 成长中心（center for faculty development，CFD）或类似的单位建制，虽未臻完善，但有些积极院校的 CFD 已日渐成熟。通过国内外 PBL 专家培训及派遣种子老师出去学习，能给予老师在 PBL 多元层面的培训，当然也包括了本书主要的宗旨——PBL 案例撰写的技巧，这是 CFD 负载的重大任务。

教育工作是要由人性化的互动去催化智能的汲取与建立，以计算机为代表的现代科技等虽然促使了知识的暴涨，但也提供了对知识与技术学习的速度与广度。无论如何，科技与机械的惯性运行与操作绝对无法取代人脑心智的判断与良知。例如，近年来盛行的一些 e-PBL 的应用，过分地专注于 e 化理性的手段，忽略了或无法有效地促进人与人感性的互动与沟通；就像是医疗行为应当结合患者的身心生活与感受去“医人”，而非动辄依靠科技仪器来“医病”。科技本身不是教育的目的，而是达成医学教育目的（基础与临床）的种种工具之一，若不善于运用机械式的科技逻辑，而将之当成教育与医疗的主流策略，可能会影响学习者（也就是将来的医疗提供者）自主性的思维及人性化的判断。

教育的成果，不能让缺乏人性化的科技使之腐朽庸俗化、无意义的数量化与虚表的时尚化。

六、为卓越奋斗：对 PBL 的前瞻，也是后语

普及教育是为了造福群众，精英教育是为了培养精英，前瞻教育是为了迈向卓越。达到 PBL 的普及性后，精英性及前瞻性尚有一段漫长崎岖的路要走。PBL 的沿革已经进入了一个缓慢的历史流程。采纳、坚持及永续 PBL 教育主要的绊脚石源自传统教育根深蒂固的弊垢及对现今教育研究的无知。若对 PBL 理念仅一知半解，不懂得研读求证，却又自以为是，而一味追求时尚，则会陷入传统教育思维的泥沼而不自知，甚至无法自拔。教育的目的若没有清晰的理念来指引流程，目标靶向就不够明确，教与学很可能变成“无的放矢”，达不到预期的成效。PBL 可以说是当今高等教育改革中的明灯。PBL 的理念有很明确的发源地、产生的历史背景和人性化的缘由去支撑，其教育成效亦有多元性教育研究的实证（循证医学也是 McMaster 大学由 PBL 衍生出来的新概念）及时间的考验（PBL 至今也有将近半个世纪的历史了）。在中国，每一所实施 PBL 的学校，都应已建立了 CFD，并打造出实质的教育专业团队带领这个迷途羔羊般的 PBL 踏上正途。

第二章

古希腊与先秦哲人碰撞出PBL之星火

■ 关超然　撰

这一本书的编著活动大部分都是在广东汕头进行的。所以我在第一章特别以唐代因尚儒反佛而遭贬流放到潮汕地区的韩愈所写的《师说》作为开头，申述儒学教育对师与学的看法。在这一章，我将唐代韩愈对教育的观点推前到先秦西周的孔儒时代，毕竟，韩愈的教育观主要还是传承于孔子的教育思想。我们可以比较一下PBL的学习精神理念与两千五百年前儒家的教育思想。

一、中华传统文化并非是高等教育的绊脚石

我先前曾提出近代中华传统教育理念及其缺陷，一方面它不足以因应现今及与日俱增的科技及知识爆炸所引起社会各阶层教育水涨船高的局面，另一方面它又不能弥补学生的学习态度、个人素养、社会及国际观与其专业的培训学习间日渐扩大的空隙。这些绝不是我独特或崭新的见解，而是大家有目共睹却又不知如何应对的现象。比较消极的教育人士亦常无奈地把罪首推到中华传统文化。我也不畏地指出近代传统教育理念（而不是先秦孔儒的教育理念）与功利的教育思想是推广PBL的教育理念的绊脚石。不过，PBL的教育理念与中华传统文化的教育思想真的不能相容、一定背道而驰吗？还是一些学者断章取义地推卸责任？在这个观点上，一些中华学者，包括中国台湾的“中央研究院”旅美院士、美国加州大学伯克利分校教授及上海的中国科学院神经研究中心主任蒲慕明，受邀在2004年3月的*Nature*期刊发表论文质疑儒家文化，称其偏重伦理与服从，影响中国科学研究的风格，阻碍科学发展。他公开质疑“讲求恪遵社会习俗与阶级制度的儒家传统，是近代中国长久以来挥之不去的阴影”。蒲院士认为中华大地上长期沿袭儒家文化的大环境无法激发个人的创造力，加上民众对于行政管理部门唯命是从、墨守成规的心态，是

科学发展之一大阻碍。他也引述了剑桥大学的一位中国科学史巨擘李约瑟（Joseph Needham）教授的研究结论："中国的封建制度阻碍了现代科学的兴起，如何甩开历史包袱从落伍的行政束缚解脱出来，全面发展有效的研究机制，是中国在新世纪的重大挑战"。

时隔七年，我也在香港中文大学前副校长金耀基教授所撰写的《大学之理念》（生活·读书·新知三联书店，2001）一书中读到他与李约瑟谈话的一个章节。李约瑟的确认为中国不能从"中古科学"跨进"现代科学"的门槛，主要缘于社会政治的结构，但他没有将之归罪于中华文化，特别是儒家文化。其实，李约瑟相当醉心于中国的道家思想（但是中华文化的熔炉已将道家与儒家的思想融为一体），他在研究中国科技史的过程中发现凡是与中国科学与技术有关的事物，一定会同时发现有道家的思想、道家的迹印。缘于对"道"的悟觉而发现中华文化中有科学与技术的"金矿"，他甚至认为中华文化中"天地人三位一体"的基本理念是"顺自然"的"经验哲学"（experientialism），可以药救欧美所带动的急速飙升的现代"科学主义"所产生"反自然"的"减约哲学"（reductionism）中内源性的弊端（如对自然环境及物种生态的破坏）。西方对生命现象的认识可以回溯递减到分子或原子的组合，而中国则以阴阳二象作为生命现象中相济、相生、共存与互辅的基础，而不会走到"减约哲学"的路上去。这一点也可以在西医的理论及中医的哲学之分歧中悟觉出中西科学基础观点之不同。李约瑟的父亲是一位医生，他本人也是一位生化学家，因此他认为把中国的传统医学融入现代医学需要一种"典范"（paradigm），且要质属中国哲理、中华文化的典范，否则中国传统医学不易受世界科学或医学界注意，也难产生影响力。典范当然会跟着时代演变，例如，爱因斯坦的宇宙世界洪流改变了牛顿经典的宇宙物理现象，就如西医的量化科学验证震撼了中医的质化经验传承，但这不会因此改变穷其理而致其知的探讨心态，以及由探讨中求知和创新的本质。如今PBL在中外的医学教育改革中掀起的热潮并非无中生有，而都被认为是典范的转移与改变（paradigm shift）的现象。这也是我这几年来在中国大陆除了推动西医在PBL的运用之外，也致力于将PBL引入中医药教育的缘由。

二、中华传统文化思想与医学教育的剖析

在中国谈医学，就不得不提到"中医"。中医之为中医，是因为中华文化悠久历史遗产的传承，自然有它对人的生命体及其周遭对完整生命体的影响因子在哲理上的认知及独特文化的根源。从上古时代伏羲氏前的神巫医术（以超自然的神鬼迷信法术为依归，如祈祷、吟唱、巫舞、符咒等）发展到中古时代的崇尚自然的经验医学（注重自然界与生命体之间的均衡协调并作为发病与治疗的依据，包括草药、按摩推拿、针灸、放血等），直到近代的科学医学（以科学能验证的减约哲理为原

则）。因此，要对中医有本质上的认知，就需要对中华文化的渊源有基本的了解。

老子与孔子同是先秦时代的思想家。据说孔子曾向老子问礼教，有儒出自于道之说。老子学派之经典分为上下篇，上篇第一句是“道可道，非常道”。下篇的第一句是“上德不德，是以有德”。因此后人取上篇的“道”和下篇的“德”字，合称为《道德经》。老子思想教人柔弱，谦下不争；教人愚鲁，弃华取实。谦下不争，就可无我无私；弃华取实，就能反省内观，最后返璞归真。这与儒家思想其实同出一辙。老子（继而庄子）思想之所以难为一般人所接受，是因为一般人只能看到事物的表面，而老子却能看到核心；一般人只能看到事物的正面，老子却能看到反面。所以有了老子思想，中华文化不仅拓展了广度，也增加了深度，同时更使中华文化增加了韧性。

老子思想中的“道”就是宇宙的核心，是天地生万物之本源。“道”是超乎时空的形而上存在观，所以《老子》开宗明义便说：“道可道，非常道”。它之所以非常，就在于“反者道之动”（《老子》第四十章）。“反”是大道运行的规律，当然也是宇宙万物变化的原则。“反”字有三个层面的意义：即“相反相成”——老子以为道的自身独立超然，宇宙一切现象，都是由相反对立的形态所构成。“反向运动”——宇宙万物无不相反对立，而老子特别重视负面的、反面的价值。“循环反复”——这是宇宙变化的法则的极致。因为道的运作，就是反复不已的。道家思想也代表了中华文化自然科学宇宙观的雏形。在待人方面，要无私无我、轻利寡欲、卑弱不争；在接物方面，要无为自然、抱朴守真。

儒的本意为“懦”，亦为“柔”，从以上的叙述可见《老子》之教义就是宽柔以教、不报无道，甚至带有放任性，是顺其自然的无为不为的“柔道”。因此老子也算是殷商旧儒，不为无据。例如，《老子》教义中之“以德报怨”“犯而不校”的思想正代表儒的古义。而孔子却超越了这个正统旧儒风，竖立了刚毅弘大的新儒风，自成新貌；《论语》曰：“以德报怨，何如？”子曰：“何以报德？以直报怨，以德报德。”孔子在《论语》中多处将君子与小人的界线划分得一清二楚。因此，孔老两教派虽似同源，但显然不同，老子代表的是消极的旧儒，而孔子代表的是刚毅的新儒。

回到先前所述及的蒲院士对儒家文化阻碍科学发展的指控，可能不应针对旧儒之柔懦及无为，因为孔子的新儒很快地取代了旧儒，且影响了中华文化数百年之久。因此，蒲院士其实是针对儒家思想在整体中华文化不断演变中，失去了早期“大儒”（孔子称之为君子儒）之风，在后世受众多附庸时尚、追求名利的“俗儒”（孔子称之为小人儒）影响所产生片面扭曲的现象，非常异于以孔学为代表的先秦新儒思想。孔子的时代已有“小人儒”，孔子教诲他的弟子：“女为君子儒，毋为小人儒”。因为当时一些俗儒虽然都是习于礼者，却过分计较礼仪的形式，拘泥繁琐小节，以其为衣食之端，不追求礼之本源而失其气节。到了唐代，韩愈尊尚师道，推崇复古，对打击士大夫耻于从师的庸俗傲慢不遗余力。回观现今社会，功利教育弥漫充斥，重表象而轻内涵，精忠 PBL 之道者，鲜矣。

三、PBL 之道沿袭了先秦之孔儒思想

孔儒的教育思想和实务与当今来自加拿大 McMaster 大学的 PBL 理念与实践有很多异曲同工之处，我举几个例子比较如下：

1. PBL 所标榜的至高境界是“终生学习”

孔子是第一位突显出终生学习理念的思想家及教育家，并且身体力行。他对自己终生学习的阶段在《论语》中有现身说法：“吾十有五而志于学，三十而立，四十而不惑，五十而知天命，六十而耳顺，七十从心所欲，不逾矩”。孔子亦云：“学而时习之，不亦乐乎”。孔子认为学习是一辈子的事，没有年龄、阶层的限制。即使孔子自身始终没有特别提出及发展终身教育这一学术概念，他在 2500 年前所理解的终生学习内涵也不可能像现在发展出来的终身教育理念那么全面、丰富而深刻，但是孔子的言论和他一生的实践，应该说是已初步体现了这种精神。这种学而不厌的精神，不仅成为千百年来鼓舞中华知识分子“活到老、学到老”的座右铭，而且被进一步发展成为在目前高科技的信息时代最有价值、最富于创造性的教育思想——终生学习的教育思想——也代表了 PBL 最崇高的境界。

目前，许多高等教育体系推展出来所谓“继续教育中心”，除了能得到额外的收入以外，也可反馈社会，帮助已离开学校环境的成人再接受“继续教育”或“在职教育”。在目前的教育体制之下，到“继续教育中心”接受培训的民众也许在求学时欠缺“终生学习”能力的培养或早已超过了能“终生学习”的黄金年华，仅为了要在现实的职场或生涯中改道加工去“解决问题”。不过，民众能得到的很可能仅是“终身被教”，而不是“终生学习”。

2. “自主学习”是达到终生学习的必要心态

“被动”的心态是不可能将学习贯彻一生的。孔子曾说：“君子求诸己，小人求诸人”，也叹说：“古之学者为己，今之学者为人”。“为己”就是为自己能量的提升做主，也包含了为自己的决定负责与对自己的行为做约束。孔子也谦虚地说：“吾非生而知之者，好古，敏以求之者也”。“敏以求之”就是一种自主的行动表现。孔子也说：“学如不及，犹恐失之”，也强调了带有责任感、危机感的“自主学习”精神。孔子所说的“今之学者为人”中之“为人”并不是为了造福人群，而是说现代人的学习动机是为了取悦他人，例如，学生取悦父母、老师，学校取悦家长、教育

部，下属取悦领导等。我认为，有些人“为人”也未尝不可，“为己者”是做领导者的材质，而“为人者”则是跟随者的料子，古今社会当然要有很多的跟随者和少数的精英分子做领导，才能平衡社会的稳定性。当然，在孔子当时的历史背景下，他的教诲的确是针对君子及执政者的领导阶级，而非小人及庶民。

有一次，孔子对弟子们说：“予欲无言”，子贡不解地问：“子如不言，则小子何述焉？”孔子回答他说：“天何言哉？四时行焉，百物生焉。天何言哉？”。其实，孔子是在训诫弟子：“我若不说教，你们就不会学习吗？你们天天面对周遭的万物百事的起伏生灭，难道还要老天说教吗？”所以孔子很注重学生的自主学习。《论语》及后代叙述孔子与弟子互动的书籍中，从来没有孔子上大堂课授教的记载。反观如今，即使在大学里，带着“我不教学生，学生怎么学得会？”的心态的老师，大有其人。

PBL 是建立在“**成人教育**”理念的基础上——成人教育是融合经验、实践与行为的综合教育理念。基于这些理念，PBL 的目的是关注学习的过程及培养学习的心态，只要通晓正确的过程及把持良好的心态（to be），知识与技巧的汲取（to know）及应用（to do）当是顺理成章、水到渠成之事。也就是“格物致知”（to know）方能“学以致用”（to do）。成人教育（大学之道，to be）的精髓可以在《礼记·大学篇》的开头反映出来：“大学之道，在明明德，在新民，在止于至善”。这种成人教育的过程是有阶段性的，由个人心态的树立（也就是格物致知）到造福于群体（也就是学以致用）。前者包括了正心、诚意、修身，而后者包括了齐家、治国、平天下。PBL 用在医学教育（包括了中医教育）也是遵循同样的原则与过程：**“P”**代表了 population（群体）的考虑，也就是说医事的目的是为了家庭（family medicine）、社区（community medicine）、国家（national health）及全球（global health）的福祉。医事的目的必须建立在良好的行为道德伦理的基础上，因此，**“B”**代表了 behavior（行为）的考虑，也就是医学伦理（medical ethics）、生命伦理（bioethics）、专业风范（professionalism）、同理关怀（compassion）等。《论语》中也论及“己所不欲，勿施于人”“老吾老，以及人之老；幼吾幼，以及人之幼”；当然，孔儒教义之首为“仁”，更是医疗中“仁心仁术”的核心。**“L”**代表了生命科学（life sciences），是医事目的及医学教育中不可欠缺的内容与工具。

3. PBL 精神的精髓是“以学生为中心”

教师若不能认同这个“以学生为中心”的理念，学生也无法发展“自主学习”的精神。孔子认为老师与学生之间的互动存在着一个微妙的关系：“不愤不启，不悱不发，举一隅不以三隅反，亦不复也”。苏格拉底被喻为西方的孔子，然而他的教育思想有些层面异于孔子的教育思想。苏格拉底认为，通过教师连续不断的提问

（甚至“逼问”）迫使学生陷入自疑状态，从而把学生的认知逐步引向深入，使问题最终得到解决，其实这是“以老师为中心”的互动教学。孔子则是由教师让学生自己提出问题，由学生自己去思考，等到学生处于“愤”的心理状态，即遇到思维过程中的第一种矛盾而又无法解决时，教师才去指点引发一下，然后让学生自己再去认真思考，等到学生进入“悱”的心理状态，即遇到思维过程中的第二种冲击且无法解决时，教师又再点拨一下，而使学生有柳暗花明又一村般的豁然明朗。由以上可见，苏格拉底的对话法实际上是以教师为中心，学生完全被教师牵着手迈步，这种授学式虽然也能使学生进入学习的状态，但恐怕对问题难以理解得很深入。而孔子的启发式则是以学生为中心，让学生在学习过程中自始至终处于主动地位，鼓励学生主动提出问题、思考问题，使学生主动去发掘、去探索，教师只是从旁指点，引发指导和促进相互作用。两相比较，两种启发式教育都各有特色，能促进学生的思维，但是孔子的启发式有更深刻的认知心理学基础，较符合学生的认知规律，因为孔子的教学是以学生为中心。这一点完全符合 PBL 中以学生为本位的精神理念。而且，孔子启发弟子讨论思维的方式也是 PBL 环境下，老师应扮演的鼓动者、刺激者与协导者的多元角色。

4. PBL 的成效建筑在“小组讨论”的基础平台上

PBL 所强调的学习过程一般以“**小组**”为形式，以“**讨论**”为动力去进行，这样才会促进学习的成效。在这个 PBL 学习过程中，学生是老师，老师也是学生，是做中学，也是学中做。“教”与“学”不再是传统的对立角色，却犹如“阴”与“阳”相辅、相生的关系。孔子也说：“三人行，必有我师焉”。这不就有小组讨论的色彩吗？其实，孔子一生有学徒三千、七十二位贤徒（少于全体学生的 3%）及十位高徒哲人而已（不到 0.5% 的全体学生），古书中尚未见过孔子上大堂课讲学的记载，他的身教言教都是以小组讨论的形式生动地显示在《论语》中。就是因为小组的环境，孔子才能够充分了解经常与他讨教的弟子的能力与个性。因能实施“以学生为中心”讨论式的互动教学，才能更有效地运用“因材施教”的方法。孔子说“有教无类”，这从孔门子弟的出身可见一斑，并不是一些偏激反古人士所认为的孔子仅是服侍贵族的儒师。孔子认为“性相近也，习相远也”。他认为每个人先天的禀赋应当是很相近的，应当都有受教权，但是每个人后天学习成效可能会因每个人的习惯和性格不同而产生很大差异。所以，对小组的学习，孔子接着说：“择其善者而从之，不善者而改之”。在《论语》中，有不少生动的事例表明，对同一个问题，孔子对不同的弟子有不同的教诲，例如在《论语·颜渊篇》中记载了樊迟、司马牛、仲弓和颜渊均曾向孔子问“仁”，孔子做出了四种全然不同的回应：

樊迟问仁。子曰：“爱人。”司马牛问仁。子曰：“仁者，其言也仞。”仲弓问仁。

子曰："出门如见大宾，使民如承大祭。己所不欲，勿施于人。在邦无怨，在家无怨。"
颜渊问仁。子曰："克己复礼为仁，一日克己复礼，天下归仁焉。非礼勿视，非礼勿听，非礼勿言，非礼勿动。"

孔子的弟子有各自不同的特质。以"德行"著称的有颜渊、闵子骞、冉伯牛、仲弓。以"文学"著称的有子游、子夏。以"言语"著称的有宰予（宰我）、子贡。以"政事"著称的有冉求（冉有）、季路。樊迟的资质较鲁钝，孔子对他最初就只讲"仁"的最基本概念——爱人；后来樊迟再问仁，子曰："居处恭，执事敬，与人忠"；樊迟第三次问仁，子曰："仁者先难而后获，可谓仁矣"。司马牛因"多言而躁"，孔子就告诫他：成一个仁人要说话谨慎，不要急于表态。仲弓对人不够谦恭，不够体谅别人，孔子就教他忠恕之道，要能将心比心、推己及人。颜渊是孔门第一大弟子，已有很高的德行，所以孔子就用仁的最高标准来要求他——视、听、言、行、一举一动都要合乎礼的规范。可见孔子教导弟子用心良苦。做一个 PBL 的老师也就是要去学习因人而施的团队学习动力管理技巧。所以 PBL 的老师必须接受特别的专业训练，他们在高等教育的角色及所担负的重任绝不是一般传统授课老师（有些只能称之为教书匠）所能比拟的。

再举另一个例子：子路闻知某种道理后请教于孔子，他是否可以马上就付诸行动。孔子回答："你最好先向父兄们请示商量。"后来，冉求也提出类似的问题，孔子却回答说："可，行之。"有人问孔子为什么对同一个问题却给了两个不同的答案，孔子解释说："求也退，故进之；由也兼人，故退之"（冉求较保守退缩，因此要鼓励他；子路过于一意孤行，所以要劝阻他）。可见孔子的教诲是基于对弟子性情的了解；PBL tutor 的角色在小组的环境下，以学生为中心的前提下，亦当可发挥因人施教的学习功效。

5. PBL 在医护教育"早期临床接触"的特色

把基础医学套入临床思维模式以达到"学以致用"的目的，是为了使问题的探索（基础的建立）与问题的解决（临床的应用）达到"知行合一"，这样才能贯穿所思、所学、所为，达到临床思辨（clinical reasoning）的境界。换句话说，知识除了通过敏以求之而"知其然"（know what），更要通过批判性思维的内化而"知其所以然"（know how）；这也就是孔子所说的"学而不思则罔，思而不学则殆""学而时习之，不亦说乎！"

这个章节对 PBL 在过去十五年中如何在中华大地上播种、萌芽与成长，做了较详尽的叙述。在中国大陆，PBL 仍在持续萌芽的阶段。PBL 仍应有很多的空间去发苗、成长与落实。然而，我要顺便提醒，子曰："苗而不秀者，有矣夫；秀而不实者，有矣夫”。

孔子所代表的先秦儒家思想无可厚非的是两千多年来中华文化的源头，虽然经久受到墨子、荀子等思想家及唯物派或挂羊头卖狗肉的儒生的批评、讽刺与责难，但都不像古代秦朝的“焚书坑儒”及近代“文革”时代的“批孔扬秦”那两次规模之大摧残之重。近年来，随着教育兴国的口号，中国又在各地，甚至于在国外广泛兴建“孔子学院”，宣扬中华文化。据我了解，McMaster 大学的人文学院下也设置了一所“孔子学院”（Confucius Institute）以传授汉语、中华文化及贸易。我很好奇 McMaster 大学的孔子学院有没有将他们 PBL 的教育特色与孔子教育观串联起来发扬中华文化中的教育思想。

有人曾说 19 世纪是欧洲的世纪，20 世纪是美洲的世纪，而 21 世纪是属于亚洲的世纪。广义来说，亚洲的世纪也就是属于中国的世纪。近年来，在国际经济及政治舞台上，中国的城市规划与经济建设的突飞猛进的确受人注目，但是这仅突显出“文质彬彬”中表象的“文”。一个国家的素质，也就是内涵的“质”，却会突显在其国民的素质，也就是高等教育必然的成果（end-results or outcomes）中。因此，PBL 是最可能达到“文质彬彬”的高等教育思想。既然中医是悠远中华文化的遗产，而 PBL 又符合优良中华文化的思维，用 PBL 的崭新理念去改革传统中西医教育，理论上应当可以顺理成章，水到渠成。

四、古希腊哲人打开了世界教育之窗

PBL 来自西方的加拿大，而我们现在所面对的落后的近代教育也是来自西方。因此，我们应当洞悉西方教育的发展史。西方的文明教育思想并非来自近代的美国或加拿大，而发源于希腊的雅典。苏格拉底（公元前 470 年—前 399 年）是古希腊哲学家，和其学生柏拉图及柏拉图的学生亚里士多德被并称为希腊三贤。他被认为是西方哲学的奠基者。据记载，他身为雅典的公民，最后被雅典法庭以侮辱雅典诸神、误导民众，并腐蚀雅典青年思想之罪名判处死刑。尽管苏格拉底曾获得逃亡的机会，但他仍选择饮下毒堇汁而死，因为他认为逃亡只会进一步破坏雅典法律的权威，同时也是维护文人高尚的志节。

柏拉图（公元前 427 年—前 347 年）是苏格拉底的学生，也是著名的古希腊哲学家，他写下了许多哲学的对话录，并且**在雅典创办了著名的学院**。柏拉图是西方**客观唯心主义**的创始人，其哲理广博深邃，其教育思想影响尤甚。柏拉图认为世界是由内在智慧的“理念世界”和感官接收的“现象世界”所组成。理念的世界凝聚在内而真实地存在，永恒不变，而人类感官所接触到的这个现实的世界，只不过是理念世界所反映的映像，它是多种现象的组合，而每种现象是因时空等因素而表现出暂时性、流动性的变动。柏拉图认为，我们对那些多变的、流动的事体本质很难会有真正的认识，我们对它们仅会存有主观的意见或看法，或能够运用我们内在的智慧，也就是“理念”来了解的现象。

苏格拉底从没有写下任何可循的著作，柏拉图在周游列国之后，记载了苏格拉底对话录，成为后人研究他们思想的主要来源，但许多内容其实记载的是柏拉图自己的看法，而不一定是苏格拉底的原意。这一点与西周的孔子很像，孔子周游列国之后在晚年致力于整理古书，但他自己的著作很少。我们对孔子教育思想的了解，也是通过孔子的弟子们所记载的孔子说教对话录，其中有些对话也有学者争论认为并不是出自孔子愿意的说法。就教学方法而言，柏拉图师承苏格拉底的问答法，把回忆已有知识的过程视为一种教学和启发的过程。他反对用强制性手段灌输知识，提倡通过问答形式，提出问题，揭露矛盾，然后进行分析、归纳、综合、判断，最后得出结论。

亚里士多德（公元前 384—前 322 年），是古希腊史上最伟大的哲学家、科学家和教育家之一，是柏拉图的学生。他 18 岁进入柏拉图的阿卡德谟学园（也就是现今英语所称之“academy”，是来自各地的学生与老师共同聚会学习的场所）学习了长达 20 年。公元前 335 年，他自己也在雅典兴办了一所叫吕克昂的学校。他非常重视教学方法，反对刻板的教学方式，因此，他经常带着学生在学园的林荫大道上，一边散步，一边讨论哲理。正是因为如此，他的学园哲学被称为“逍遥的哲学”或“漫步的哲学”。不同于他的先师，亚里士多德拥有浩瀚的著作。不过，他的作品很多都是以讲课的笔记为基础，有些甚至是他学生的课堂笔记。因此有人将亚里士多德看作西方第一部教科书的作者。同时，亚里士多德的著作是系统而有条理的。亚里士多德的学园的课程是渐进式的整合课程。他主张学生在德、智、体、美等方面全面发展，且在不同时期各有侧重。幼儿期以身体发展（体育）为主；少年期以音乐教育为核心，以德、智、美为主要内容；高年级要学习文法、修辞、诗歌、文学、哲学、伦理学、政治学以及算术、几何、天文、音乐等学科。他认为教育重心都应放在发展学生的智力上。这一点与孔子的多元化学习，即认为一个学者要接受“六艺”的教育非常相似。

亚里士多德认为人的本性在于求知，虽然他是柏拉图的学生，但他却抛弃了他老师所持的唯心主义观点。他说：“吾爱吾师，吾更爱真理。”这与孔子所提到的“当仁不让于师”的理念不约而同。因为他擅长描写细节与进行批判的缘故，虽然他的著作语气平和、富有内涵，但是淡化厉睿，并批评了宗教在宇宙哲理中的角色。雅典人最终判他为不敬神罪（当年苏格拉底就是因不敬神罪，而被判处死刑），但亚里士多德还是逃出了雅典。

柏拉图认为真实的知识的源泉不应该是无形的感觉，而理念是实物的本型，它不依赖于实物而独立存在。亚里士多德却认为知识起源于感觉，必受于理念的号召。亚里士多德认为，人的本性在于求知。他说求知是人的本性，人类不会先衡量一门学问是否有用再去决定是否继续思考下去。因此，亚里士多德认为理性的发展是教育的最终目的，主张国家应对奴隶主子弟进行公共教育，使他们的身体、德行和智慧得以和谐地发展。在教学方法上，亚里士多德重视练习与实践的相互作用。在师生关系上，亚里士多德不是对导师一味言听计从、唯唯诺诺，而是在传承的基础上敢于思考、坚持真理、勇于挑战。对于美德，他说："我们仅止于认识是不够的，我们还必须努力培养它，达到至善""真正的美德不可没有实用的智慧，而实用的智慧也不可没有美德"。亚里士多德运用他那"吾爱吾师，吾更爱真理"的品格，鼓舞着自己把柏拉图建立起来的教育理论推进到了一个更高的水平。他也说："在科学上进步而道义上落后的人，不是前进，而是后退。"和他的两位前辈比较起来，亚里士多德是一个坚定的经验主义者。他的推论总是植根于他过去的观察，他的论著也充分地反映出他在生物学上的成就，为后来达尔文的生物进化论及形态学大师盖伦在医学理论的发展史上的成果布下了颠覆性的影响。很有意思的是，他对教育的看法用植物来比喻："教育的根是苦的，但其果实是甜的。"

五、PBL 是中西教育理念的融合：人文与科学间的磨合

西方的古文明，即使在很局限的东西文化交流下，很早期就听说了老子、儒学的思想而对东方神秘的人文教育色彩充满了憧憬与向往。古希腊雅典的哲学家将"穷其理而致其知"发展到极致，终于翻转了神权统治时代对科学的无知、对哲学的固执，以及对教育的垄断。中古东西方在战国时代的征伐虽然带来人类史上的黑暗，却又点燃了文艺复兴的光芒及造就了东西文化密切的交流，包括教育、医药、艺术与科技的相互流动。直到近代的工业革命以后，西方的文明，包括教育，就步上了以科学研究为依据，以生活应用为驱使，普及化、标准化与集训化的全民教育。知识的传授还是一直按照苏格拉底的"以老师为中心"的对话作为典型的教学模式，实施于大堂集训授课的环境。在东方，本来以孔子为代表的"以学生为中心"的人文教育思维，历经多次改朝换代却一直没能融入与时俱进的科学思维将之发扬光大，反而在遭受西方列强一波又一波的政治军事蹂躏的浪涛后，终于完全屈服在西方的教育理念与体制之下。每当我听到国人将中国目前不甚先进的教育归罪于中华文化传统的教育理念，心中会有忿忿不平的感触，殊不知中国百年来的近代教育走的完全是过去西方传教士留下来的西方教育模式。其实我们早就失去曾经属于自己的人文教育模式，没有真正追赶上西方科学教育的内涵和精髓。

如今西方教育界已经意识到"以教师为中心"与"以知识为本"的理念已不敷应对当下与将来的教育需求（尤其是医护健康教育），而转向加强"以学生为中心"与"以能力为本"的理念（也是中华传统文化的优秀理念），其中的佼佼者就

是已有五十年历史的PBL。讽刺的是，抗拒PBL理念的学者对PBL并不想做深入的认知与研究（没有做到“学而知之者”的风范），或者展示似是而非的表面功夫（是“困而学之者”的必然行为）。当遭遇到从过去沿袭下来教育困境的挑战，却又一筹莫展时，唯能拼命攀附传统（这就是“困而不学者”吧！）。本章的第三节（PBL之道沿袭了先秦之孔儒思想）清楚地阐释了近代西方PBL理念与中华先秦教育思想的共同点。这两个人文与科学的教育理念经过人类文明史的考验，是完全可以充分地磨合的。

第二篇
PBL 案例的元素

第三章

PBL案例是实践自主学习流程的最佳载体

■ 关超然　撰

一、利用案例进行学习的三大阶段

从这一章节的标题可以清楚地看到问题导向学习的流程是以“学生为中心”为基础，以“自主学习”为原则。学习流程的本质就是一种学习动力，应当源于组员团队间的“互动”，后者也是“小组讨论”的支柱。在这个学习（不是教学）过程中，学生是老师，老师也是学生，教与学不再是传统的对立而分明的角色；从学习动力的角度去看，这个过程也是学生自己要用行动去“学中做”及“做中学”。借由讨论 PBL 案例之流程，学生需相互学习并整合多层多元的观念与信息，将之内化并凝聚为可以应用的知识，而不是靠老师从专家的立足点去做“照本宣科”的被动学习（那是老师传统教学的手腕，而没有学生相互学习的动力）。“求知、研讨、创新”才是主动的学习。

既然 PBL 案例是以人性化、生活化及趣味化的模拟情境作为学习的载体，不同于在大堂课，PBL 学习中学生分聚成小组，比较容易营造出来安全并容易管控的学习环境，也能让学生比较有自信提问、质疑、澄清与告知。而且在小组的环境里，老师也比较方便关注到每一位学生的学习历程与心态，从而调整对个别组员及整体团队学习动力的管控。因此，所有的组员 [包括引导老师（tutor）] 都可以 / 应当通过不断的互动抛出议题，或提出质问，表达见解，做出综合性及建设性的讨论，那才会促使学生进入批判性思维（critical thinking）的内化状态（internalization），从而把学生的认知（recognition）及探索（exploration）逐步深入扩展，使对问题的学习由探索（exploring）达到了解（understanding），甚至得到合理的解决（solving）。下图所表示的就是一个案例在 PBL 讨论应用时必经过的流程：

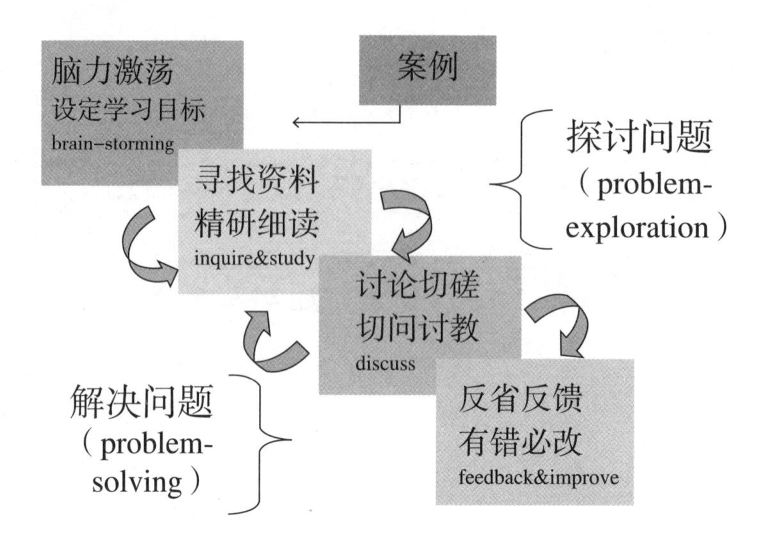

以上应用案例进行 PBL 讨论的流程可以用“汉堡模式”呈现，即两个外层面包夹中层汉堡牛肉。上层松软带芝麻的面包代表**第一阶段**轻松灵活的“脑力激荡”（头脑风暴），其目的是提出根据案例情境所描述的一堆似乎欠缺组织结构的事实，发掘出可以探讨的问题，形成松散的“学习项目”或“学习议题”，然而这些并不是“学习目标”。然后通过假设、讨论甚至于争辩，将 PBL 案例发掘出来的问题或提出的议题过滤、浓缩、重整、梳理成为有条理、有结构和有层次的“**学习目标**”。这一阶在课堂上进行段，有经验的 PBL 小组大概会花上一个小时，旨在培训学生观察、思考、判断、规划、组织的能力。这一阶段的成果奠定了下一阶段学习的成效。

汉堡的中层是香喷喷的厚牛肉堡加生菜、西红柿及奶酪，当然是整个汉堡味道的重点。因此，在这**第二个阶段**，学生会花大部分时间（4 ~ 6 小时）去依照由案例讨论得到的学习目标，依据个人的能力、需要与兴趣去搜寻、查阅、研读、分析及整理资料。这个阶段的学习不是在教室中进行，学生可以在学校、医院、图书馆或社区学习。它最重要的目的是给予学生自主学习训练及个人成长提升的机会，也是最能反映学生能力的阶段。这一段时间，学生可以单独学习，也可以结伴学习；当然也有可能学生不利用这时段学习（通常对有责任感的学生，这是不会发生的）。对时间有效的运用也是让学生自主学习的一环，我们会尽量相信学生的自律性，给予学生极大的自主空间。这一阶段学生的学习，老师是看不到的，我们只能基于“以学生为中心”的原则，信任及尊重学生，给予他们充足的机会与时间施展他们的潜力去汲取并开发案例所能涵盖的智能。

第三个阶段又回到汉堡下层的松软面包，这一阶段（1 ~ 2 小时）学生又回到教室互动讨论。组员们彼此交换学习心得，讨教切磋，解说辩证。这个阶段是团队动力最强幅度的阶段，也是 tutor 最需伸展引导（注意：不是主导，更不是教学！）的角色。以下会讨论到 tutor 在 PBL 流程中的角色扮演。最后，要以 20 ~ 30 分钟进行“反馈”（feedback）来完成 PBL 小组讨论最后的阶段。反馈在教育上（传统教学或 PBL）相当重要，却是经常被忽视或特意省略的一环。有些案例中的错误，常常因为没有反馈而将错误一直延伸下去却不自知。反馈其实就是一种形成性评价（formative assessment），目的是纠正错误、矫正行为，而最终能改善学习流程与内容。反馈的内涵是“对事不对人”。胡适曾说：“做学问，要在不疑处有疑；待人，要在有疑处不疑。”子曰：“过则勿惮改。”子贡曰：“君子之过也，如日月之食焉。过也，人皆见之。更也，人皆仰之。”人非圣贤，孰能无过？但是，“过而能知，可以为明。知而能改，可以跂圣”。大学之道，在明明德。在大学进行自主学习的 PBL，就要有自主自律的反馈。有做反馈的 PBL 小组讨论，就会有进步，所用的案例也会有不断的改进，PBL 自然也会愈做愈好。

二、引导 PBL 案例讨论时 tutor 应注意的要点

1. Tutor 的角色需要充分的培训才能熟能生巧

Tutor 要做到有点像监督者（supervisor），但又是一位参与者（participant），又要适时地引导或聚焦（但不应主导或授教）。Tutor 有点像辅导老师（coach），又像是一位有经验可信赖的顾问（mentor）（但不应把 tutorial 变成问题解答课）。Tutor 不需要是某个学科的专家（specialist），其实同领域（医、护、药、生命科学）的一般专业人士并接受过 tutor 训练之老师或医师都可当之。因为研究指出，太专业的老师在知识层面上有“主导”及“授教”的倾向，而忽略了团队动力及学生的需要。在招募 tutors 之时或要带领 PBL tutorial 之前，应调查或自问以下的信息：

- 你有参加过 CFD（教师发展中心）举办之 PBL 工作坊系列吗？
- 你对 PBL 的理念有足够之认知吗？
- 你有参加过 PBL tutor 会议（tutor meeting）吗？
- 你对自己身为 tutor 的角色了解吗？
- 你有研读及了解自己带领的学生的背景资料吗？
- 你认为大学生有自主学习的意图及能力吗？

2. Tutor 会议如何帮助老师了解及应用 PBL 案例？

每一位 Tutor 在接到新案例之文书数据时务必先详阅数据，最好能将 tutor guide 之内容看清楚，如有不懂之处可自行做功课将其弄清楚或联络案例写作者澄

清。因此参加 tutor 会议尤其重要。每一次进行 PBL tutorial 之当日，要用案例之前，都会进行 tutor 会议；所有 tutors 及医学系工作人员会与 PBL 负责人、案例撰写人或审案例人员一起参加。每个采纳 PBL 的系所可自行安排 tutor 会议的形式。Tutor 会议功能包括了三个重要项目：

（1）案例撰写人将该案例之 tutor guide 内容逐一说明讲解，包含设计架构、背景、剧幕中之内容、key words、learning issue 及 references。

（2）告知所有 tutors 讨论剧幕分割的逻辑及预期的时段。

（3）与带案例的 tutors 讨论在进行 PBL 中曾经或可能碰到的任何问题，如过去学生针对案例内容之疑问都可以加以讨论并澄清；当然，这也包括了对案例内容的修正与改善。

3. PBL tutor 如何帮助学生利用案例进行团队学习?

教室里营造团队和谐的气氛——小组成员和引导老师（tutor）初次聚集会面的自我介绍，最容易暖身，打破“陌生人”之间的不安与僵局，增进熟络及彼此信任。这些都是团队互动合作的基本元素。因此，课程前应与同学建立良好互信的关系：

（1）Tutor 应以身作则，准时到达教室，尽量带着愉悦及自信的心情和同学们共坐一桌，让自己成为团队的一员。Tutor 及每位组员就坐的位置最好能看清楚每一位组员的面孔，且可与他们有目光眼神的接触。我在台湾“中国医药大学”服务了八年。该校的第二手 PBL 是十年前由日本东京女子医科大学直接输入的。该校进行 PBL tutorial 时，tutor 独自坐离学生团队，仍犹如观察者或审判者的身份，很难与学生有目光接触，如此怎能知道学生的需要并成为一位协导者呢? 我受邀访问该校时特别指出 tutor 应与学生组员围坐在一起，让学生接受老师为团队一员，才能激发学生的信任及良好的互动。台湾“中国医药大学”进行了十年 PBL 之后，我居然仍可看到至少三分之一的 PBL 团队的 tutor 仍是坐离学生团队。可见，PBL 的理念及实务从一所学校转移传承到另一所学校，尤其在不同的体制与文化下，对符合 PBL 精神的解说与实施的方法也产生不良的偏差与变质。

（2）和同学们打招呼，如“所有成员都到齐了吗？”“有成员迟到了吗？”等候组员是专业、尊重的表现，而无故的迟到或缺席是不负责的行为，你有责任告知。Tutor 最好以简短的时间先做自我介绍，为团队暖身，并有抛砖引玉之效应。好的暖身可以舒缓不熟悉的学习环境所造成的紧张心境。

（3）请同学自我简短介绍，这时请 tutor 好好记住每位同学之名字。或者，可以请每位学生用粗笔写出自己的名字在纸上中央部分，然后折起竖立在座位前。老师能记得或直呼学生的名字，会使该学生产生温馨及尊重感，从而促使互动的意愿。

（4）倡导互动可促成小组的成长与合作，而非强调个人的表现的优劣，后者反而造成恶性竞争。当然，以后的学习流程中，也要均衡个人的优劣层面，努力做正面性反馈及鼓励。

（5）介绍 PBL 讨论室内之所有设施：如计算机可提供及时的参考资料（resource）数据，电子黑板如何使用，并简单介绍 PBL tutorial 作息的流程及整体课程规划的说明。

（6）管控小组讨论案例过程的流畅：确保小组讨论进行得流畅，注意团队动力的均衡。确保学生不要跑题，让小组能在规定时间内完成个案。确认尽量能达成主要、优先、有共识的学习目标。确定案例讨论完结后要做反馈，作为改善的依据。

4. PBL tutor 如何利用案例帮助学生开展自主学习？

（1）协导 PBL 小组讨论：强调引导及启发，而非主导、授教及解答，给予学生对自己学习负责（也就是自主学习）的机会，当学生做不到时，才试着“引导”或“诱导”，或“启蒙”，而不是“教学”或“讲课”，否则就变成老师“主导”。这包含引导发掘问题、提出假设、逻辑推演、整理问题到解决问题的能力。

（2）观察小组讨论过程：这中间须注意观察小组的互动及同学间之“3-P”的表现，即 participation，有无积极之参与；preparation，进行 PBL 讨论前有无做相关准备如查教科书、文献等，做到自我导向学习及问题解决；professionalism，因医师是一相当具有专业性之职业，故在过程中得观察每位同学之举动是否具有专业之风范及德行。例如，虽然有学生在知识领域里很聪慧，也很积极，但是为了满足自己的表现欲，抢着发言而不顾及其他组员的兴趣与需要，这是缺乏专业素养的行为。这是一般 tutor 过分注重学习内容而忽视学习过程并会犯错误的地方。往往也是因为同样的原因，tutor 常常会因为没有注意到非常沉寂不言的学生，而失去帮助这类学生学习的机会。

（3）注意学生的学习思维：从学生对案例情境中逻辑性与合理性的提问及讨论，通常可以反映出学生常用的两种思维方式——*海绵吸收式及淘金筛选式的思维*。前者的思维方式是对于四面八方聚集而来的信息和观点，尽情地吸收，主要是为了单纯获取知识，注重结果，但不知如何取舍，因此对最新获取到的一切很可能深信不疑。后者的思维方式比较会自己掌握主动权，选择并决定什么该取、什么该舍。后一类思维方式的学生并不难发现，他们通常会问为什么要让他相信他人的观点，他们会把别人的观点记录下来，并对别人所说过的话进行客观评价，他们不轻易地在别人的观点上形成自己的结论。换而言之，tutor 有没有能力从平庸的学生群中分辨出有批判性思维的学生；毕竟，PBL 教育的其中一个目的就是要利用案例的讨论来培育学生建立批判性思维。

因此，一个良好的 PBL 案例，不应该强塞入大量的知识促使学生进行海绵吸收式的思维，而是要学生学习建立淘金筛选式的思维，从而成为有批判性思维的学习者。这种特质对于将来从医者更是必要的。

(4) 聆听学生提问的取向：PBL 的案例就是给学生提问的平台，从提问中发掘及探讨问题，从问题中筛选学习议题，从选出的议题中设置学习目标。对初入道的学生而言，有两种情况：他们*可能还不知道问什么问题*；或者他们*可能根本问错了问题而不自知*。当一位学生面对一个案例的情境时，这个案例的论题是什么？哪些语句不明确？对情境所述设立假设的理由是什么？它是价值观的假设还是叙述性的假设？推理的过程有逻辑偏差吗？证据的效力强吗？有被忽略的重要信息吗？有哪些合理的结论？每个案例都有很局限的时间，在课程框架里也有特定的学习目标与内容。选择性的思维于是扮演了很重要的角色，学生的提问必须明确与靠谱，才能有效地利用 PBL 小组讨论的时间。

5. 学生小组长应不应该充当 tutor 的角色？

在一些地区，tutor 会要求学生轮流推举一位学生做学生小组的“小组长”（或称为“主席”）来管控学习流程，这是算是一种对领导能力、沟通能力及综合能力的训练。小组长通常是经由推选产生或采用轮流制，小组长的角色通常是以下四点：

- 引导讨论，协助整合同学的意见。
- 注意小组互动，引导或鼓励互动较少或较不主动的同学发言。
- 和 tutor 确认讨论是否涵盖了此案例所列出的主要学习目标。
- 协助流程和时间掌握。

其实，以上几点本来就是 tutor 应负的责任，也是 PBL tutor 培训必须教导老师懂得进行团队动力管控的技巧；这也是所有组员在 tutor 引导下应当共同负起的责任，不应当由某一位组员去承担。那是对学生小组长非常不公平的做法。试想一下，团队动力的管控是很复杂的人际间的纪律管控技巧，是需要对教育有经验及不断地培训的老师才可担当的工作，怎能那么草率地让没有教育、人际及培训经验的学生去担当这么重要的职位呢？我常听到学生或老师把 PBL 小组讨论的不顺畅的原因推诿于小组长或主席的“带领”不佳，让这位同学承担了很重的不必要的心理压力，影响了他 / 她学习的情绪。

设立 PBL 小组长的制度的缘由并不清楚，可能是许多学校依本土国情校风加之彼此抄袭模仿改变之下的产物。虽然这种做法并不局限在亚洲的学校，但在亚洲确实非常风行。这也许与传统的教育文化有关，在亚洲的一些大学班级，至今仍保持有“班长”的制度，PBL 小组里“学生主席”或“小组长”的设立大概仅是传统制度残留下来“弃之可惜而食之无味”的“班长制度”的遗风！值得一提的是，在 PBL 发源地的 McMaster 大学，PBL 小组讨论的流程里，本来就没有学生主席或小组长这个角色，不需指定也不需轮流，每位学生组员都会很自由、自在、自主地表达发挥（充分表现出“自主学习”的真正涵义）。不过，每个小组有学生联络人（contact/liaison person）作为老师与学生小组之间课外联系的桥梁（例如，安排讨论的时间、地点、教室、社交活动或是组员特殊议题讨论等）。我所看到过的学生主席（或小组长）都扮演特定的管控团队动力的角色，与 tutor 的角色有多方面的重叠，甚至有“角色冲突”的情况，有时 tutor 也会感到困扰。

团队动力的管控能力要经过专业严谨的培训，所以才要大费周章地培训老师担当这个需要成熟稳定的感性与理性的角色。若由学生担任此角色，可能会成为不负责任或缺乏经验的 tutor 逃避并推卸责任的有力借口。再者，从学生的角度来考虑，学生的教育背景、人际关系及沟通技巧本并不熟练，担当 tutorial 组长，与 tutor 维持密切的默契来管控团队动力，对很多学生而言会是个额外的时间与心理的负担及压力，因而会产生适得其反的学习效果（对受过培训的老师而言，已经是一个挑战，何况对没受过培训的学生！）。这是要特别考虑及衡量小组长局限的优点与常见导小组讨论的缺点。

与这本书主题直接相关的议题是：有效地利用 PBL 案例学习，与 tutor 的引导技巧更有密切的相关性与重要性，尤其对案例情境所涵盖的与课程相关的概念与内容，目标的达成与成效，问题的探讨与其解决的技巧，这些任务与角色的确需要有引导经验的 tutor 协导，而不应交给没有任何教育经验的学生随意应付处理。

三、讨论 PBL 案例应采用的流程

荷兰的 Maastricht 大学步加拿大 McMaster 大学 PBL 的后尘，也实施全面性的 PBL 课程，并将 McMaster 大学 PBL 小组讨论流程的“三级跳”（triple jump：①脑力激荡，设立目标；②循证学习，分享成果；③学习总结，反馈评估）延伸成分割得较为精细的七个步骤，叙述如下表。McMaster 大学 PBL 讨论的第一级跳就是 Maastricht 大学的前四个步骤。

<table>
<tr><th>步骤</th><th>目标</th></tr>
<tr><td>步骤一：发掘问题
宣读案例并发掘问题，也就是找出案例的重点，包括想学或应学的项目</td><td>1．能提出及组织案例的重要事实数据
2．能分辨各项信息的用途与意义
3．能整合案例（患者）的事实数据并分条列举案例中个案（患者）之相关问题
4．能融会贯通之前所学并立即陈述案例（患者）之问题
5．能以适当的方式及正确的医学用词描述分享彼此的知识和看法</td></tr>
<tr><td>步骤二：设定假设
经由讨论，提出最适当的假设，或任何可能的解释</td><td>1．仔细分析，能根据案例所陈述之事实及问题提出关联性的可能假说，由越多越好到越相关越好，再到越专一越好（能将疾病症状与可能的疾病进行联想）
2．对案例（疾病）有较广泛的认识和初步了解
3．能将之前所学，运用逻辑思考推理案例之可能问题</td></tr>
<tr><td>步骤三：提出议题
提出所需要的信息或应学习的知识（学习的议题项目）</td><td>1．能提出分辨假说可能性高低时所需要的资料
2．能决定需要的额外信息
3．对不同案例（疾病）有较广泛的认识和初步了解</td></tr>
<tr><td>步骤四：设立目标
将学习项目归纳、统整、凝聚，依重要性形成共识的学习目标</td><td>1．制订足以解决案例问题及假说之待学习的议题项目和同学能力可及的学习主题
2．发掘自己所需及应该学习的议题项目
3．会整合学习议题为学习目标
4．能决定适当且适量的团队及个人的学习目标
5．能设定学习目标之优先次序</td></tr>
<tr><td>步骤五：循证学习
依据所搜集的资料，经主动阅读、摘要，加以整合组织，通过自主学习使之成为自己的知识</td><td>1．能发展资料搜寻的技巧：
✧ 搜集足够（充实且深入）且多元化的资料
✧ 能确定数据源之正确可靠性及适宜性
✧ 数据内容应切合学习目标
2．发展个人的学习方法：
✧ 运用不同的资源以助学习
✧ 融会贯通所学
✧ 能条理化组织所学并应用于案例解决问题
3．亦可与组员共同学习以增加效率及成效</td></tr>
<tr><td>步骤六：小组讨论
旨在通过有效的沟通，分享、确认、支持、挑战并解决问题</td><td>1．从团体、小组讨论中学习：
✧ 与同学分享读书心得（知识），共同解决案例问题
✧ 如何适时适量适法地表达己见及训练沟通技巧
✧ 条理化组织表达内容
✧ 按逻辑推理顺序讨论所学
✧ 注重他人、相互讨论</td></tr>
</table>

续表

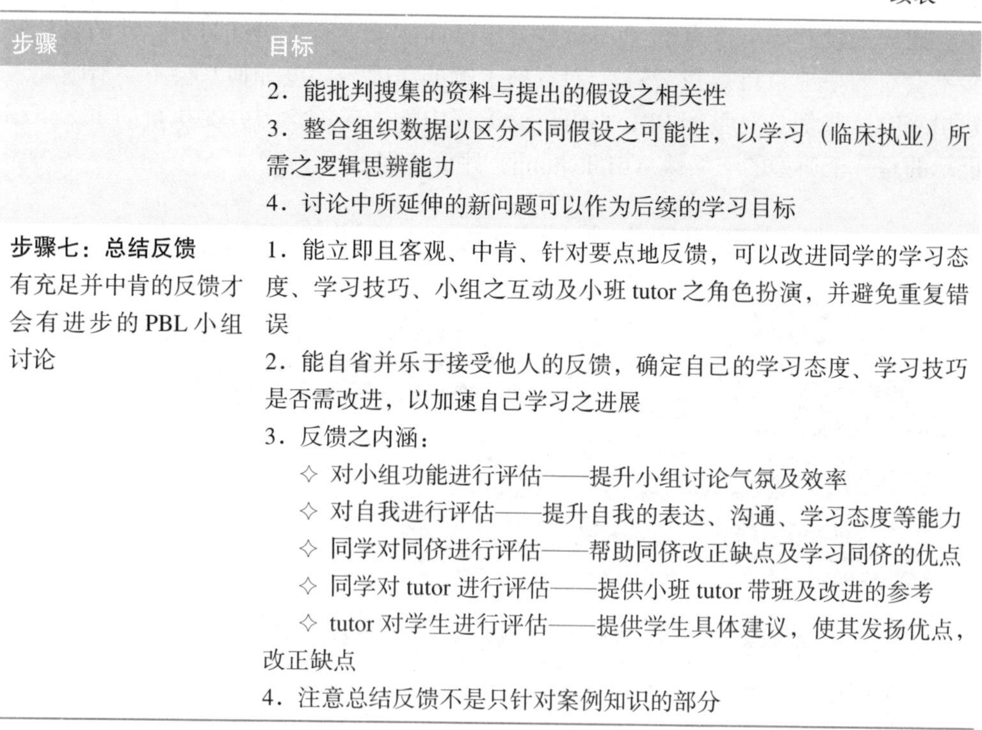

步骤	目标
	2．能批判搜集的资料与提出的假设之相关性 3．整合组织数据以区分不同假设之可能性，以学习（临床执业）所需之逻辑思辨能力 4．讨论中所延伸的新问题可以作为后续的学习目标
步骤七：总结反馈 有充足并中肯的反馈才会有进步的 PBL 小组讨论	1．能立即且客观、中肯、针对要点地反馈，可以改进同学的学习态度、学习技巧、小组之互动及小班 tutor 之角色扮演，并避免重复错误 2．能自省并乐于接受他人的反馈，确定自己的学习态度、学习技巧是否需改进，以加速自己学习之进展 3．反馈之内涵： ✧ 对小组功能进行评估——提升小组讨论气氛及效率 ✧ 对自我进行评估——提升自我的表达、沟通、学习态度等能力 ✧ 同学对同侪进行评估——帮助同侪改正缺点及学习同侪的优点 ✧ 同学对 tutor 进行评估——提供小班 tutor 带班及改进的参考 ✧ tutor 对学生进行评估——提供学生具体建议，使其发扬优点，改正缺点 4．注意总结反馈不是只针对案例知识的部分

在 McMaster 大学，对刚入学做 PBL 的一年级医学生，也有对以上三部曲的 PBL 流程认知的测试（属形成性评价），将之称为“三级跳”（triple jump），代表了 PBL 流程的三部曲。第一部曲叫做脑力激荡（brain storming），即 PBL tutorial 汉堡是学习的第一阶段，包括了以上 Maastricht 大学的前四个步骤，以建立起学习目标为目的；这就是自我管理导向的团队学习流程，或简称“自主学习”（self-directed learning）。Maastricht 大学的第五个步骤其实就是 McMaster 大学第二部曲，也是 PBL 流程的第二阶段，主要是在课堂以外的自我学习（self-study），是一种个人内化信息的学习。McMaster 大学的第三部曲就是同一 PBL 案例的第二堂课，包括了 Maastricht 大学的最后两个步骤。这个阶段对学生也是很重要的学习阶段，但是在亚洲也是最有问题的阶段，因为对 PBL 理念了解不足，培训不够，使得互动学习变成轮流简报及小班教学。而且，不正视也不重视反馈评价，甚至于完全省略第七个步骤，犹如工程中的偷工减料，造成脆弱的基石，经不起考验。因此，三级跳（triple jump）的评价有两个目的：①评价学生对 PBL 小组讨论流程的认知及认真程度；一般的小组学习活动中，若学生的自主性不高，会有一些学生利用团队或其他活跃组员的动力形势来掩饰自己的不足（俗称为“搭便车”）。Triple jump 是在老师及学生一对一的情况下进行的，学生就无法“搭便车”，缺点自然就无法遁形

了。②评价学生对利用案例学习流程的掌握。例如，会不会从案例中发掘问题？会不会建立假设并寻觅重点？ 会不会整合思维而能设立有逻辑性与实际性的目标？会不会有效率地自行寻找资料？ 对资料了解的深度与广度如何？会不会清晰地表达出来？这些都是在整个 PBL 小组讨论流程中学生应该学习并要执行的事。下图展示的是一个典型的三级跳（triple jump）评价流程。

“三级跳”（triple jump）评价流程

Step1
30分钟/学生
考场

学生从待考核案例中随机抽取1个

学生阅读案例，向考官展示案例分析的过程，指出案例的重点

学生形成学习目标，将学习目标写下来，交给考官

Step2
3小时/学生
地点不限

学生利用网络、图书馆、教科书等资源独立完成已设立的学习目标

整理资料、准备资料分享

Step3
30分钟/学生
考场

学生准时回到考场，向考官汇报时间分配、资料来源等目标完成的过程；汇报目标是否实现，如目标有变动，说明变动的原因

用各种方式向考官展示学习内容，回答问题

学生做3分钟自我评价；考官提供1～2分钟反馈

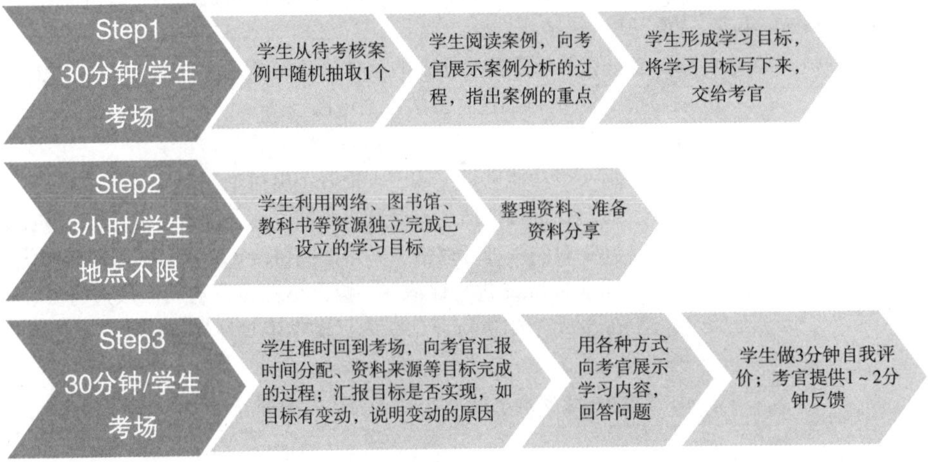

评价方式：

- 一位考官（通常是tutor本人）面对一位学生；如必要，考官人数可以增加。
- 一般受评的学生以6人为一组，前后流程共需6小时。
- 考核主要内容是PBL的流程，附带观察学生在这个过程中展示出来的临床思维、逻辑思维、批判性思维、资料检索能力、表达能力、应变能力、时间管理及诚实、尊重他人等品质。

PBL 三级跳（triple jump）非但是一个评价流程，也是一个学习流程。它不只评价学生对 PBL 流程的了解，也评价学生利用 PBL 案例的学习能力。它可以是一个形成性评价，也可以是一个终结性评价。一般都是为了低年级的学生进行一次或两次的 triple jump 评价。高年级的学生对 PBL 流程运作应该很熟悉，就不再需要 triple jump 的评价。

第四章

PBL案例是从日常生活情境中探讨学习

■ 关超然　撰

问题导向学习乃通过以问题为启发及通过描述问题的案例（PBL cases 或 health care problems，有些学校称之为 triggers）去诱发学员主动与广泛地探讨问题之本质、整合各领域知识及发展出解决问题之周全性方案。PBL 案例通常是真实生活的写照，也就是生活中的故事。它可以是真实情境的描述，也可以是模拟虚构的情境，主要是为了用情境来展示可以让学习者学习的目标，所以 PBL 也是一种情景导向的学习（scenario-based）。顾名思义，PBL 可以应用在生活中任何情境下的学习。也可以说，PBL 可以应用到任何一类教育领域，因为教育的实质终结的与广义的目的就是学习应变人生中的变化。在医学教育中 PBL 所用的案例，可以由临床医疗的病历转译而来，也可以为了模拟某些特定临床问题而设定学习基础医学的情境。前者比较适用在接近临床实习对医学生或医疗人员（包括护士、药剂师、医师、营养师等）的训练，以解决问题为前提；而后者比较有教育的灵活性，很适合基础医学时段的学生进行对问题的发掘，了解与穷其理致其知的深入探讨。PBL 案例情境资讯呈现的方式可以是病程故事、数据或影像，也可以由视频、多媒体、标准化病人（standardized patients，SP）或其他真正患者加以呈现。整体而言，较经济且具广度与深度的灵活性的还是以纸本的模拟情境为主流。案例在 PBL 教育中扮演了老师协导学生主动学习与学生自主思考之平台与催化剂。

案例既然是 PBL 之学习蓝本，故案例之设计、撰写、审核与使用就变得十分重要，通常应在教师发展中心（CFD）或教务处设立一个 PBL 工作小组，负责 PBL 案例之研发与审核，并由课程委员会监督。针对案例的撰写设计与质量的审核，CFD 也需要进行 PBL 的培训。小组老师不一定是案例所涵盖的领域之专家，一般学校的案例撰写者通常会是案例所述主轴议题的专业医生或老师，难免会有过深过专、缺乏广面化及多元化的现象。因此需要由对 PBL 之理念与操作和案例情境之间有所贯通了解并能融合者作为编撰及审核者。写案例并不是一件轻而易举的事。对 PBL 案例的撰写、审核及规划有贡献的老师，应有奖励机制，例如，将案例视同学术成果计分、给予奖金，或作为晋升标准之依据。此外，案例应随着课程目标定期（如每 3 ~ 5 年）进行检讨与修正。

一、撰写 PBL 案例之重点

1. 符合并支持课程的目标

每个案例中描述的情境（scenario）与探讨的问题（problem），以及所引发之学习议题（learning issues），应当能完成该课程所要求达成之教学 / 学习目标（teaching / learning objectives of the curriculum），并与该课程其他部分及相应案例相衔接。不应只以知识层面为主，要顾及全方位（holistic）能力的培育与激发。

2. 整合知识、技能与行为

整合该案例所提问题相关之群体医学、行为科学、基础医学及临床医学等知识与技能内涵，而不是仅强调临床问题解决（problem-solving）或仅以获取最后诊断或治疗为目标。但针对当下使用该案例学生之背景程度，可以有不同程度之调整：如在医学系，给低年级学生用的案例可以强调个案之人文通识及基础医学知识（如结构、功能和病理）；反之，高年级医学生用的案例可以增强临床知识与技能之内涵与讨论。面对社会医学类（如公共卫生或社工学系）的同学，则可另再加强群体医学和行为科学之问题的叙述与讨论。宏观而言，医学 PBL 若仅是以生命科学（life sciences）为重，忽视了人群社区（population），也轻视了行为伦理（behavior），则犯了医学教育 PBL 的大忌。这种案例称不上是 PBL 案例，仅是一般传统的病例或医疗个案而已。

3. 结合社区与制度的需要

为更符合地区性或时代性之现况与需求，案例内容之选择，无论是对问题的主轴还是对该问题所延伸议题之探讨，都应能顾及重要性（essential）、常见性（common）、时代性（contemporary）及其他可能性（probable）。例如在呼吸系统模块以咳嗽带出问题之案例，应能延伸讨论伤风咳嗽机制（常见性）、肺结核（重要性）、SARS（时代性）及肺癌（可能性）。除了应满足社会的使命任务（social accountability），也要顾及医疗制度的可行性与合理性。

4. 符合医学与医疗逻辑

医学案例问题之呈现，无论是病史、检查数据、病程及诊治结果，还是模拟的情景故事，都应该在群体及行为的议题上，符合医学逻辑，才能具有科学之思考和批判性思维之基础。

5. 诱发好奇心，促使自主学习

案例除了应有学习议题去完成该课程赋予该案例应达成之学习目标外，其案例情节宜有趣味性及挑战性，且令同学很想深入研究该案例、多方面思考与查证，故在用字遣词、情境安排与留下暗示或伏笔部分可多着笔墨。此外，案例中可放置一些照片或影像数据，如此更可吸引同学之注意与兴趣。

6. 案例在整合课程中之规划

案例最理想的是依据课程之目标与内容，依课程内容的顺序（sequence）逐次实施，并能在案例间（case problems）或案例群模块（study units or modules）之间做最好的整合（integration）。PBL 学习的成效也与案例的数目有关。若以 PBL 为课程学习的主要驱动力，可能会用到 70 ~ 100 个案例，它们之间的整合规划就非常重要了。如果 PBL 并非医学教育课程的主力，只是以十来个案例点缀穿插，让学生练习应用已在大堂课学到的知识，整合也就没有意义或必要了。

7. 案例需要合适的教师指南

在 PBL 小组讨论课程里，学生小组一般都在 10 人以内（组员越多，成效越低），所以需要很多受过 PBL 培训的小组 tutor。他们来自不同的专业，对 PBL 的学习理念也有不同程度的经验与认知。因此，利用适当的教师指南帮助老师管控团队动力是必要的。每个案例都有它的独特之处，所以教师指南不可流于“一刀切”或“样板戏”的表象形式化，也不应以充实老师在案例专业知识层面上的不足为目的，因为老师在 PBL 中的角色，已在前一章节强调，不是对学生传授知识，而是专注于学生的学习心态与流程，以及学生在团队学习的互动与沟通。把一大堆抄袭或复印专业内容的讲义资料当作教师指南是对 PBL tutor 角色的极大误解。我曾经看过 50 ~ 90 页的案例，实在不可思议。我审核过的 PBL 案例不下 200 件，大部分的案例内容长度在 20 ~ 30 页。一个具有学习成效的 PBL 案例往往不会或不应超过 10 页单面纸。本书将会在其他章节中，展示一些由多所医学院提供的不同性质与类别的 PBL 案例样本。

二、PBL 案例之特质

任何类型的案例，其特质与结构都有直接的关系，因为案例就是为了某种目的所展示的情境。在教育领域里，案例可以作为教学的工具手段，也可以是学习的载体平台。从受教的成长层面，例如从幼儿园，经中小学，到大学，学生排排坐听老师讲课的方式虽然是主要的教学形式，情景式的案例教学法比例其实也已经逐渐增加。高等教育中也有很多专业的教育在使用案例情境作为载体来进行教与学的行为，如法律、商业、工程、建筑、艺术、宗教、医学等。这些案例的呈现，往往出自现实生活中发生的种种“专业故事”的个案。于是，我们可以说案例或个案里的情景就是对故事的一些描述，而且这个故事里的情景可以是真实发生的事情，也可以仅是虚构拟真的故事。如果以医学的情景而言，临床医疗人员通常必须撰写与患者互动的情景，那其实就是一种个案的描述，专业上将之称为“病历”。病历有它独特的性质与书写的结构。

医学的临床病例——病历是记录与储存医疗照顾专业人员对患者健康照顾的资讯，也是医疗行为中相当重要的文件。这资讯除了涵盖了患者的私人及家庭的资料，并记录患者健康照顾的过程中所发生的事件内容、时间、地点、原因及处置方式，对患者的处置方式，包括场所、诊断、检查、治疗、后续护理与保险付费等；更广义的定义，除了以上的病历记录，还包含了各种不同时段的体格检查表、检验报告、证明书、同意书及授权书等。因此，患者的病历带有高度的隐私性，备受法律保护，不得随意公开。虽然病历仅是患者个人的健康记录，它也会被利用在职场上的经验教育或培训，如在医院的临床教学常会有晨会病例报告，或特别的病例分析教学法。病例教学法一般会由高年资的医师进行讲授教学，或由受培训的年轻医生制作简报报告，并受资深医师的质问、指导与点评。因此病例分析教学法并不是一个宏观固定的学程，仅是在临床上常见的传统教学方法。但是，病历绝对不是 PBL 案例，病历是由对患者负责的临床医疗人员（包括医生）撰写的，即使用在片面的临床教学，也是由写病历的专业人员主导。一些在 PBL 刚入门的医学院校却要求临床医师以病历的方式撰写 PBL 案例，甚至以病历代替了 PBL 案例，这是对 PBL 理念的一大误解或迷思，也可能是对 PBL 的理念与实践缺乏专业培训的结果。

医学的 PBL 案例——在前述章节已经说明案例是一种对情境故事有目的的展现，而在教育中的案例，则是为了教育。PBL 案例是以 PBL（注意 L 代表 learning，学习！）的精神（在前两章已有详述）来展现故事情境，去探索，终而达到学生学习的目标。教育与学习的目标应当是有高度的灵活性与目的性。不像病历中真人真事的情境是不可变，也是不可逆的，仅是种记录，并没有教育的动机与目的，PBL 案例是模仿拟真的情景故事（虽属虚构，却合理似真），可加，可减，可删，可换，因此，它可以相当灵活地被设计与润饰，能够达到病历的僵硬情景所无法达到的明确的教育目的。PBL 案例的最初的宗旨是将临床模拟情景置入基础医学的学习，使得原本枯燥的基础医学有生命趣味性与专业相关性（以探讨生命科学问题为目的）。PBL 案例并不是用来学习临床医疗技巧（以解决临床医疗问题为目的）。目前一些医学院校本末倒置，把 PBL 当成临床病例分析教学，让学生失去了探讨基础医学的机会与能力。因此，有效的 PBL 案例是由基础与临床专业老师的团队合作撰写的，而且应经过 PBL 专家的审核。

教育性的案例不同于病历或一般个案，因为它必须具备“6 R”的特质（如下图）：

案例情境的特质

Revealing	告知性
Refreshing	趣味性
Relevant	相关性
Reasoning	推理性
Reasonable	合理性
Realistic	真实性

医学的 PBL 案例之所以被称作 PBL 案例，是因为它的情境还要满足另两个特质：

首先，它必须含有 P、B 与 L 的特质。P 就是群体社区（population），要以让学习者了解医学对社会群体（包括家庭）与文化制度为使命。这可以推广到国家与国际，以及全球的生态。B 是个人或群众的行为伦理（behavior），要让学习者了解医疗提供者与接受者的心态行为（包括生命与医学伦理）对医疗制度与成效的影响。L 代表了生命与生活（life/living），这当然是家喻户晓的传统医学重心——生命科学、理化机制、医疗技术、医疗思维等。传统教学与病例教学往往过分专注在生命科学 L，而忽视了 P 与 B。

其次，PBL 案例需要一个“tutor guide”，也就是“教师指南”。因为 PBL 案例是一些基础老师与临床医师合作撰写的，而带课的 PBL tutor 一般没有参与案例的撰写，也不一定是案例中的内容专家。再者，一个 PBL 案例的学习方向与内容是跨学科的，具有多元性，所以提供一个帮助 tutor 的一些有关内容与过程的建议及忠告是必要的。我前面也已经提过，教师指南是引导 tutor 如何协调学生的学习方向，而不是补充灌输 tutor 专业的知识以便回答学生的问题或向学生教授。一般完整的案例不超过 10 页纸，而 tutor guide 不应超过 10 页纸。我审核过的 PBL 案例都在 20 ~ 30 页，其中一半以上是给 tutor 的专业知识参考资料，深怕 tutor 与学生一样地无知，殊不知，tutor 不但不会有兴趣与时间研读这些像教科书般的参考资料，而且细致的知识内容的传输并不是 PBL tutor 的责任。况且，若这么“完整臻善”的案例落入学生手中（是非常可能的事），PBL tutorial 就会完全失去原有的意义与精神。所以撰写案例的老师要懂得从传统思维的桎梏中解放出来。

三、PBL 案例之结构

台湾“中国医药大学”（台中）已用了十年的 PBL 案例标准格式展示如下：

问题导向学习案例

Problem-Based Learning（PBL）

◀ 小组导师指引 Tutor Guide ▶

XX系统模块 / 单元

（使用学生XX单位XX年级）

案例标题

撰写者：name（Chinese），name（English）

审查者：name（Chinese），name（English）

PBL 案例编码XXXXXX

审查通过日期 XXXX年XX月XX日

前言

学生用本案例应具备的背景知识

请填入学生须先具备的知识基础，以便于学习本教案并有效达到学习本教案的目标，越具体越佳，常见的错误是将“背景知识”与“标靶知识”混淆在一起。

案例目的

请简述本教案设计时，期待学生学到的宏观具体目标与课程间的关系。

案例简介 / 摘要

请简述教案内容，可以一目了然情境故事。

课堂安排

包含每一剧幕预估的讨论时间、剧幕及图片何时发给学生等；建议将情境分为 3 ~ 4 幕（共约适合 3 小时 40 分钟的讨论内容）。要注意：在学生分享讨论学习成果之前，务必要给予学生足够时间设立可达共识的目标、寻找数据及研读。

请填入场剧幕，剧幕及课堂次数与时间分配如下：

要注意：一堂课虽然可以讨论多幕（并不建议如此做，除非每一幕的情景内容很单薄），但每一幕学生都要设定学习目标及寻找数据。课堂安排要在时间分配上特别仔细考虑。

第一次：准备课程（学生脑力激荡学习目标，并设优先序列） 请填入分钟

预估的讨论时间，请扣除上次教案总结（wrap up）的时间，15 ~ 20 分钟

第一幕（请填入分钟）：摘要

第二幕（请填入分钟）：摘要

…（若需增加请至表格→插入→上方列或下方列）

第二次：讨论课程（学生讨论分享学习成果，并延伸新议题） 请填入分钟

第（请填入）幕（请填入分钟）：摘要

第（请填入）幕（请填入分钟）：摘要

…（若需增加请至表格→插入→上方列或下方列）

动力流程反馈评量（15 ~ 20 分钟）：组员（包括 tutor）于本案例讨论流程中的个人，同侪及团队整体动力角色及行为态度的检讨与反馈。

第三次：总结课程（学生环绕案例情境为主轴，去讨论、回顾及总结所有学习议题；然后一定要让学生进行回顾评价后，才结案） 请填入分钟

注意事项

tutor 尤其应注意的特殊事项或情况：请填入

案例情景

此案例共分？幕。每一剧幕（会用？分钟）除方框中之内容外，尚应包含关键词（key words）、学习重点（learning issues）、提示问题（guiding questions）及教师参考数据。需给学生教案场景、剧幕及图片等相关数据，均置于下列方框中。每一剧幕均请从新的一页开始。建议：2～4 幕场景（适合 3～4 小时的讨论内容）。情境置入方框以内，才会突显出来，容易让学生注意力集中。

请填入教案剧幕系将案例情境编排为一幕幕的模拟情境，使医学生有身临其境之感，使得学基础医学时了解其临床相关性及学习讨论互动时的软能力（沟通、素养、尊重、伦理、团队精神等）。有些专业情境展示可能会用影像呈现，亦可置入此方框中，如 X 线室、病理科、耳鼻喉科、皮肤科、牙科、眼科等。注意以下四个项目：

1. 千万不要以欠缺人性的病历记录形式撰写，病历个案绝不是忠实的医疗记录，是没有经过教育目的的考虑，绝对不应当做 PBL 案例来用！
2. 若用影像资料为辅，必须先要让学生了解讨论影像检测的原理及局限之处。例如 X 线、心电图、MRI、CT、B 超影像检测的物理成像原理与其可以应用的范围。
3. 期望学生要学的议题一定要在情境中有效地反映出来（明确或暗喻皆可，但不应让学生猜谜或无中生有）。
4. 若学生的能力可及而且案例情境适当，不妨加入一些循证学习（EBM）的机会，让学生得到查阅文献及批判能力的训练。

关键词

主要是在剧幕中突显的词汇，它并非学习目标，只要是为了方便检索。

学习重点

说明在此剧幕中学生必须讨论之重点，并以重要的概念为依据及整体大方向为原则，让学生自己设计要得到共识的学习目标。学习重点经过讨论整理成为有结构性的学习目标。所以，学习目标是由学生制订的，而不是由老师指定的。请填入

1．

2．

3．

教师指导

让 tutor 能迅速掌握此剧幕中应向学生澄清之相关概念及引导学生的思维方向。千万不要提供一堆专业知识的讲义，以免误导老师用讲义去教学的行为。

提示问题

给几个关键性的简要样品问题，尽量是以开放式（open-ended）的方式提问，提供 tutors 引导方向并促使学生思考讨论。这些问题必须在情境中明确叙及或有清楚的暗喻。主要的目的是刺激学生发言并维持团队讨论的动力。请填入

1.

2.

3.

参考资料

每幕之参考资料不应超过半页（文献目录可列出 5 ~ 10 项），整体案例的教师指导及参考数据应以少于 3 页为原则。

若再有其他接续的剧幕

都请遵照第一幕的形式撰写，整体案例最好维持不超过 4 幕为原则，否则学生学习的时间难以分配及管控。

PBL 案例与一般的教学个案不同，它是让学生学习用的案例，而且要依据 PBL 的精神来学习。一个良好的 PBL 案例设计要考虑到其将应用在 PBL 的 6-S 学习条件（self-directed，student-centered，small-group，supportive facilitation，self-reflective learning and simulation）、6-R 特质（revealing，refreshing，relevant，reassuring，reasonable and realistic）及 6-C 精神（compassion，context，constructivism，competence，cohesiveness and continuity）。即使对一位有 PBL 经验的老师，最初几次撰写 PBL 案例仍然不是一件易如反掌的事，因此撰写 PBL 案例要通过多层次的培训，不断地磨练才能达到熟能生巧之境界。

第五章

PBL平台多元化：博学而非授予尖端知识

■ 辛幸珍　撰

PBL 所提供的是一个平台，让学生能统整其既有之知识，并在真实生活情境进行专业的学习，其目的是让学生有能力研拟实务问题的解决方案，提升学校教育的实用性。因此 PBL 过程中，引爆学习的案例，基本上应是与将来专业、生活情境结合之主题。而当学生面对一个真实的生活或专业情境时，要探索与解决发生的问题，其所需要的讯息，决不限于纯粹的专业知识与能力，甚至该领域的尖端知识，举凡历史、地理、语言和经济等与社会脉动相关的讯息，以及与哲学、文化、人类学等相关之行为伦理讯息，可能都是其需要学习的内容。是故 PBL 的精神鼓励学生不单从教科书中找知识，而是由各途径自由探索各领域之知识，以解决现实问题。于是，教师的角色就是制造一个环境，让学生可以安全地自由探索，教师设计之案例的目的亦是让学生有机会接触广泛的讯息，而不局限于尖端知识。

这样的做法正是与全球教学效能的理念相呼应，例如“国际学生评估计划”（program for international student assessment，PISA）中的典范国家——芬兰，其教育学者认为学校教育的重点，应该是提供学生应对未来世界的需求，其 2016 年的教改中倡导跨领域“主题式学习”（phenomenon-based learning），利用整合教育取代过去各自独立的学科，把多门学科课程（multidisciplinary curriculum）整合为重要主题，而学习的过程则是让学生自由探索，一起解决生活中的基本需求与问题[1]。以“欧盟”主题为例，其学习的内容既包括欧盟的历史、欧盟国家的地理位置、欧盟国家所使用的语言、欧盟使用的货币，还包括欧盟的主要机构与运作，以及欧盟现阶段重要议题如全球变暖问题以及扩大里斯本条约等，以上种种就相当于结合历史、地理、语言和经济、政治与环境等共同的科目。这种主题式之学习就是去除对单一学科的钻研，老师走出其独门绝技，和其他科别的老师共同设计课程，以共同教学（co-teaching），为学生创造更多跨领域、全方位学习的机会。PBL 是为了让学生学习解决实际之问题，其精神与前述芬兰教改倡议之跨领域“主题式学习”并无二致。学生在自我导向学习过程中是被鼓励广泛的涉猎各方面知识，以多元实证为根据讨论问题，让跨领域的知识能达到相辅相成之效果，也就是 PBL 的价值在成就博学，远远优于传授尖端知识。

一、PBL 是生命科学、行为伦理与群体社会三方面之结合

生命科学、行为伦理与群体社会（population，behavior，life science）三方面之学习为大部分医学或科学相关领域的大学教育所该涵盖的学习内容，是故亦可称为案例内容之另类“PBL”（population 群体社会，behavior 行为伦理，life science 生命科学）[2]。所谓群体社会（population），是指家庭、社区、群体与制度（法律）层面之内容。行为伦理（behavior）则指信仰、态度、文化与伦理所衍生的行为议题。至于生命科学（life science），则较类似传统教科书所传授之与生命相关之知识，是医学及相关科系学生都会视为第一关注的专业内容。对于不仅仅把专业当作个人谋生工具的社会精英，为能真正贡献于社会，学习之目的还包括激发利他等情怀与对社会运作之了解，因此“PBL”层面的学习，三者缺一不可。

就以下展示的器官移植简化的案例为例，案例中具有生命科学、行为伦理与群体社会三元化之内容——一个看似简单平常之案例，然而在群体社会、行为伦理及生命科学三个层面（即 population，behavior，life science，PBL）却是丰富的。

本案例以初入大学二年级的医学生为对象，教学目标择定为：借由教案之引导让学生认识器官移植科技所引发之伦理议题，审视自我利他及助人之价值观后，能了解目前世界各国器官移植伦理规范其背后之涵义与实际之难题。

据此，设计案例之教师其心目中的学习内容制订为：

- 群体社会

  包含如器官移植发展历史、器官供需问题、器官捐赠风气、器官劝募、人体器官移植法规、器官捐赠移植登记中心、特有文化与法规对器官移植之限制……

- 行为伦理

  包括移植伦理、活体捐赠与脑死亡器官捐赠之异同、器官捐赠利他行为、器官买卖、捐赠受偿与补偿之合理性……

- 生命科学

  何谓肾衰竭，何谓肾透析，肾移植与肾透析医疗处置之比较，脑死亡的判断，活体移植与尸体移植，移植医学……

我要不惜代价，让我的女儿可以“活得下去” ◎辛幸珍 撰

14 岁的小薇为先天肾疾病之少女，靠着每周洗肾三次维持着生命，冀望肾移植能改善生活质量。由于小薇与父母之血型与组织分型（HLA）不兼容，又无其他兄弟姐妹等五等亲内家属，活体移植已属不可能，等待意外脑死亡者捐赠的肾又遥遥无期。为了让女儿活得下去，小薇的父亲四处打听，积极寻求中介，协助至其他地区换肾。

18 岁青年阿发在车祸中头部受重创而昏迷，被送至医院后，医师诊断为颅内大量出血压迫大脑导致组织坏死，昏迷指数 3 分。阿发离家多年打工，远方的父母被告知儿子已被诊断为脑死亡后，哀伤难抑，当他们得知其生前曾和朋友一同签署器官捐赠协议，更是震愤不已，怀疑医师脑死亡判断之正确性，并反对医护人员摘取其器官。

小薇与家人在半夜被通知极有可能受赠得到肾，喜出望外地赶到医院准备接受肾移植手术时，得知捐赠者父母并不同意捐赠，顿时非常失望。然而小薇的父亲并不放弃，央求社工人员出面代为表达其诚意，愿意负担丧葬费用并补贴其家人生活费用。阿发的父母在游说下终于同意，共捐赠出眼角膜、肾、肝、心脏、肺等器官，除了小薇外，尚有七人受惠。

二、PBL 小组实际讨论案例时所产生三个层面的议题

以上的案例除了在医学通识课首次使用外，接续在护理系、呼吸治疗系使用。笔者曾将某组学生执行之经验，以 PBL 三个层面的学习分段记录下来，但是要注意并非每一段落或分幕都一定有三个层面。而且案例的重点也不一定在所有的三个层面。

1. 行为伦理层面（behavior aspect）

在第一次小组讨论研读案例后，大多数学生对第三段的叙述——小薇父亲试图以金钱改变脑死亡青年的父母捐赠的决定——很不以为然。小组成员当下大多同意社工人员（social worker）根本不应传递这样的讯息给捐赠者家属。同时，也质疑脑死亡器官捐赠的流程中，这样的“擦枪走火”过程（未经确定捐赠即通知受赠者），究竟又该由谁负责？

然而，在 tutor 的提醒下，学生很快地也能紧接着思索最后的剧情：“游说成功后，共捐赠出眼角膜、肾、肝、心脏、肺等器官，除了小薇外，尚有七人受

惠……”，面对这样的结局，学生首度感觉价值观冲突。静默片刻后，有人提出其实这样的做法似乎是合乎最大多数人的最大利益；然而也有人重申医疗资源分配在公平正义上的重要性；接着有人提出对脑死亡捐赠者的补偿（如丧葬费）其实一直存在，而所不同的是，其来自其他善款，而绝非有对价关系。

接着，也有人谈到父母的意愿为何能凌驾于 18 岁阿发的自主权之上；也有人推敲着阿发签署脑死亡器官捐赠的意图，是否只是同伴盲从？或是真正来自其利他的大爱情怀？阿发父母反对捐赠之理由为何？除了全尸的概念外，其宗教会影响其决定吗？而一直以来，小薇父母与其他愿意以活体捐赠器官者的想法……在充分交换意见与脑力激荡下，学生开始整理他们在此方面试图探讨之范畴——很贴近教师对“行为伦理”设定之目标，即移植伦理（道义与效益论点之主张）、活体捐赠与脑死亡器官捐赠各自的伦理议题、器官捐赠利他行为、全尸观念、器官买卖行为、捐赠受偿与补偿之合理性。

学生花了不少时间在推敲捐赠器官之利他行为、赔偿与报酬之界定、稀有器官分配之公平正义，从宗教、家庭伦理、商业买卖等角度检讨开拓移植器官来源的方式。亦有人谈及如何借由宗教力量来鼓励大家捐赠，并决定回去搜寻各方数据来回答以上问题。依以上过程，本案例带来之行为伦理方面之内容学习，堪称完整。

2. 群体社会层面（population aspect）

小组讨论中，除了行为伦理内容外，随着剧幕之铺陈，学生也能产生攸关此议题中社会群体层面之一连串想法。有人首先发难：小薇父亲四处寻找中介，究竟器官来源还有何渠道？除了亲等间活体捐赠或等候脑死亡器官捐赠外，其他途径的违法取得器官的行为，在我们社会究竟有多普遍？

很快地，学生们决定查明统计数据来了解目前器官供需问题，究竟等待肾移植人口与捐赠人口有多悬殊？有组员认为应从了解器官移植法规的内容，以及采用脑死亡定义进行移植之沿革，来厘清各项法律限制之涵义，并确定人体移植条例与世界各国器官移植之法律规定有否不同。小组讨论中不断分析目前移植等待登记制度是否健全；等候顺序中所考虑之因素，如受赠者可能带给社会之贡献及对他人之责任究竟该不该考虑在内？综合结果，究竟该如何取舍才能真正维持器官分配的公平性？学生也有感于剧中小薇因无其他兄弟姐妹等家属，而减少其活体捐赠来源，认真思考现行法规中活体移植亲等规定是否合理。

讨论中，不少人认为既然一直存在捐赠器官不足现象，应该还有空间突破现行法律规范（如指定捐赠或等待器官五等亲属顺位提前），以及社会文化禁忌（如华人特有的全尸观念、死后八小时不移动遗体），以增加器官捐赠及移植的来源。在讨论后，学生亦认同由于在华人世界中，捐赠者对受赠者有强烈亲疏远近之分，加上身体发肤受之父母之儒家思维，在器官捐赠之推广上，自然与西方崇尚的个人自主有所不同。

学生在讨论中也明显意识到，人类历史中器官移植演进至今，器官移植人数与日俱增，移植器官严重缺乏下，器官劝募制度与器官捐赠风气的提倡，若缺乏发挥人类社会互助之利他情谊，在现今医疗发达的大量移植需求下，恐引发生命价值与人性尊严之冲突。

以上讨论内容，实际上远胜于案例设计教师在群体社会范畴所设定之学习目标：等待移植人口、器官供需问题、器官捐赠风气、器官劝募、人体器官移植条例、器官捐赠移植登记中心、社会特有文化与法规限制。

3. 生命科学层面（life science aspect）

目前大学多采用以系所领域为核心的教学单位，因此，即使是选修课程，大部分学生也绝对不会错过其所属领域信息的探讨。以医学相关科系的学生为例，虽未必进入专业课程，但学生很快就进入生命科学（尤其是健康与疾病）的主题，学生迫不及待地探讨小薇的先天肾疾病究竟是什么、处理的方法是否只有肾透析一种、长期肾透析的预后、是否可以一直透析下去，或必须要肾移植才能生存。案例所说的靠肾透析维持着生命，以及冀望肾移植能改善生活质量，肾透析过程的不适与副作用或并发症如何影响生活质量，肾移植与肾透析的比较（在生理、心理与心灵上与经济上的比较），学生对这些生命科学知识的需求，无疑都是想回答一个问题——小薇对肾的迫切需求是来自对生活质量的提升，亦或求生存的需求？而对肾衰竭患者接受各式治疗后的生活质量也是学生很关心的事。

另外，阿发父母无法接受事实，怀疑脑死亡判断的正确性。对于脑死亡器官捐赠者，脑死亡的判断究竟如何进行？谁来判断？判断之内容、其正确性如何？而先前阿发昏迷指数 3 分寓意着什么？另外，尸体移植与活体移植在医学上之操作有无不同？目前国际上移植医学的发展如何？成功率如何？预后如何？活体捐赠者的手术风险如何？捐赠前之筛选条件与捐赠后的生理、心理影响如何？这些都是学生在本议题讨论中迫切想要知道的事。

由以上，说明了虽然这是一个偏向于人文伦理议题的案例，学生们在生命科学上的先备知识却必须完整，才能做出正确之价值判断。也就是价值观之形成必须是一种知识负载的过程，因为在抉择判断上并非仅以善恶动机决定道德上之正确与否，同时也要以行为本身所带来的客观结果作为判断正确与否之标准，对于这样关乎生命之议题，生命科学层面学习的重要性就不言而喻。

一个看似简单而平常的案例，却能引申这样多层面的讨论，这绝不是个特例，只要案例设计者能巧妙地在故事中安排一些诱发因子，例如昏迷指数 3 分、活体移植实属不可能、让女儿活得下去、怀疑脑死亡判断的正确性、除了小薇外尚有七人受惠……为了探讨与解决问题，充满好奇的学生自然会穷极一切，搜寻追根到底，多方摄取相关信息，讨论切磋并交换意见，其结果是，除涉猎了生命科学外，还进行了人文社会等多元的学习。然而学生是否能被激起学习动机，除了案例本身的设计需要有趣味、生活化，且因应需求外，引导老师的不过度干预、适时介入引导也会有临门一脚之功劳。

三、多元化平台可造就专业素养、社会宏观与全人化教育

专业教育之过程，除了知识与技巧的学习外，更重要的是素养的培育。为了成就一位了解社会脉动、愿意贡献社会之专业人员，学习内容必须涵盖对于人文情怀、社会意识等多层面之探讨。群体社会（P）、行为伦理（B）与生命科学（L）三个层面的学习内容整合融入案例中，就是为成就**专业人**之前，先能充实做**社会人**的素养[3]。

尤其是对生命伦理案例的学习，其社会科学学习比例很重，但又不能偏废生命科学的学习，此类案例的精髓是要实现学习的三要务——**深化知识**、**培养思辨与推论能力**，并且**提升态度与实践**。强调以上三要务主要是要超脱以往教学仅限道德层面的教导、被动的接收信息以及理论原则的理解。也唯有在 PBL 的案例设计中，整合多领域之议题于案例故事中，以引爆此三个层面（另类“PBL”）的学习，才能实践人文与科技整合之学习，并造就有素养之专业人。兹举下列案例摘要作说明：

堂堂大男人我总有不知道的权利吧！ ◎辛幸珍 撰

阿美是一位经由中介牵线，由印度尼西亚来台结婚之外籍配偶。其婚后立即生了一个女儿，与先生恩爱生活。不过，阿美一直对先生家的几位亲友（大伯、叔叔与堂哥）都有着不等程度的肢体不便感到不解，而且听说先生已过世的爸爸生前也是如此，且皆在行动越来越不便后几年过世。阿美逐渐意识到先生家族中，隐藏着某一严重的遗传疾病，然而先生与婆家人大都不愿多谈。直到一天，无意间由邻居口中得知，先生家族数代罹患的是晚发性遗传小脑萎缩症。

阿美经多方询问，得知这种疾病是由于基因缺陷造成的，常在未发病时就已将基因传给了下一代。为了决定要不要生养下一胎，阿美主张先生应去医院做基因检测。然而先生竟断然拒绝，并且威胁道："万一知道我有，还不如现在就去死！"……

一天，阿美发现自己意外地怀孕了。全家老小都很高兴，阿美却心事重重，她几次提议要做胎儿基因检测，却被先生一再否决。阿美非常气愤，决定自己到医院遗传咨询门诊做胎儿基因检测，并在得知检测结果为阳性后，坚决堕胎。

先生家族对阿美一意孤行很不谅解，但阿美认为自己完全是为下一代之利益着想，并没有错。尽管婚后与先生恩爱，公婆也很照顾只身来台的她，然而在医院遗传咨询门诊遇上其他几位共同面对问题的夫妻后，她深觉委屈。既然先生认为自尊受伤害，无法谅解她的行为，阿美也就毅然离开夫家。然而，事来年余，思念女儿心切之阿美，不禁怀疑当初这样做是否值得。

在以上基因隐私的案例学习中亦可明显看出另类"PBL"三个层面之学习。首先，为理解事件冲突的脉络轨迹，基因信息、基因检测与晚发性遗传疾病等生命科学（life science）层面之学习必须先完成。其次进入群体社会（population）的学习，即基因科技、遗传性疾病对个人、家庭及社会所造成的冲击。最后引导出思考如何尊重个人基因隐私以及遗传咨询的伦理原则等，则为行为伦理（behavior）层面的学习。

为了说明这样的案例所带来学习平台的多元化，以下特将案例撰写过程与执行结果作个回顾。原先案例设计是将学习目标建立在学生能：①了解何为基因信息。②分析基因检测带来之好处与坏处（advantage/disadvantage）。③思考该如何因应才能蒙其利而不受其害（即严重缺陷之基因不要传给下一代，又让受检者的隐私权受到尊重）。

然而在执行的过程中，学生被案例故事所吸引，对故事引起的诸多议题充满好奇与想法。例如，**晚发性遗传小脑萎缩症**这样的疾病是医科大学学生普遍第一关注的：其疾病机制？其遗传给下一代之概率究竟为多少？**基因筛检**，如目前医院中可以检测之项目究竟有哪些？费用如何？哪些时候、哪些人需要做基因检测？**遗传咨询**，咨询的原则与咨询师的角色如何？何谓**妊娠前基因诊断**（preimplantation genetic diagnosis，PGD）？基因缺陷者如何借由现代医疗之帮助拥有健康的下一代？以及哪些实务做法来保护**基因隐私**？……皆为预期中的学习议题。除此，学生在第一次讨论中还主动、自主地决定了其他与案例相关的多层面学习，如婚姻及两性关系、缺陷儿养育之压力、未来人种的优生考虑、基因产业、外籍配偶、女性自主、男性沙文、胚胎成长权利与堕胎问题等，皆一一出现于学生讨论中。当学生因对某方面的议题兴趣特高时，往往会深入收集各类资料分享，如台湾在婚姻商业中介的恶行恶状与现今法令不足的相关性、女性团体对堕胎的立场（如对近来生育保健法中增订堕胎前 72 小时强制思考及咨询的反对意见），以及重症残障者生存的权益以及目前小脑萎缩长期照护机构与民间病友协会等，都是学习目标之外的额外主题。在不会占用过多时间而影响主要学习目标的达成下，引导老师本应乐见其进行。然而，当遇上大家都极端关注之议题，收集数据丰富以及踊跃发言时，讨论时间往往不敷使用。这时，网络学习平台的设置就显得格外重要，其延续了面对面的讨论互动，正好提供课后持续学习，并满足学生纾解与发表心声的需求。

综观以上，审视本案例所引爆的学习内容，除了事先设定之学习目标外，无形中还涵盖了目前大学教育中普遍强调的生命教育（life education）、两性平权（gender equality）以及外籍配偶等本土化议题（localization issues），确实达成了博学、通识的宽广融会教育，而非限于学习专业卓越之尖端知识。以上三项主题的推广，是以往台湾教育单位三令五申、费尽心思，却不得要领、难有所得的，然而却能在 PBL 案例的多元化内容中得以完成，可以说是得来全靠案例设计多元化平台的成果。因此，PBL 案例所建构出的多元层面的平台，可以达成启发学生独立思考与内化的目的，这是以往传统教条文化无法触及的教育目标。

四、PBL 案例的多元化对学生学习造成的正面影响

依照以上案例的学习，我特以某一小组同学作业为例，摘录部分学生心得之原始词句，来说明此方面之事实。

1. 生命教育

"……我不断思索，基因重大的缺陷，就无法成就有价值的生命吗？生命的价值，来自于有生命力去克服生命中的种种不完美，去担待更多的责任，使自己与他人的生命质量更好。我认为，生命质量不同于生活质量，有时生活质量好的人不见得拥有美好的生命质量，而生命质量的指针是在'感受爱'与'付出爱'。"

"父母都希望自己的小孩是健康聪明的，借助基因检测的方式能得知腹中的小孩是否有基因的缺陷本无可厚非，但完美才能存在吗？人生本来就有许多意外与不完美，面对生命的态度应是：'能改变就改变，不能改变就改善，不能改善就面对，然后放下'。我真的很佩服这句话……"

"基因科技用于筛检遗传疾病本是基于善意的立场，但无形中也建构出某种优生的生命价值观，那么不完美的生命是否就没有存在的意义？这样的优生学忽略了

价值的多元化。社会是由各式各样的人所组成的，就算是最最卑微的人物也有其贡献。没有人是真正十全十美的，就如同我们生命中的另一半也没法十全十美，但这样的不完美却会在夫妻两个人同心扶持下变得更美好。”

2. 两性关系

“近年来因为妇女团体的提倡，过去的‘优生’保健法，已经改为‘生育’保健法。然而，却仍然有许多不合理的条例，例如堕胎前需有72小时的思考期及强制咨询，仍有潜在的歧视女性倾向。根据世界卫生组织的建议（WHO，2003），女性在人工中止怀孕前接受咨询，应完全出自于自愿，且应给予绝对保密，并由受过训练的专业人员提供服务。妇女可依据其自身的生活条件、身心状况、价值观以及信仰等因素，在没有批评的压力下作决定。”

“虽然基因检测是个人隐私，应受到尊重，但婚姻是两个人的事，应当坦承相对、互相扶持，一起面对问题，而不是让婚姻中的另一个人独自承受着痛苦。”

“基因生殖科技上的长足进步，引发了伦理与社会层面的诸多争议。首先，胎儿性别筛选很可能造成整体社会中性别比例失衡。台湾胎儿的男婴与女婴性别比1999年仍有109.4：100的数值（高于自然比例之106：100），显示对性别的偏好仍明显存在。‘禁止性别筛选’应严格执行以宣示杜绝性别歧视。”

“所谓‘妇女的身体自主权’，不但指妇女有权利选择是否堕胎，更有权利选择安全的堕胎方式和环境。挣脱了不断生育的苦炼之后，女人才有可能广泛地接受教育，进而争取权利，并与男人公平一搏。然而站在不伤害生命的价值判断上，比起堕胎，我认为避孕药对性别平等的贡献更多……”

3. 本土化议题（外籍配偶）

“婚姻中两个生命能互相平等尊重，将来才有继续幸福发展的可能，不管是在婚姻关系还是任何关系中都是如此。且优势的一方应该要有悲悯的心去同理弱势的一方、去担待、去爱护，避免弱势者继续被剥削。无辜的是被欺骗的外籍配偶，纵使因为经济地位居于弱势才嫁到本地，享有比较好的生活条件，但是也应该拥有被充分告知的权利。”

“外籍配偶有居留权的问题，他们并不会因为与台湾男性有婚姻关系而能直接成为本地居民，所以台湾的男性姿态比人强，再加上会选择外籍配偶的男性，大多属于社会的弱势阶层，所以对于女性尊敬的观念较少，自然就会产生很多外籍婚姻两性平权的问题……”

“外籍配偶所生的子女，发展迟缓与身心障碍的比例只有0.3%，甚至于远远低于岛内 4.6% 的平均值。此项客观事实，有助于免除烙印以及去标签化。对外来移民之接纳与扶持是我们社会应该要学习的……”

以上几个层面的心得，可明确看出 PBL 案例不仅能激发思考，且其所引发的学习已达到内化之境界。除此，学生在此案例学习过程中的体会，也能适度地反馈教师，让撰写案例的教师对其伦理案例能否达成目标做一番省思。以下为一位学生的心得原文摘录：

“根据教案的叙述，此基因隐私之议题可以由多方面去想，从为人父母、沙文主义和堕胎议题，从胎儿、优生保健和何谓生命的形式，从疾病、晚发遗传性疾病之疑惑，从基因、个人隐私权和基因缺陷的查询……各种议题源自一个故事，一个剧幕，错综复杂却又耐人寻味，又是日常生活中有可能遇到的事件。也许，答案因人而异，也许，双方各持己见，但，我们试着找寻其共同性，甚至以他人论点补足自己的缺失，答案就是如此显现……”

由以上案例可以看出，单一的专业或高深知识已无法应付目前社会多元性的议题，要解决多元性的问题，则必须对各方面知识有广泛性之理解。优质的 PBL 案例应是结合各领域之内容，研拟出整合性全方位学习之案例来诱发学习。而参与案例讨论之教师（tutor），不论所属领域为何，都应放下学科专家权威的姿态，而以教育者角色引导学生做积极有效的小组讨论。学生们对案例自主设定出学习范畴后，大量搜集、阅读跨领域多元资料以探索、解决问题。如此，PBL 案例尤其能打破人文与科学壁垒分明的态势，而以科学与人文的融合来解答相关的问题，是医学等相关科系学习最好的模式。

教育的主体是学生，而为了提升学生学习成效，岛内外教育单位莫不致力于教育改革之推动。然而在所有变革中，以强调“学生为本位”、知识融入“生活经验的理解”为课程革新的重点。为了达到学习生活化、实用化，若以“统整及多领域学习”为手段，则 PBL 案例设计上内容的斟酌则是首要关键的。是否能引发学生全层面思维与各领域学习，进而内化为专业素养，则全靠案例设计。

因此，将 PBL 平台多元化的主张用在案例设计上，让案例内容更多元，则学生学习的层面自然提升。而与生活贴近之案例，容易引发学习动机，不仅促成学习能力与发展思考技能同时提升，也帮助学生“贯通”融合自然科学与人文社会之知识，让医学生“旁通”了理性论证思维与生命的涵养，其学习过程无形中也培养了沟通、合作、主动与自主等“共通”的能力[4]。

参考资料

[1] 2016 年施行教改！芬兰教育朝“共同教学”迈进．远见杂志，2015.

[2] 关超然. 设计、撰写与审核PBL教案//关超然，李孟智. 问题导向学习之理念、方法、实务与经验——医学教育之新潮流. 增订二版. 台北：爱思唯尔，2013.
[3] 辛幸珍. 以问题导向学习（PBL）整合跨领域学习于通识“生命与伦理”课程之教学成效 · 通识教育学刊，2010，(6)，89-107.
[4] 朱建民. 分类选修与核心课程并非二选一的问题. 通识在线，2009，4（24）：9-11.

第六章

PBL情境故事的冲突事件与整合式展现

■ 关超然　撰

一、PBL 案例是以故事情境的冲突事件来触发学习

PBL 案例，照先前所述，是一个将 P、B 与 L 整合起来的结构性故事；也就是说，案例角色的情景中会突出某些事件，将之串联成有意义或有目的段落，引发学习者的求知兴趣。案例里的事件的呈现目的是让学习者体验到有意义并有价值取向的改变。这种价值取向可能通过情境的段落（可称作“幕”）在描述过程里，由正变为负，或由负变为正，情绪可跟着或升或落。内化学习的星火于是就在遇到这类变化的一瞬间点燃了。这种引发内化的学习绝不是来自偶然的事件，而是要经过制造“冲突的事件”来实现的。于是，剧幕里大大小小的冲突事件形成了情境里的节拍。节拍以前浪推后浪的交迭起伏而达到故事的高潮，随之带来了无法逆转价值或情感的改变。因此，案例情境的设计就是为了故事发展的导航。可以面对很多种可能的走向时（例如，人体身心与生活里周遭的互动变化），为情境的描述选择应能达到所定目的的最佳途径。故事情景的撰写必须要遵守作者自身内在的可能法则。所以，作者对事件的选择（也就是情境的设计），也仅能局限于他所创造出来故事世界的内在可能性，但是要能唤醒读者的注意与好奇心。因此，一个案例的撰写者，若没有经过模拟故事与情境写作的经验，不管是通过内在的本能，还是外在的培训，面对案例故事的设计都会是个巨大的挑战。

以医学 PBL 案例情境的设计来讲，它可以用千变万化的方式来制造故事的冲突事件（让学习者的价值与情绪受到冲击）来达到教育的目的。可是一般医学 PBL 案例有一个严重的错误思维，认为 PBL 案例只是有关患者的故事，需要或最适合专业的临床医师来撰写。无可厚非地，一般的临床医师写作最拿手的是病例（也是患者的医疗史，但是病例是患者的故事吗？），因为医师为了临床的要求必须接受

病例撰写的专业培训。可是病例的情境描述是近于公式化的，是直线型的平铺直叙，没故事里事件的冲突来触发观念与情感的改变，这点我在前一章节已经提过了。此直线型病例写法的 PBL 案例（其实完全称不上 PBL 案例）根本不可能让学医者感受到观念与情感取向的“冲击”而产生求知的情绪或欲望。

医学或健康教育的 PBL 案例，并不完全是患者个人或患者家属的故事，也是个社会群体甚至国际的故事。在 2003 年发生的 SARS（非典）就是一个当时非常受到瞩目并可用来作为 PBL 案例的故事。这个故事的本身在人群中引起的非但是个冲击，也是种恐慌（医疗的无助，死亡的阴影），它也带出了人性最真实的各种行为表达的层面。对了！ SARS 的 PBL 案例情境的设计就是 P、B、L（群体 / 人文，行为 / 情感与生命 / 知识）三元化的结构整合。这种三元化的案例结构就构筑在三度空间的学习目标整合体里（见下图）。有技巧地撰写一个多元化的 PBL 案例情境应当会考虑到一连串的“事件冲突”来触发 P、B 和（或）L 层面上的学习思维，就像辛幸珍教授在上一章节通过两个通识教育的案例所展示出来的学习议题。

整合的学习可发生在PBL案例的三度空间

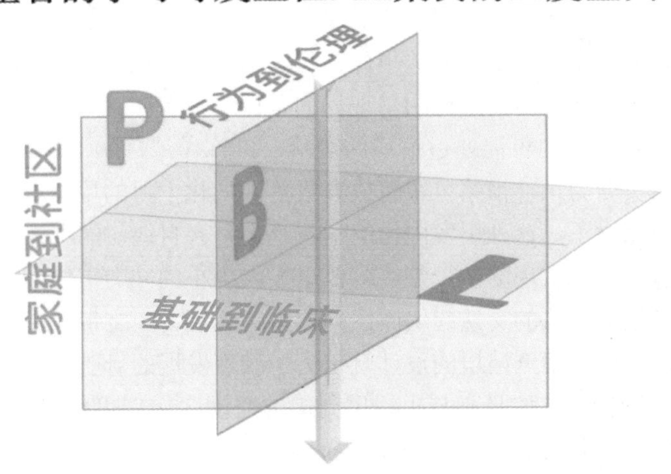

二、PBL 案例情境是先后有序、因循渐进的整合体

PBL 案例情境的结构可以是封闭性的，有固定期待的解答以解决问题；也可以是开放性的，有很多的空间让学习者去发挥以探讨问题。临床医疗的训练主要是为了解决问题，而医学教育的培养宗旨是为了探讨问题。两者是处理问题的两端，当然也是医学教育的两端。凡事皆有本末，不了解及探讨问题而要尽快解决问题是工匠的方式，虽可能实际，却不能深入延伸。因此，PBL 医学案例的撰写也应与整体

课程在整合的前提下有本末之分，循序渐进：从人文（学习做人待物）的探讨，经人体（学习基础医学）的探讨，到仁医（学习仁心仁术）的探讨。下图所展示的是PBL 课程整合不同于多学科单元组合的概念。

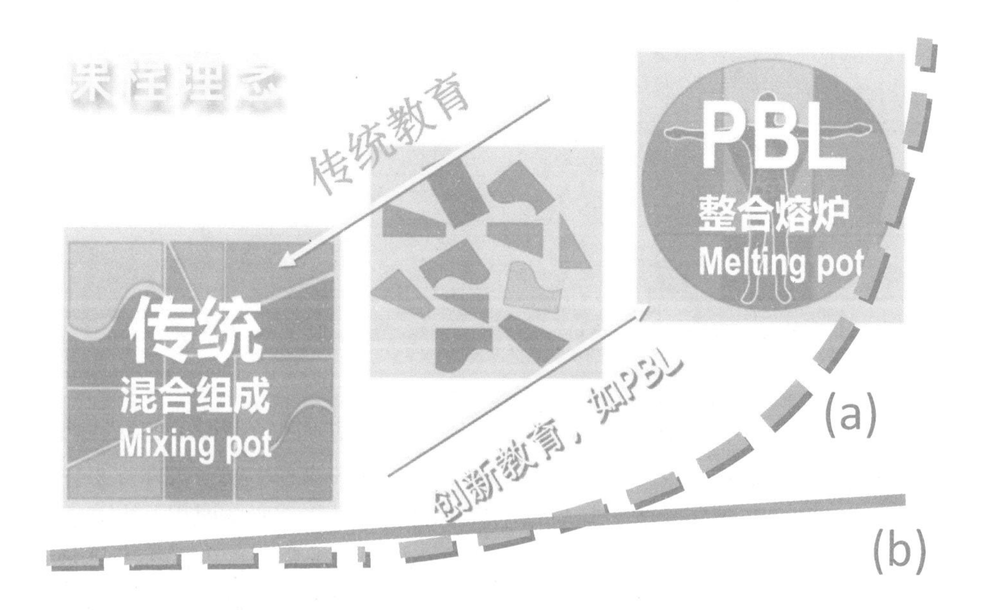

学生在整合的课程结构体系之下学习，比较容易达到举一反三、内化自主的状态，而且学习的效果也会从传统的线性的递增（直线 b），随着时间 / 经验的累积飙升为非线性、协同式的成长（曲线 a）。PBL 的整合概念并不是随意的整合，而是有逻辑、有组织及有顺序的整合。自从 1910 年发表的 Flexner 报告以后，医学教育由经验医学转型成为科学医学。20 世纪初的医学原本就是解剖（形态结构）及生理（功能机制）两个单学科的组合，经过了一个世纪毫无间断的科研洗礼及躲避不了的知识爆炸，才延展为今天多元化的学科学程。医学是所有科学专业领域里最复杂，也是学科最丰富与繁琐的科学专业。个别单元组合式的学习，在数量上及成效上，加上以老师为中心的被动学习心态，学生对海绵式大量地吸收知识、通过背诵记忆来沉淀事实已经感到厌倦或憎恨，进而躲避学习。因此，PBL 的产生不是偶然的现象，而是具有强烈的改革目的性。PBL 的目的就是要翻转传统组合教育的无奈与无效，推翻知识内容的组合，强调学科概念的整合。

前面说过，PBL 的医学课程在整合的前提下有本末之分，循序渐进：从人文到人体再到仁医的“平行横向”整合的探讨。这三个区块的概念与目的都应当是环环相扣（如下图所显示的“垂直纵向”整合），并非像在组合课程里，在时间点及内容上独立运行。

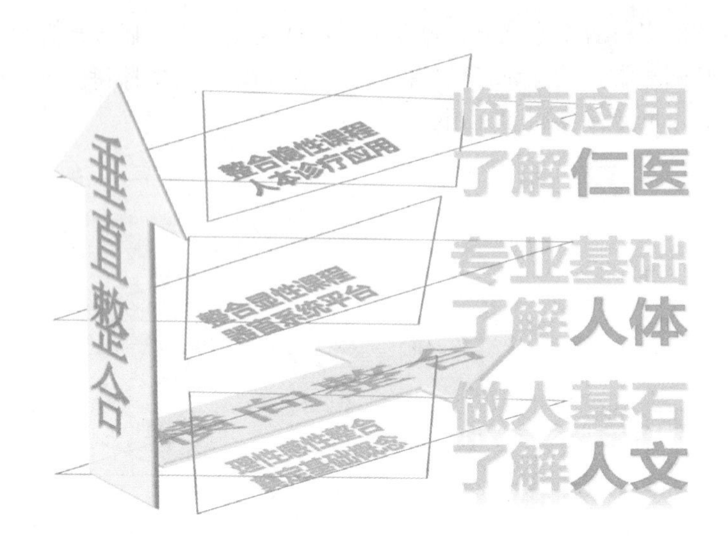

表面上看来，过去传统的医学课程的时间与内容的确是按照以上的三区块设计的，然而那仅是**组合式**的设计，也就是把三个独立的区块置于同一个课程里。教导人文通识的老师、基础医学的老师与临床教学的老师对整个医学课程并没有宏观的了解，也谈不上教学上的合作互动与内容的挂钩衔接。非但纵向的课程安排是组合性的，以学科为主轴的横向课程也是组合式的安排。例如，基础医学的老师群来自不同的学系或教研室（解剖、生理、生化、药理、微生物等），是以分工（但没有合作）形式只进行与自己专业有关的知识内容的教学。若我们再仔细分析下去，会发现即使在同一个学科内，以生理学科为例（我以前是香港大学医学院生理学系的讲座教授），讲授不同器官领域的老师之间也鲜有互动，常会造成内容过多的重复（repetition）及忽略器官功能之间的相关性（relevance）。

三、PBL 案例反映 PBL 课程的多元整合，再整合

在 PBL 的课程里，横向整合的课程又是一个什么样的课程呢？我们可以用下图先来表达人文与人体两个区块的整合体：

每个整合体都有它居于中心位置的核心概念（人文：基础概念有理性的，也有感性的；人体：支架结构包括骨骼肌肉与结缔组织）。环绕着核心概念的是上下两层概念相似的人文学科或器官系统，各据三角图形的一角，是对核心理念的支撑。所有的这些元素会由两种管控单元来跨越穿透调整（人文：历史与关怀；人体：神经与内分泌）。持着这个整合的概念，读者可以仔细地分析这本书所展示的 PBL 案例，虽然案例的内容形式各有千秋，它们都是遵循着上图整合课程的原则来规划的。我将以上的平面“人体”区块图转换为三维空间（3D）的图来分析这些元素之

间的整合关系。

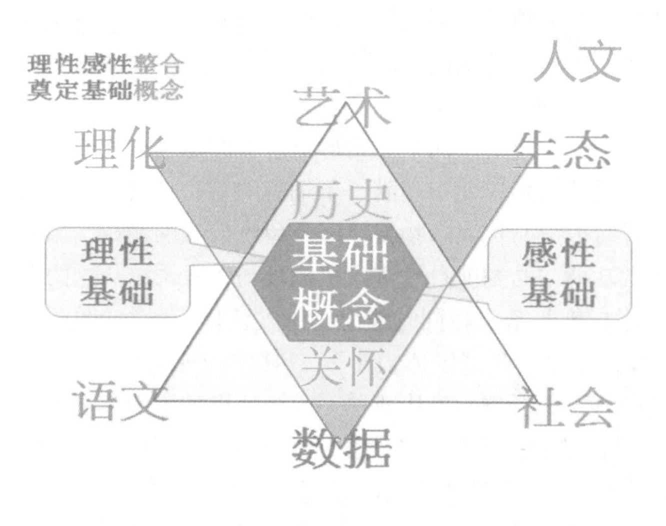
理性感性整合
奠定基础概念
人文
艺术
理化
生态
历史
理性
基础
基础
概念
感性
基础
关怀
语文
社会
数据

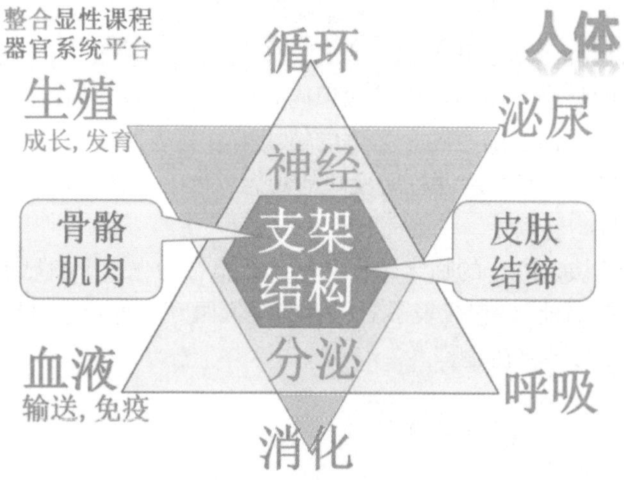
整合显性课程
器官系统平台
人体
循环
生殖
成长，发育
泌尿
神经
骨骼
肌肉
支架
结构
皮肤
结缔
分泌
血液
输送，免疫
呼吸
消化

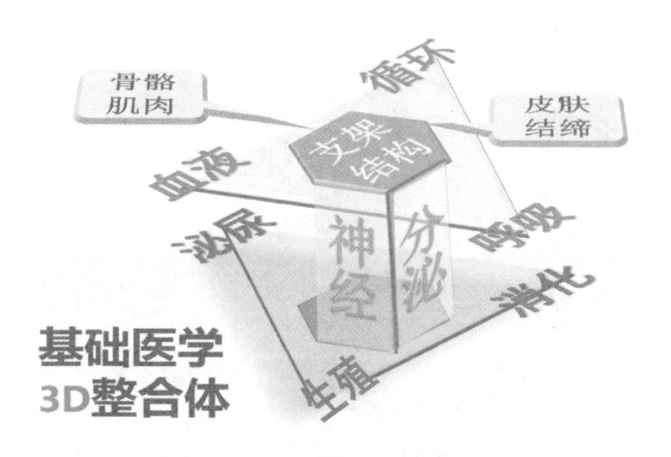
骨骼
肌肉
循环
皮肤
结缔
支架
结构
血液
泌尿
神经
分泌
呼吸
消化
基础医学
3D整合体
生殖

整个“人体”的课程区块可分为四部分：最上层的骨骼、肌肉、皮肤等器官或其他结缔组织形成一个人体“支架结构”的模块或单元。这个模块代表了整个人体从外表的皮肤经中层的肌肉到最内层的骨骼。事实上，很多的内脏器官也包含了不同的肌肉（心肌与平滑肌），成为内脏的功能支架。因此把这个单元作为整个PBL课程的第一单元再适当不过了。两个三角形所包含的是进行代谢的器官。进入内脏器官系统应从上层的三角形单元中载满了单细胞的器官（血液）作为起始，因为血液经过各个器官进行养分与代谢产物交换以及免疫信息的输送。当然，了解液体与气体的输送管道的功能与结构就自然进入了循环与呼吸系统。这两个系统若从物理原则的角度去考虑，都是基于相同的概念，即“流体力学”（循环系统是关于“液体力学”，而呼吸系统是关于“气体力学”），其中的现象与推理原则都是相通的。三个观念相通的器官系统形成的模块或单元，会使得学生的学习既方便又有效。以同样的原则与考量，消化、泌尿与生殖三个系统也可置于同一个相关概念的模块（下层的三角形关系），以逻辑性顺序串联起来。最后，每个模块的功能都会有精密细致的反馈调控系统来进行贯穿——这就是神经与内分泌系统的多向调节。由此可见，在一个多层面、多元化的医学课程，有效学习的奥秘其实就在于课程的整合，也就是观念的整合，而不仅仅是知识内容的组合。观念的整合是具有本末性、逻辑性与连续性的，而非随意的。案例的情境内容是表达观念目标的平台，所以，既然案例就是要以目标来显示课程所反映的观念，PBL案例的撰写及使用，也必须要有本末的逻辑性与连续性。

到了第三个区块，PBL的临床课程又是怎么整合的呢？下图显示这个区块的核心价值是“患者的福祉”，它代表了对患者的全人医疗，也就是对患者在“生-老-病-死”过程中的“关怀与照顾”。

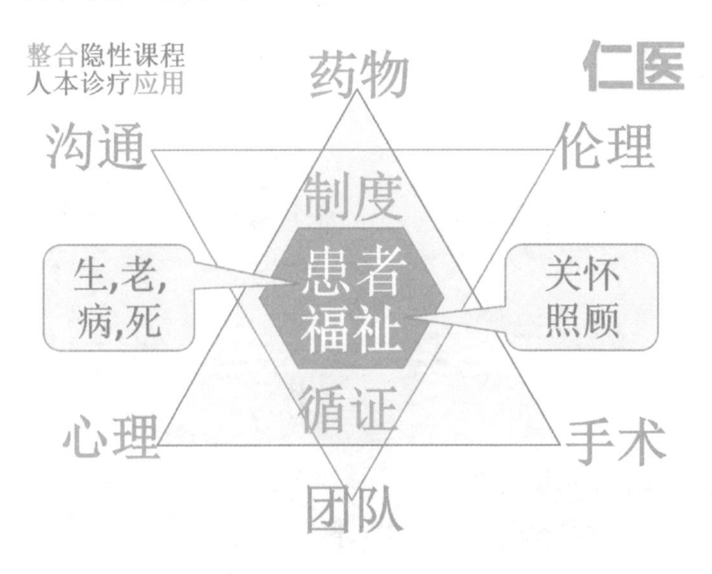

这里采用的“仁医”的整合课程是显性的临床医学（仁术）课程，包括药物（化学）治疗、手术（物理）治疗及心理治疗；但是临床上相当重要，却又较为容易被疏忽的是隐形课程，如沟通的技巧、伦理的敏锐与团队的合作（仁心）。仁心与仁术若不整合起来，就失去了医学 PBL 的意义，两者之间的细微整合调控就要依赖良好的医疗体系制度及对它的了解。而且正确的医疗规范行为都应是有证可循的。其实，若能在其他的两个区块落实人文素养的课程，并融合到对人体基础医学的认知，在临床学习时，面对真正的患者进行整合医疗是会有很大的帮助的。因此，这就回归到从横向整合进而到纵向整合的逻辑与其重要性了。

四、PBL 模块里的案例反映模块单元的整合概念

我们可以用上图人体区块里的“呼吸单元”来阐述一个单一的器官系统单元也可以采用不同学科的内容（解剖、生理、生化、微生物、药理、病理、护理等）达到整合学习的目的。我们应当按部就班地探讨以下的一些问题：

1. 你用 PBL 案例来运作（呼吸）单元课程的目的是什么?

（1）你希望 PBL 能让学生更好地学习传统教学中讲授的内容（应用知识）吗?

（2）你希望 PBL 能让学生学习新知识（探索知识）吗?

（3）你希望 PBL 可以训练学生的学习能力，而不仅仅局限在知识范畴（获得能力）吗?

（4）你希望学生的学习可以与生活及职场接轨（学以致用）吗?

学习课程模块单元的目的与 PBL 的情境所涵盖的学习目标一定要符合。因此，PBL 案例的设计会因单元学习目的而有不同轻重的考虑。

2. 设计呼吸单元的 PBL 案例前，应有何宏观的考虑?

（1）呼吸系统疾病通常不是单一疾病，如何融入多元性的概念（学习整合）?

（2）PBL 案例设计如何与课程相符?

（3）PBL 案例有无结合基础知识和临床推理?

（4）你打算如何做 PBL 评价? 传统笔试吗?

呼吸单元是医学课程的一部分。呼吸单元的 PBL 案例一定是个多元学科的整合，而不是片段专业知识的组合。在这单元所学的基础知识及能力将来

必当应用到临床，因此，临床推理（clinical reasoning）也必须是评价的一部分。了解了用PBL来制订呼吸单元的学习目的与设计策略之后，就可以考虑情境内容的“概念分布”与制订案例的数目及排序的原则。

3. 呼吸单元课程应该有什么必备的基础学习概念?

（1）气短、咳嗽、喘鸣音、咳痰这些症状的发生机制。
（2）针对患者症状的产生机制提出假设。
（3）把临床过程与患者问题相联系。
（4）用实验室检查数据验证你的假设。
（5）确定和查找相关资源的能力。
（6）愿意分享和评价信息。

这些概念于是就形成了学生应该可以学习到的能力、议题或目标的大方向。

4. 呼吸单元里应有什么课程整体的主轴概念?

（1）理解呼吸泵的结构与运作。
（2）掌握气体流动及阻塞的概念。
（3）学习肺的防御机制及肺损伤。
（4）知道气体交换的机制。
（5）学习社区中常见的肺疾病。
（6）关注患者的需求。

课程整体主轴概念是整个单元的宏观概念，由一组较微细的物理、化学、组织结构的核心概念组合串联，并与功能交汇融合而成。主要的六个由基础到临床的核心概念内容大致展示如下：

核心概念1：呼吸泵

（1）呼吸泵、呼吸肌、胸壁、肺实质和气道的解剖
（2）肺扩张和收缩的机制
（3）肺容量及其决定因素
（4）组织弹性、表面张力及肺回弹
（5）阻塞性和非阻塞性肺疾病过程中肺功能的变化

核心概念2：气道阻塞

（1）决定气道半径的因素
（2）气流阻塞的病理生理表现
（3）气道阻塞对肺动力和气体交换的影响

（4）气道阻塞和气道炎症的实验室检查
（5）自主神经系统对气道半径的调节作用
（6）气道阻塞不同治疗的原则

核心概念 3：防御机制和损伤

（1）肺对吸入物质的防御反应
（2）肺部疾病中常见的免疫反应
（3）与遗传有关的肺功能失调及致病因素
（4）了解与职业有关的肺部疾病

核心概念 4：气体交换

（1）肺泡通气和动脉 CO_2 分压的关系
（2）肺通气对血液酸碱平衡的作用
（3）氧合血红蛋白分离曲线与血液携氧能力的关系
（4）与呼吸调节有关的化学因素及反射性因素（reflex and feedback）
（5）理解可控氧疗（controlled oxygen therapy）的基础概念

核心概念 5：常见的肺疾病

（1）颈部或肺部创伤，伴呼吸困难（呼吸泵问题）
（2）哮喘、过敏、COPD 导致吸气障碍（气道阻塞），遗传性疾病如囊性纤维化能够导致肺功能障碍
（3）在极度应激情况下，会发生呼吸窘迫和碱中毒（气体交换问题）
（4）确定与呼吸调节有关的化学及反射性因素（环境污染物引发的肺损伤和防御反应）
（5）理解可控氧疗的临床应用

核心概念 6：以患者为中心

（1）用患者能理解的浅显语言解释问题
（2）彻底检查患者的病历、家族史和个人生活习惯
（3）建立患者 - 医生沟通的良性循环
（4）注意并维持良好的职业行为
（5）在选择治疗方案之时练习循证方法（EBM）

以上所谈及的核心概念就可以延伸出更多的相关知识内容，每一个 PBL 小组团队的兴趣及需要会有不同程度的差异，这些较深层或更明确的内容就会在不同的模块（例如，一些呼吸单元的概念也可能在循环系统中出现）及年级（例如，在较高年级的临床模块）形成不同深度、广度的 PBL 小组的学习目标。虽然内容可能会有很多的差异，但是不同的内容可能都涵盖在同一种概念之下（例如，某些相同或相通的物理、化学原则）。举个例子，我们

也可以用以上的原则去建立相似的循环系统单元的核心概念与目标，只要把呼吸泵的肺，改成循环泵的心脏，把气管改成血管，而气体交换的肺泡其实就是循环系统的微血管气体的交换。这两个系统的动力都涵盖在物理“流体力学”（包括气体与液体的流动）的概念里：气管里的呼吸动力是受气体力学的支配，而血管内的血液流动是受液体力学的支配。如此类推之下，呼吸系统与循环系统两者概念的相通应会让学生的学习感到非常的容易。这也是为什么将呼吸与循环系统结合血液系统（与吸氧、排二氧化碳的功能概念结合）成为一个很有逻辑观、概念相通三位一体的模块的原因。很可惜，很多的医学院校并没有从概念整合的角度来考虑器官课程整合，免不了会影响学生及老师对器官系统整合优势与学习成效的认知。

5. 呼吸单元里的案例可以用什么样的形式展现?

以下我要展现的是根据以上所述，将呼吸单元的概念整合应用在一个案例里。我仅将案例的情境内容及与情境相关的学习议题依剧幕次序列出（案例的其他信息从略）。此案例也是我进行 PBL 案例撰写工作坊常会采用的示范样本。

第一幕

Jackson，28 岁，身高 182cm，体重 65kg，因严重的气短、胸痛在 18：30 在妻子陪同下来的急诊室。走路或用力时呼吸困难加重。

接诊医生了解到患者从 16：30 起出现持续性胸痛，胸部压迫感，前额冷汗。Jackson 以为是他胸部肌肉痉挛，但这种痛持续了 1 个多小时，即使休息，改变体位也无济于事。患者到医院的时候看上去面色苍白，仍有持续的胸痛，但无发热或咳嗽，无痰。

Jackson 妻子告诉医生，Jackson 一直都很健康，是附近海滩的救护员。他吸烟 8 年，每天 1 包烟。无糖尿病或高血压的家族史。

PBL 教师指引一（让学生自己从讨论中发掘以下的议题。仅作参考用）：

- 本案例通过对患者 Jackson 的最初观察引入气胸的特定主题。
- 自发性气胸在瘦高的男性，如 Jackson，比较常见。
- 学生应在不知道病因之前先提出与胸痛、气短和呼吸困难有关的一组假设。让学生针对 Jackson 的问题展开头脑风暴。

- 长期吸烟（行为议题）是否会导致这样的问题？让学生举例。
- 面色苍白、发热、咳嗽等体征以及改变体位对你的假设是否是有用的信息？

第二幕

体检见 BP 110/65mmHg，脉搏 112 次 / 分，体温 36.5℃，指甲无发绀。胸壁无出血、青紫或瘢痕。患者呼吸浅快，25 次 / 分，很明显，他使用辅助呼吸肌帮助呼吸。未见脚踝凹陷性水肿。

Jackson 的胸壁呼吸音不对称，左胸未闻及呼吸音，右胸未闻及喘鸣音或水泡音。心音正常，但心率快，110 次 / 分。

医生要求 Jackson 拍胸片，做血常规检查。

PBL 教师指引二（让学生自己从讨论中发掘以下的议题。仅作参考用）：

- 第二幕涉及体检，这是医生对于意识清楚的患者首先要做的检查。
- 有些指标可以用于排除特定的假设，缩小缺乏呼吸音和胸片表现的范围，这些指标可能是这个案例的重要线索。
- X 线胸片能说明哪些肺部问题？形状，大小，位置，气体，液体，肿瘤？诊断的可靠性如何？
- 医生为什么要验血？血液检查能说明呼吸系统的哪些问题？
- 胸腔内的各种呼吸音能说明哪些问题？这里有很多的胸腔解剖、生理、血液等议题。

第三幕 A

胸片显示左肺一个大的暗视野，轮廓模糊，提示肺部分塌陷，左肺底有积液（如图）。最可能的诊断似乎是气胸。

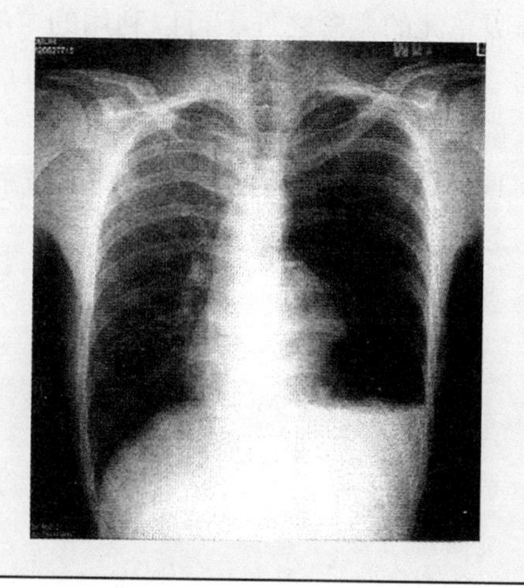

第三幕 B

医生给患者做了胸导管引流及氧疗。2 小时后，护士注意到 Jackson 的血压降到 82/51mmHg，3 小时内收集瓶中的新鲜血液达到 970ml。医生再次开单验血，并给患者输血及生理盐水以稳定血压。

血化验结果显示 Hb 从 12.9mg/dl 降至 8.6mg/dl，Hct 从 38.3% 降至 30.4%。看到这样的结果，医生对 Jackson 和他的妻子说，需要考虑手术止血。Jackson 妻子担心手术的危险，而 Jackson 则担心会在胸部留下一条长长的瘢痕。

PBL 教师指引三（让学生自己从讨论中发掘以下的议题。仅作参考用）：

- 第三幕涉及学生对胸片及血液化验结果的判读，应在此基础上进行临床推理。
- 这个情境还提示了另一种并发症——休克——可能性。休克可能自然发生，或者发生在手术后，或者随着疾病的进展发生（患者的担心点）。
- 有些学生也可以探寻一些行为的问题对患者选择医疗的影响（Jackson 与妻子有不同的担心点）。
- 让学生以解剖、生理、病理为基础，把临床过程与思维推理过程联系起来。
- 最后，让学生依据体检和实验室检查结果，回顾鉴别诊断的过程，让学生对这个病例进行总结，使学生能够把推理能力运用到呼吸系统的其他问题上。

这一个案例的概念设计就包罗了基础医学的多元学科的整合，以及临床推理与医疗技术的考虑，它有充分的灵活性及衍生性，适当调整后就可以用在 2 ～ 4 年级临床医学的学习上。其中的秘诀就在于后续情境的润饰及学习议题的重设，以此来适应在不同年级或课程的学生特别的需要。当然，除了这个以“气胸”出发学习呼吸单元的概念之外，可以利用的“故事事件冲突”还有很多的选择：如在工地里的“颈椎创伤”（横膈神经调控受损）或“胸腔穿刺”（呼吸泵受创）、儿童或成年人的“哮喘”（气道阻塞）、“肺癌”（行为 - 环境 - 遗传）、“肺炎”（微生物 - 并发症）、“肺结核”（环境）等不同的发病概念机制。这些也都可以与 PBL 里的 P、B 与 L 进行模拟整合医学的考虑。

第三篇

PBL跨学科间的案例规划：阶段性地深化整合医学教育目标

第七章

PBL的案例应多元化，并展现浅入深出的课程层次

■ 关超然　撰

案例 3 亲爱的，我把小牙变不见了 涂明君
案例 4 吃螺蛳也能治咳嗽？ 徐 平

这一章的目的是根据第二篇所述，以阶段性，即人文（通识）、人体（基础）、仁医（临床），**浅入深出地展示一些来自不同医学院校的代表性标杆PBL 案例。为了尽量让各学校展示其 PBL 案例各具的风格，主编并没有要求作者采纳统一的格式规范，因此并不反映主编对一些案例格式的认同。主编也会对某些案例撰写的格式做些**编辑，进行**客观的诠释或建设性的点评。**

第一部分是人文通识案例。这一类的案例并不需要太过专业的生命科学知识背景，对刚入医学领域的学生非常重要。因为学生可以利用这段没有专业课程压力时间去适应 PBL 这种创新的学习方式，而且可以纾压，并扩展学习的视野。不过，并非所有的院校在课程里都有人文通识案例的规划，因为在有些院校，大部分大学一年级的通识课程并非由医学院的老师主持，因此，很多院校的 PBL 的案例一般是从二、三年级的基础医学案例开始，再延伸到临床医学的案例。再者，一些医学院的老师并没有写人文通识案例的训练。所以在中国台湾，人文通识的 PBL 案例大多取自有十数年 PBL 经验的台湾“中国医药大学”，是因为该校一、二年级的医学教育非常注重通识人文，包括了与生命医学相关的社会、自然、语言、艺术、历史及伦理（包括生命伦理、医疗伦理及学术研究伦理）。也正是因为如此，主编也特别要求撰写人文通识案例的老师针对案例的目的、反馈与成果提供更丰硕的撰写技巧资讯来犒赏有兴趣的读者。这也是本书的独特之处。

第二部分是基础医学的案例。它们代表的是以器官系统来做的基础医学整合学习，而非传统的学科组合（如解剖、生理、生化、药理、病理等）教学，并无所谓的解剖 PBL 案例、生理 PBL 案例、病理 PBL 案例或生化 PBL 案例等错误的案例分类法。读者可以看到，所有的案例的情境是以非常生活化的故事为主轴，包括了人性的理性与感性两个层面，很能引人入胜，激发学生的学习动机。在案例的概念组织方面，有几个案例比较凸显 PBL 的三个层面内容（P-群体社区；B- 行为伦理；L- 生命科学）；这些案例在教师指引方面，比较着重提醒 tutor 引导学生的学习过程，很少针对知识的内容。不过也有一些案例，虽然情境写得很生动合理，可是教师指引却还是以案例的知识内容为主轴，提供了很多给 tutor 阅读的讲义，甚至在知识方面以一问一答（标准答案？）的方式呈现；也许这些案例的教师指引 / 参考资料如此展示是为了弥补 tutor 在自己专业以外的知识不足，减少怕被学生问倒的忧虑感。这一点也显示出了有些院校在运用 PBL 案例时仍然会受到传统教育理念的牵制，促使 tutor 以知识为本带教。

第三部分是临床的案例（包括临床医学、护理、口腔医学、中医等专业）。顾名思义，有别于基础医学的案例，临床案例的情境会以临床的情境为主，主要是以良好的基础医学为基石（经过探讨问题）进行临床推理（为了解决问题）。不过有一点遗憾，临床案例的展示比较平铺直叙，多以诊断、医疗技术与治疗为主，日常生活中及舆论中常见到的医患关系、医疗伦理、医疗制度改善及医疗专业间的互动的情境反而比较欠缺。因此，编者特别开辟了别的章节（包括了人文的案例），涵盖了生命伦理（自然死、安乐死、自杀等议题）、医疗专业间的教育之类的案例分析。读者可以来回阅读比较本书中的各类各型的案例，从而了解这些案例写作之间的关系，

一、人文通识案例

案例 1 镭，造就了她，也摧残了她

关超然

前 言

距今十年前，台湾的“中国医药大学”以 PBL 理念为首的创新教学计划荣获台湾教育主管部门推出的“卓越教学的补助计划奖励”。当时的医学系也正在如火如荼地推动在大学一年级的通识课程中引入 PBL 学习法，一改以前全部以大堂授课教学的选修或必修的通识课程模式。我被要求撰写一个通识案例。这个案例是有关得过两次诺贝尔奖的女性科学家——居里夫人。促使我撰写这个案例的原因很多。大多数学生都听说过或读过居里夫人的故事。其实，我自己在小学时代就读过居里夫人传记的精简本。但是当时仅知道居里夫人是一位得到诺贝尔奖的伟大科学家，并不十分了解诺贝尔奖的缘由及其代表的荣耀，也没有想过发现新的放射性元素的重要意义，当然更谈不上由居里夫人的生平去体会一个在逆境生活及女性受歧视的环境下仍能坚持真正科学家所应具备的格物致知、努力不懈、虚心向学的精神。为了撰写这个案例，我再度阅读居里夫人的传记，深感如获至宝，兴奋不已，觉得这肯定会是一个理想的通识课程案例。我写完了这个案例并将其命名为**“镭造就了她的一生，也夺去了她的生命”（2006 年）**。那时，PBL 案例的审核制度尚

未建立，所以案例写完后就立刻拿去应用在PBL学习上。这个案例的情境内容与标题（从略），相较于我在2012年修正后的案例（**“镭，造就了她，也摧残了她”**）几乎是大同小异（见以下这章节所展示的案例；我根据学生及老师对2006年版的案例的反馈，对案例情境内容做了很微小的纠正，然而在案例的展示及准备上做了很重要的修正）。

首先，学生学习2006年版的“居里夫人”案例后有什么看法？以下是几个典型的在案例结束后老师所归纳出来的学生口头反馈：

1．学生认为此案例的情境太难、太多，又含有中文的文言文诗句，很难懂。
2．为什么不开个《诺贝尔奖——居里夫人》的授课课程？就容易多了。
3．学生认为这个案例仅是个平铺直叙的科学家传记，缺乏深度，太肤浅。
4．学生对讨论的组织缺乏能力及准备。
5．看不出这个案例的主轴在哪里，找不到疑点、冲突点，不知中心或重点。
6．没有什么医学知识的议题可学习。

然后，我也仔细阅读了每一组（共14组，每组有10位学生）的PBL案例学习报告。除了其中的5组报告内容比较中肯入味（即使如此，也仅有一组将讨论结果分成社会群体P、行为伦理B及生命科学L三个层面来分析）、达到对该案例期望的目的以外，其他小组的报告大都以非常机械性与传统式的写法交卷。有的报告无视于居里夫人那个时代社会上的男女不平等的现实，也没有谈及诺贝尔奖的历史缘由，甚至没有讨论发现放射性元素对社会整体历史发展的贡献。中间还不乏看到学生彼此抄袭报告内容的痕迹。甚至有三四位学生还认为此案例很无聊，与医学没有什么关系。看完后，我很担心当时学生对通识课程的误解与无知、社会人文素养的欠缺，以及不懂得观察与发掘事物的重点核心。这些现象不仅部分反映了学生批判性思维的贫乏——传统教育典型的后遗症，也部分反映了教师对于创新教育的理念的内化与实施的技巧尚有很大改进的空间。仔细分析以后，我也发现对反馈此案例写得比较有水平的报告，而且表示较有满意感的小组，他们的tutor对PBL都表现出比较高度的热忱及兴趣。这可能表示tutors带教能力需要提升的重要性，老师们要接受更广泛的PBL培训及我们需要提拔更多的PBL种子老师；学生入学后也需要定期接受对PBL的认知培育。因此，PBL的案例也需要有计划的规范与写作的策略。此时，也正是我来到台湾“中国医药大学”担任教师成长暨发展中心主任的第二年，利用居里夫人作为通识课程案例，对PBL实施的测试得到的反馈与详细的分析让我意识到在以后几年内需要改进PBL管理与实施的策略方案（请阅读第十二章）。这包括了每年对初入学的临床医学、中医学及口腔医学的学生进行PBL导论的座谈及工作坊，每学期至少一次的周末PBL tutor带教工作坊以及PBL案例写作技巧工作坊。这本书的一些案例范本就是改写自多年来我用以作为培训的简化案例（见第七、八、九章）。

对 2006 年版居里夫人的案例本身——**“镭造就了她的一生，也夺去了她的生命”**，我仅做了以下细微但重要的修改；通过了三位 PBL 工作小组的老师的反馈而成为 2012 年以后采用的通识课程案例之一——**“镭，造就了她，也摧残了她”**。原本没有分幕的案例分为两幕，各含有其核心的学习概念。每一幕的重要学习议题，在 P、B、L 的三个层面都大致序列出来，给 tutor 作为引导时的参考，并给予较特意的教师指引（并非对问题的答案）。结果，学生对 2012 年版的“居里夫人”案例有非常正面的反应，与对 2006 年版的很多负面反应截然不同。以下，我先展示 2012 年版的**“镭，造就了她，也摧残了她”**，然后再列出学生对此案例的反馈作为本部分的结尾。

案例展示

问题导向学习案例

Problem-Based Learning（PBL）

◀ 小组导师指引 Tutor Guide ▶

通识课程

（医学系一年级）

镭，造就了她，也摧残了她

撰写者：关超然

审查者：辛幸珍　吴礼宇　张淑贞

台湾“中国医药大学”医学系
School of Medicine，China Medical University，Taiwan，China

2012 年版（代码：10111A01-22）

背景知识

一般中学毕业程度的基本化学、物理、生物及历史知识，以及日常生活经验。

案例目的

居里夫人是世界各地每户皆晓的历史风云人物，此案例的设计是在情境中融合了科学进展、社会文化、政治社会、专业品德、学习态度、性别平等、生物、化学及物理等概念，是个典型整合型的通识案例。情境发生的背景可给予足够的空间让学生去发挥，学生自己可获得的由浅入深的参考资料应当很多，也容易寻得；可以借此探讨学生自主求知之能力，也可借着这个教案使大学一年级学生在通识阶段——尚没有专业学科知识的沉重压力时——对PBL 学习的过程、流程及目的有所认知。主要的目的是让学生练习及习惯 PBL 自主学习的流程。从这个案例学习的结果应当可以辨别出主动性强、思维严谨的学生和被动依赖、思维松散的学生，作为将来选拔进入主动学习班学生的依据之一。这个案例的内容是人皆知晓的故事，虽与科学有密切关系，其着重点在于学生求知与思维的过程。

案例简介

案例主轴是叙述居里夫人的故事，共分成两个剧幕：第一幕反映居里夫人科学上的求知精神、崇高人格及对人类的贡献。第二幕叙述她个人奋斗的辛酸及勇敢面对家庭的悲剧。最后，她忠于研究工作而无惧过量的放射线侵蚀所带来的死亡作为结案。

课程安排

本案例分割为两个剧幕，案例流程可分两次讨论完成。第一次上课可按次序讨论两幕情境，设定学习目标（按照重要性排序），所有学生都应各自去探索所有的学习目标（不可抄快捷方式偷工减料分包学习目标）。第二次讨论则分享寻觅到的信息。时间分配要由学生自行决定与管控。每次课程的最后 10 分钟，应做小结及轮流自评。结案前，要求学生做整体的评量与反馈（20 ~ 30 分钟）。

教师指引

Tutor 要监督但不强制，要协导而不主导，要启发而不授课，要质疑而不作答。尤其要注意的是，学生的目标设定会不会太散乱浮浅、表面行事或者太多不切实际，无时间达到目标。刚入大学的学生对 PBL 之自主学习很生疏且不习惯，请尽量给予学生鼓励及信心，帮助他们营造温馨的学习环境。可向学生明确表示在 PBL 中，教师的角色不再是传统教学传授给予标准答案的老师。PBL 是让学生对自己的学习负责并采用自主的学习管理；因此，鼓励学生在第二次讨论课时不要用 ppt 做简报（那是单向教学的形式），而是要学生互动互辅地讨论。

让学生在第一次讨论时尝试将可学习项目或可探讨议题分成制度群体（population）、品德行为（behavior）及生命生活（life and living）三个层面去思考，统整出并依重要性列出“学习目标”。这个案例含有不少这三个层面的议题。要学生掌握时间管控并利用所有PBL的时间，不可无故纵容学生提早下课。

参考资料

此案例包含的议题是“普通常识”，资源甚多，学生应有能力自行深入寻查探讨这项人皆知晓的议题。因比不另列参考目录。

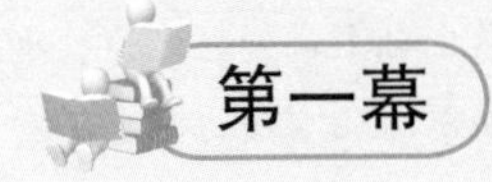

第一幕

公元1082年，中国诗人、哲学家在赤壁望月长叹：“盖将自其变者而观之，则天地曾不能以一瞬；自其不变者而观之，则物与我皆无尽也”。公元1867年，波兰华沙城里一名小女婴玛丽（Marie）诞生了，她的一生就是“不能以一瞬”的姿态存在世人心中，她对人类的贡献也是达到了“物与我皆无尽也”。她的女儿为母亲撰写传记时说“她是一个本质上严谨的人，始终不能掌握与荣誉相称的那些做作，她不擅于成为出名的人物”。可是玛丽确是一位不平凡的名人，她靠自己做家教积攒下的钱非但帮助了姐姐求学，而且让自己从波兰华沙到法国巴黎大学求学，在短短的三年中（1891—1894）获得了物理和数学两个学士学位。

自古以来，一般人（包括女人本身）都认为姿色与妩媚就是女人门第的标志与她们自身的资本；玛丽就是这类型的美女，尤其是在那个女人无才便是德的时代。但是她从来没有利用这一点天赋的资本，反而故意把一头金发剪得很短。即使如此，她在大学里以25岁青春妙龄面对如潮之众多男性追求者而不心动。公元1894年，她进入了研究所，结识了放射性物理教授——皮埃尔·居里，而深深爱上了他，对社会的关怀、为科学献身的理念，把他们永远联系在一起。这对夫妻档苦心经营他们的放射性实验室，在公元1903年，因为发现了两个新的元素“钋”和“镭”，使得玛丽与皮埃尔共同获得了诺贝尔物理学奖，这两个元素的放射性比1889年贝克勒尔所发现的元素“铀”更强。她发现的镭也与她本人一样是这样的“不能以一瞬”而存在的元素，它会自身释放能量发光、发热，能穿透黑纸使胶卷感光，也能灼伤皮肤，它刹那间是自己又不是自己。当他们夫妇发现了这个伟大的自然现象，也发现了对人生有意义的道路，她变成了科学史上一座永远的里程碑——“自其不变者而观之”，她得到了永恒。她就是居里夫人。

关键词

居里夫人；皮埃尔·居里；诺贝尔奖；放射性元素；物理

本幕可探讨的议题或学习项目

仅为tutor参考用，学生必须自行提出问题并整理出相关的学习目标。若学生提出60%～75%，可称满意；若学生实在有困难（应当不会有此困难），可以向他们提出以下部分的问题，抛砖引玉：

1. 居里夫人的重要生平事迹是什么？她对她家人有什么影响？
2. 在那个历史背景时代，欧洲与亚洲的教育与科学的发展有什么不同？
3. 居里夫人是波兰人，在法国进大学做研究而得诺贝尔奖；中国人在异国求学终得诺贝尔物理奖及化学奖者，有些什么人？因什么发现得奖？
4. 华人有没有国际认同的卓越女性科学家或诺贝尔得奖者？若有（如屠呦呦），她的贡献是什么？若无，是否表示华人的科学界没有造就女科学家的环境？还是东方文化下女性特质之使然？
5. 什么是放射性元素？放射线是如何由元素中释放出来的？
6. 诺贝尔奖是什么？如何产生的？
7. “盖将自其变者而观之，则天地曾不能以一瞬；自其不变者而观之，则物与我皆无尽也”是什么意思？如何应用在居里夫人身上？

第二幕

发现了镭使玛丽成名，但她并没有自满于她的无数荣誉及盛名；这一切似乎与这位伟大的女性无关，她依旧在极端困难的工作条件下热忱且顽强地工作着。镭带给玛丽名誉，也带给她灾难。1906年4月的一个下雨天，受放射线感染而日渐衰弱的皮埃尔，骑着单车在巴黎的一座桥上恍惚地撞上一辆马车，车轮碾碎了他的头颅。玛丽失去了她的至爱及得力的研究伙伴，她化悲愤为力量，独力抚育两个女儿，也接替了皮埃尔在巴黎大学教授的工作，继续改革提炼镭的方法。虽然她成为了有史以来第一位得到至高的诺贝尔奖荣誉的女性，但因为她是女性，也因为她是波兰人出身，玛丽仍不断受到科学界顽固保守势力的冷眼和压制，阻止她被选为法国科学院的院士，因为反对者认为女人不能成为科学院院士。她并没有在意也没有恼怒，仍然默默耕耘研究，同年（1911年）冬，她再次获得了当年的诺贝尔化学奖，也终于被选为法国科学院院士。爱因斯坦说：“在所有著名人物中，玛丽是唯一不为荣誉所动的人。”

玛丽不但维护个人的自尊，也维护国家的自尊。虽然她所发现的0.1克镭就已值10万美元（当时实属天价），但她拒绝申请专利，她把她一生所得到的3.0克镭，捐出了1克给科学。当时正值1914年第一次世界大战爆发，玛丽并没有忘记她的祖国——波兰，她回到祖国，在前线为伤兵服务，她在自己车上配置了一台X线仪器，成为第一座在战场上做医疗活动的活动X线仪。

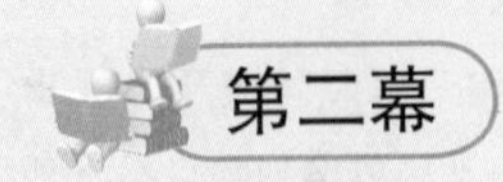

第二幕

1934 年 5 月一个晴朗的下午，玛丽在实验室工作到 3 点半，感到非常疲劳，她低声对她的同事说“我在发烧，要先回家去了”，这是她临终前一个半月最后一次离开她的实验室。镭造就了她的一生，也夺去了她的生命，在她的墓碑上只有她的名字和生卒年“玛丽 · 斯克洛杜斯卡 · 居里　1867—1934 年”——这是她遗嘱上的心愿。居里夫人是有史以来第一位两度荣获诺贝尔奖的人，而且是位女性。为了纪念她，放射线的强度单位以“居里”命名。

关键词

爱因斯坦；专利；X 线仪；居里

该幕可探讨的议题或学习项目

仅为参考用，若学生可提出 60% ~ 75%，可称满意；若学生实在有困难（应当不会有此困难），可以向他们提出部分的问题，抛砖引玉。

1. 女性科学家在那个时代与当今的地位有什么不同？如今科学界（例如，在中国）是否已达到了性别平等？

2. 爱因斯坦与玛丽是同时代的科学家，爱因斯坦出名的物理理论与居里夫人放射性元素的发现有什么关联之处？

3. 科学界与政治界一样有顽固保守势力的冷眼和压制，中国的教育界与医疗界是否也有歧视的现象？举例延伸之。

4. 居里夫人的为人之种种典范中，哪一种特质最让你感到不可思议地敬佩？

5. X 线仪是什么？医学上应用的 X 线是用什么放射性元素产生的？

6. 皮埃尔与玛丽间接与直接地被放射线杀害（原子弹也一次杀很多人），放射线（包括 X 线）伤害生物体的原理是什么？

对此案例的特别教师指引

刚入大学的学生对 PBL 之自主学习很生疏且不习惯，甚至会抗拒。这是为他们特别设计的不以专业知识为主第一个 PBL 案例，主旨是让学生容易了解 PBL 的流程运作；请尽量给予学生鼓励及信心，帮助他们营造温馨的学习环境。可向学生明确表示在 PBL 中，教师的角色不再是传统教学传授给予标准答案的老师。PBL 是让学生对自己的学习负责并采用自主的学习管理；因此，鼓励学生在第二次讨论课时尽量不要用 ppt 做简报（那是单向教学的形式），而是要学生互动互辅地讨论。而且，不要让学生把学习目标彼此分包做片段性的资料搜寻。

让学生在第一次讨论时尝试将“可学习的项目”或“可探讨的议题”从制度群体（population）、品德行为（behavior）及生命生活（life and living）三个层面去思考，统整并依重要性列出“学习目标”。“项目”或“议题”要讨论梳理后才会成为明确的目标。第一次讨论完结之前请学生将设定的学习目标用手机拍下（tutor 也可拍下存档作为第二次讨论的依据。）

这个案例有较广的涵盖面，学生可以提出不少以上三个层面的议题。很多的网站（中文及英文）都可找到有趣的资讯。因此，tutor 可以判断个别学生找资料的深度与广度，作为评价的部分依据。

谈到这个案例中的放射性元素时，可以测试学生们对最基本的化学元素的物理结构（中学的水平）的认知，让他们意识到需要复习该方面的基本背景知识。例如，光是问学生“X 线是怎么形成的？为什么对生物体会造成伤害？”就可以引出很多的讨论。其实，这就是提醒学生知道已学过（在中学）的生物、物理知识是可以解释医学相关的机制的。虽然这各案例并不含有专业的医学或临床的情境，却是训练将来“临床推理”概念很好的开始。

虽然 tutor 应当注意讨论时间的管控，尽量让学生学习时间管控，不能浪费（如跑题、重复、不参与等）并有效地利用所有 PBL 的时间，一定要让学生在讨论课结尾时轮流做反馈，要注意学生反馈的深度及中肯性。不可无故纵容学生提早下课（没有做反馈及提早下课通常反映 tutor 管理不当或没有尽责）。如果学生要谈及原子弹、核电的辐射对生命及生态威胁的议题，在时间允许下，可以部分鼓励但要适可而止，以免造成跑题而超时。同时也要注意学生可能会提出太多的学习目标而造成失焦、肤浅、超时而达不到他们预期的成果。可以让他们犯错并知错，但一定要在反馈的时段来检讨缺失。

可探讨的议题或学习项目（不以剧幕次序分类）：

仅作为 tutor 参考用，若学生能提出 60% ~ 75%，可称满意；若学生真的遇上困难（应当不会有此困难，真有困难的学生需要特别注意），可以向他们间接地提出部分的问题，抛砖引玉。议题的 PBL 属性在每一议题的结尾以 P、B 或 L 表示：

1. 居里夫人的重要生平事迹有哪些？她的女儿是何许人物？（P，B，L）

2. 居里夫人是波兰人，在法国大学进修做研究而得诺贝尔奖；华人科学家也有在异国求学而得诺贝尔奖，他们因什么发现得奖？他们的发现重要在哪里？（L）

3. 女性科学家在那个时代与当今的地位有什么不同？如今科学界的性别平等吗？（P）

4. 中国有没有国际认同的卓越女性科学家？若有，她的贡献是什么？若无，是否表示中国科学界没有造就女科学家的环境？还是东方文化下女性特质之使然？（P，B）中国本土的科学家有诺贝尔奖得主吗？有女性吗？因什么发现而得奖？（P，L）

5. 什么是放射性元素？放射线是如何由元素中释放出来的？我们日常生活中常会接触到放射线吗？试举一些例子。(L)

6. 诺贝尔奖是如何产生的？你知道其他得到过两个诺贝尔奖的科学家吗？（L）

7. 爱因斯坦与玛丽是同时代的科学家，爱因斯坦出名的物理理论与居里夫人放射性元素的发现有什么关联之处？（L）

8. 居里夫人的为人之种种典范中，哪一种特质最让你感到不可思议地敬佩？（B）

9. 皮埃尔与玛丽间接与直接地被放射线杀害，放射线（包括X线、原子弹的辐射、紫外光等）伤害生物体的原理是什么？（L）

10. 辐射线如何正面及负面地影响的我们人类的生活及地球的生态？（L，P）

11. “盖将自其变者而观之，则天地曾不能以一瞬；自其不变者而观之，则物与我皆无尽也”是什么意思？如何将之用在居里夫人身上？（P，L）

千万不要误以为学生一定要完成以上所有的11点建议，这仅是案例作者的建议而已。Tutor还是要凭经验做适合的判断。PBL的学习并不是要像传统般地面面俱到，而是让学生有与组员达成共识、进行自主学习选择的机会。

后记：PBL小组及学生对以上案例应用后的反馈

对以上2012年版的“居里夫人”案例，14个PBL小组也写了详细的小组反馈报告，包括每位学生（每组10位学生）的个人心得。由于资料太多，不能一一展示，仅将其正面及负面的共同点简单地归纳在下。

整体反馈的观感　我觉得每一组所写的报告，虽然风格、内容都有很大程度的差异，不过都写得很细腻，比起对2006年版案例粗糙与机械式的反馈有了很大的进步。除了几组报告内容显示了一些跑题的叙述，大部分的报告可谓达到了该案例的主要学习目的。尤其让我欣慰的（甚至惊讶的）是学生寻找资料的能力超乎我的预期。我写这个案例时并没有列出参考资料（自然带教的老师们也不会给予学生相关资料），有些学生群组却可以引经据典地展示官方的统计数据或引用可靠的学术网站资讯，而不是以不成熟的道听途说、人云亦云的表面化的心态去学习，表示这些学生已具有“循证学习”的概念，也意识到他们已经有潜力可以运用“批判性思维”来学习（见第八章为此目的而设立的案例）。值得一提的是，一半以上的群组很有效地运用“流程概念图”来组织归纳他们所学到的内容。这是我在2006年版的案例反馈报告里没有看到的。

个别学生的心得　2012年的学生与2006年的学生多是刚入大学的学生，也是第一次接触正式的PBL课程案例。他们在个人对PBL学习心得的表达上，显得比较深沉与成熟。以下是一些具有代表性的心得（超过半数的学生有类似的观感）：

1. 刚接触到PBL这堂课的时候，我觉得这堂课十分无趣。心想到底居里夫人的平生有什么值得我们讨论的？但是在老师的引导下，我们从两个短短的剧目延伸出很多意想不到的问题。令我明白 PBL 的真正意义是要我们从不同角度去思考，不要只限于所看到的表象。

2. 第一次听到 PBL 就觉得这个课程应该是从一个具有争论性的事件中，由大家一起讨论去解决问题。但是这个课程真是考倒我了，因为这个案例根本就是没有问题的问题。这个案例的题目没有明显的对立性，因此少了讨论的空间。幸亏有老师帮助我们从各个角度表达自己的感想，从中得到启发，互相对问，后来再通过资料查询才发觉我们居然学习了很多自己以前不知道的知识。

3. 虽然第一次面对 PBL 还很生疏，也不知道怎么提问，怎么清楚地表达自己的想法，但觉得在这两次的课程中我学习到学习应有的积极的态度。聆听别人的想法，表达自己的意见；抓住问题的核心，统整其他组员的心得。这些都是过去很少接触到的。

4. 居里夫人对我而言是相当陌生的。确切来说，我对她成就的认知只是她的外在不具情感的外壳；在外壳下，却是一颗对科学的好奇心和一股深具对国家社会牺牲奉献的情感。若不是经由这次 PBL 的讨论，我可能会忽略她生命中人性的一面，而且以世俗的眼光来衡量她。若不是有热烈的讨论，我可能会忽略这些科学以外人文的问题。虽然过程中我不一定完全认同每个组员的看法，但我也学会了聆听，也学会切入事情的不同观点。

5. 这次的 PBL 让我学到许多。九个人有九倍的效率吸收知识。并且能都听到对同一件事不同角度的看法，激发自己多方面的思考，更客观地看待事物，不论想法是否与别人相同。肯定他人是让大家迈向共识的第一步。这次讨论的范畴超出我的预期。从诺贝尔奖、牺牲奉献的精神，到人生意义的思考，甚至女性科学家的课题，都让我收获丰硕。我对这次的 PBL 感到很满意，并认为可以多开几堂 PBL 课。毕竟课本及课堂单向输入大脑的学习方式，与主动查资料、聆听别人的想法后自己思考，并讲出自己的观点来讨论是全然不同的。在自己的脑中跑过的知识才能透彻理解活用。

6. 在 PBL 课程中最多学习到的并非是由文章延伸的专业知识，而是讨论过程中的聆听、沟通与统整。我是个心直口快又想法很多的人，常常急于发表自己的意见，对他人的言论不会立即做深入的思考。在这个团队中我看到有些组员即使意见不多，却会在仔细地聆听之后，把自己的意见与别人的想法做融合，才提出自己的观点。我认为这比滔滔不绝地表达更有组织性。所以，PBL 让我开始练习在讨论过程中，用别人的观点来检视自己的看法，一边聆听一边思考，让自己的观点更成熟了。此外，借由探讨较深入的问题可以更了解自己的同学，并向他们学习。PBL 是个很棒的学习方式。

7. 这个 PBL 案例教导了我要像居里夫人一样学习坚持自己的理想，不怕主流社会的思想，奋勇地追求自己的梦想。借由与同年龄互相讨论激荡出 21 世纪对于百年前事件的看法，让我非常兴奋。很希望学校很多的课程都能以 PBL 的方式进行，一定能让大家收获良多。

8．这是我第一次PBL的经验。我发觉人与人之间的谈话与心得和想法分享可以激荡出这么多火花。真的让我很惊讶。从别人的言谈中获得新知识、新想法的速度比从课本中学习到的快很多。这样快速的成长与某方面自我提升让我感到很有成就感。

9．这篇PBL案例开启了我们另外一个视野。名利的诱惑、工作上的危险性、医疗纠纷等皆是会在我们人生旅途上考验着我们的一道道关卡。或许我们有着极高的道德操守、足够的定性不被金钱或是地位迷惑，但当碰到将影响自己生命的医疗时，我们能否保证能秉持专业继续为病人服务，不畏死亡恐惧？这极为困难。居里夫人做到了。在SARS期间工作于和信医院的医疗人员也做到了。碰到这个问题，势必不能再退缩。因为扛在我们肩上的已经不是只有自己，还有许多等着我们的病人。当专业遇上攸关自己的事情，一切就不能只用理性解决。这个案例正是要我们思考这个没有标准答案，却很重要的，并会影响我们一辈子的问题。

10．虽然这个案例的内容一开始让人觉得难以发挥，没想到最后讨论的结果还不错。还好PBL课程并不像面试时的情况，不是一定要有正反两方面，互相批判辩论。而是大家在一起把想知道的、想学的一起参与，一起讨论。即使再无聊、繁琐的内容，经过一群人的讨论之后，都可以出许多火花。虽然第一次的PBL跟我原先想象的不同，但是PBL真是可以让同学增进表达能力，也可使同学更了解彼此想法的学习。

11．PBL学习真是很特别。它让我们能接触到不同于以往课本上冰冷的知识，而过程中的问题更是由我们自己提出，问题的答案也是由我们去探索，并经由同组的成员们讨论的过程去了解不同人对于同样一件事所持有的不同看法。

12．PBL课程提供了我们获取不同知识的平台。但课程的重点不是在于大家学习到多少，而是我们在课堂中学到了如何表达自己，如何去聆听、去组织、去真正学习新知，让我们重新找回学习的动力和热情。

以上是我从一百多份学生的心得报告中摘录出来的典型例子。虽然他们的反馈表示对PBL都能够接受与愿意接受，但也可以见到有些学生是经过了正面的体验并克服了最初由道听途说得来对PBL的错误刻板印象与缺乏自信而产生的无名的恐惧。因此，对刚入学的学生尽早给予适当的PBL导论认识及正规的PBL流程示范是很重要的一环。我在很多学校进行PBL工作坊时注意到，虽然学校花了很多的资源与精力培训老师，却往往忽略了对学生也应当同样地给予PBL的认知。我建议在初期对老师及学生的培训，应当采用非专业性的人文通识案例，比较能减轻接受新观念时要承受的压力及可能的误导。例如，有一些学生表示PBL的议题应当具有高度的对立性与争论性，才有讨论的空间，这很可能是他们在入学录取时经历到的个别示范PBL议题而导致的（有些学校把PBL流程作为测试学生主动、合作与沟通能力的录取标准之一）。这是对PBL错误的认知。有经验的老师若听到或看到这类的表示，就应当及时给予纠正。

很明显的，2012 年版的“居里夫人”案例进行得比起 2006 年版的案例顺畅及有效得多。其关键其实不在案例的情境内容，而是在于其撰写的形式与教师指引，以及实践该案例之前的准备与培训工作。对改良后的案例，我仅看到一位学生在反馈中很坦诚地表示了她负面的看法：

> 1. 我对 PBL 一开始很反感，也怀疑这种方式的学习效果何在。但 PBL 还是有一个优点，就是有机会表达自己的想法。我想 PBL 真的有用的地方只有在这个部分吧！毕竟我们不是国外的学生。①

①编者按：很遗憾，一些学生甚至一些老师会有这种错误的想法，以为国外的学生比华人学生聪明灵活。他们应该阅读本书的第二章。

案例 2 告诉她，还是不要告诉她……

辛幸珍

问题导向学习案例

Problem-Based Learning（PBL）

◀ 教师指引 Tutor Guide ▶

人文通识 - 生命伦理议题

告诉她，还是不要告诉她……

撰写者：辛幸珍（Dena，H. C. Hsin）

审查者：关超然 陈绯娜 辜玉茹 许俪绢

李政谛 廖世杰

台湾“中国医药大学”

China Medical University，Taiwan，China

（一）案例设计缘由与目的

本案例之设计为医科大学人文通识伦理案例，主要是掀开末期病情告知的议题。面对目前医疗人权主张，“尊重病人的自主权”已是末期照护的核心价值，为了保护病人“知的权利”，临床医疗人员必须有沟通的能力，在不伤害病人之前提下，进行末期病情告知。

然而在华人社会里，家属因为担心病人无法承受疾病真相，往往迟迟无法告诉病人真实的病情，甚至请求隐瞒病情，让医疗人员面临很大的压力。其实，除了保护病人之外，家属坚决隐瞒的原因，主要还在于不知如何来面对或处理病人知道真相后的反应。然而，病人本身往往是最清楚自己身体状况的，有时病人是因为不愿意造成家属困扰，而刻意掩饰自己的忧心与害怕，不敢与家人坦然谈论，反而造成与家人的疏离。而在这种互相隐瞒的过程中，往往增添医护人员执行医疗照护的困难。其实，大家都知道纸包不住火，总有一天会有面对真相大白的时刻，届时，突如其来的讯息，对病人造成的冲击才更令人忧心……

因此末期癌症告知势在必行，为了让即将进入医护领域的学生能尽早思考这个议题，选择最普遍之癌症末期为例，拟将以上末期告知的常见情境融入剧情，让学生即使尚未接触真正的临床环境，也能借由案例模拟出将来所要面对之场景。一旦受到剧情的震撼，学生对往后医患沟通、病情告知技巧及医学人文相关等的学习，就会充满动机，医学人文于是乎就被启发了。

（二）涵盖之课程概念

“医学是一门艺术，与人文密不可分”，这是西方医学之父希波克拉底于公元前 500 年即昭告的名言。然而 18—19 世纪后，医学过度科学化而导致忽略人文。现在，又因医疗、社会之急剧变迁，使得医患间互动更显复杂。因此，为了重建医学的价值并找回医疗服务之初衷，应在医学教育中培养学生兼具理性与感性之价值判断与人文情怀，以期能裨益改善社会对医疗之信任，实践医学伦理。

本教案末期癌症的告知，叙述一位被家人隐瞒其病情之末期癌症病人，其在不恰当之情境及方法下得知病情后的震惊表现，引发医护对病情告知之技巧与病人自主之讨论。学习的重点是：①医患关系、医患沟通。②病情告知的技巧。③告知过程应遵守的伦理原则（尊重自主、不伤害、利益行善与公平正义原则）。是故其内容涉及沟通理论与技巧、医学伦理两门课程，为临床医学、中医系学生等医预科医学人文通识课程的案例。案例经几次使用后，成效颇佳，于 2013 年，经些微修改，延伸至护理学系也能使用。

整合学习收获（利用归纳性思维），以及可继续再延伸（采用演绎性思维）的概念

人文伦理学习上，本案例可归纳为：①医患关系、医患沟通。②病情告知的技巧。③告知过程应遵守的伦理原则。是本案学习的首要目标。而癌症诊断与治疗之概念、癌症的发展与社会心理因子，皆可以为继续衍生之学习内容。对于晚期或已有转移的癌症，医疗的

目标以及处置原则亦是医科大学学生经过此案例的探索后应有的认知。

反思探索

为了增加学生在这个末期告知议题上反思的强度，特别设计一份简单的问卷于课前、课后填写，如下：

- 若你被诊断为末期癌症，你想要知道这个事实吗？

请在以下勾选你想要知道或不想要知道之程度

1 2 3 4 5 6 7

（极度不想知道 ——→ 极度想知道）

- 若你的亲密家人（如父亲或母亲）被诊断为末期癌症，你会告诉她这个事实吗？

请在以下勾选你会或不会告诉他之程度

1 2 3 4 5 6 7

（极度不会 ——→ 极度会）

- 请以“未来的医师”自忖，你有把握告知病患末期诊断的实情而不会造成伤害吗？

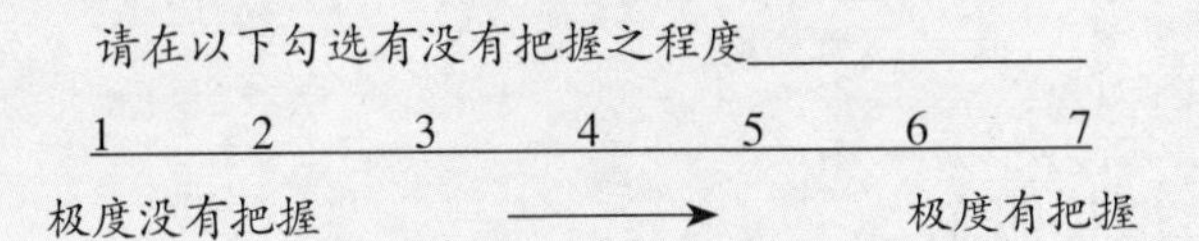

（三）前言

学生应具备的背景知识

无。一般常识。

应探讨的重要议题

1．思考末期病患对于病情知情的权利。

2．审慎考虑告知后的利弊与得失等以及在诚实告知下如何避免伤害。

3．能体认告知之技巧及医患沟通在医疗实务工作中之重要。

教案简介

本教案叙述一位被家人隐瞒其病情之末期癌症病人，其在不恰当之情境及方法下得知病情后的震惊表现，引发医护对病情告知之技巧与病人自主之讨论。

课堂安排

本校医学院PBL教室或学生与小组讨论老师共同决议之任何合适之场所。

本教案包括四幕

第一次讨论课程：80 分钟

每一幕研读后略讨论 5 ～ 10 分钟后再进行下一幕，四幕皆完成后，
最后再做整体讨论，设定学习主题。

第二次讨论课程：100 分钟

分享各个主题内容，并不时回顾剧幕，以模拟此议题的真实情境。

注意事项

- 请 tutor 引导学生思考在医疗专业角色中，对于医疗告知诊断与提供病情相关讯息的义务与实务。(如诊断之告知虽由主治医师亲自执行，然在照顾病人过程中住院医师与护理人员仍应谨守真实告知与专业自主的伦理原则，并适时提供病人与家属讯息。)
- 学生若对剧幕中的临床情境有所不解，可鼓励与踏入临床实习之学长，或临床人员讨论。
- 请 tutor 详阅参考资料中第 4 条之“癌症晚期病情告知指引”。

（四）案例情景

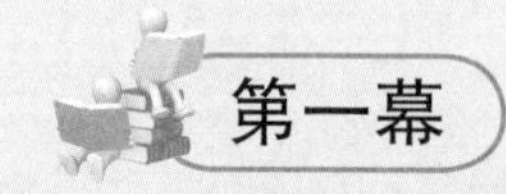

第一幕

秀兰 73 岁的婆婆，因为呼吸不适至医院检查，被诊断为四期肺癌且已造成胸膜积水。医师认为在此阶段所有治疗皆很难带来任何效益，但在家属之要求下还是尝试做些化学治疗，希望家属不要对此治疗抱有太大希望，并且预测其生存期在 6 ～ 12 个月。

秀兰的先生与其他兄弟一致决议，坚决不让母亲知道实情，并要求所有接触母亲的照顾者及亲友要隐瞒病情。在住院诊察及化学治疗期间，秀兰之婆婆显现出焦虑不安，对子女闪烁之态度感到疑惑，觉得被大家严重地隔离，但为了保持家庭和谐，也不愿违背大家的意思多加追问。秀兰的婆婆很快出现脑部转移，进入末期癌症阶段，在放射治疗照射效果不佳后，智力与反应明显退化，最后意识不清，就在诊断整整 1 年后过世。家人虽然伤痛，但对秀兰的婆婆自始至终没有经历噩耗，略感安慰。然而秀兰却对整个医疗处置过程因隐瞒病情、完全没有参考婆婆意见而感到很不妥，私下认为婆婆一定有很多事情未交代，遗憾没能让其说出心愿来，或许她可以帮上忙。

关键词（key words）：

末期癌症；隐瞒病情

学习重点（learning issues）：

1. 末期癌症之处置方针。
2. 揭露末期真相之利弊得失（pros and cons）。

提示问题（guiding questions）：

1. 若你被诊断为末期癌症，你想知道吗？你会告诉你的父母末期癌症的事实吗？
2. 末期告知可不可能不造成伤害？

第二幕

三年后，秀兰因便血至医院检查，经过一系列检查后发现为胃癌，且癌细胞已扩散至腹腔，医师对其病情相当不乐观。秀兰的先生为了避免其因过度震惊而承受不了打击，请求医护人员协助，在治疗方式尚未有眉目之前，暂时不要让她知道病情。而秀兰也很有默契地心领这种好意，没有追问为难大家，只是一人默默地承担对病情之疑虑与担忧。责任护士看在眼里，虽想鼓励家属让病人一起参与医疗决定，然而在医疗团队尚未沟通完全下，也不敢贸然着手。

关键词（key words）

便血、医疗决定、医疗团队

学习重点（learning issues）：

1. 对末期疾病真相不同之体认（four different levels of awareness）
2. 末期事实揭露之过程背后与文化、社会、人际相关之脉络

提示问题（guiding questions）：

1. 有行为能力的病患对其病情有绝对知情的权利吗？
2. 持续隐瞒病情可能的后果为何？
3. 护理人员在末期告知与提供讯息上是否有责任？
4. 依秀兰的情况，告知实情之最佳时机与情境是什么？

第三幕

一天下午接近下班时刻，肿瘤治疗科医师到病房进行会诊，在护理站找不到责任护士情况下径行进入病室。秀兰正与来医院探访的三位熟稔同事闲聊，这位从未见过面的医师，看似很匆忙，自我介绍来意后，旋即单刀直入地说："陈女士，有关你的病情你大致上了解吧？"当着同事的面，秀兰并不想透露先生仍然对她隐瞒病情，只好淡淡点了个头。一旁之父母吓了一跳，但是一时之间却也不知如何接腔，这位医师紧接着想赶快完成会诊之任务："依我们对你数据的判断，因为你的病情已属第四期，是不应该在此时考虑手术，但这种 Krukenberg's tumor 之癌细胞属 signet ring cell，于腹水内发现，对于化学治疗药物也并不敏感，所以目前我们也帮不上忙，还是请外科医师就你现在之症状做姑息性手术，看看是否能暂时控制住出血症状……"

关键词（key words）

肿瘤治疗科医师、会诊、姑息性手术

学习重点（learning issues）：

1．病情真相告知之沟通技巧及伦理考虑（所谓 4W1H：who，when，where，what & how）。
2．癌症末期病情告知简要四原则：ACTs（见参考资料"癌症病情告知指引"）。

提示问题（guiding questions）：

1．病情告知之对象应以谁为优先？东西方文化、年龄、人格特质等的考虑……
2．病情告知应由谁来执行？由会诊医师揭露病情恰当吗？
3．站在保护病患隐私的立场，告知的情境应如何布置？
4．除了告知与否，告知过程应有哪些告知的艺术与人文之考虑？

第四幕

医师一连串之医学术语与解释，秀兰一句也听不下去，脑中一片空白，不知该如何反应。这一刻对秀兰有如千百年的难熬。果然，当她回过神来，发现所有人都僵在那，大家勉强开口对她安慰打气一番就告辞了。

责任护士在会诊医师离去后前来探视，面对秀兰的询问"确定是癌症，没办法开刀了？"护士不如何回答，只有默默拍拍她的肩膀，并承诺请医师明早跟她详细解释，秀兰自此即一言不发。

第四幕

白班护士下班前向夜班护士交代了病人会诊后的情形。夜深人静，秀兰望着窗外，虽然早已强迫自己做好心理准备，但没想到事实这么赤裸裸地呈现时竟是如此地痛。出差的先生明天一早才会赶回来，陪伴的母亲也已睡着，回想三年前婆婆自诊断到死亡前皆处于不知之状况，秀兰现在反而觉得婆婆是幸福的……既然被宣布无法治疗，想到自己疾病末期将要承受之痛苦、年幼之子女、努力工作的先生，实在不应拖累他们……

小夜班护理人员下班前巡视病室后已离去。秀兰下床披上外套、穿上鞋子，经过护理站时，忙碌的大夜班护士正埋头盯着计算机屏幕……

关键词（key words）

末期告知，安宁疗护照顾

学习重点（learning issues）：

1．面对死亡的心路历程（Kuber Rose's five stages of emotion to face death：shock and denial，anger，barge ring，depression and accept）
2．医护人员实践末期告知过程中，人性化沟通的过程
3．癌症末期姑息疗护与安宁疗护伦理（palliative and hospice care）

提示问题（guiding questions）：

1．面对秀兰的询问，护士如何应对最恰当？护理人员有提供病人病情讯息的权利以及与病人讨论的职责吗？
2．面临如此处境，夜班护士应如何防护与应变？
3．秀兰半夜离开病房，可能会发生什么事？
4．告诉与不要告诉之间还有一个空间吗？家人与医师应如何做？

（五）参考资料

1．Hsin-Chen Hsin，（2006）．"Telling the truth about terminal cancer" .pp147-152 in Macer，D.R.J.，ed.，Across Cultures Introduction to Bioethics（Bangkok：Eubios Ethics Institute）

原文摘录：The Pros and Cons - consequences of awareness

Pros：If death is certain in the near future，**quality of life**（**QOL**）should be the most important concern for the dying. Awareness of dying enables the patient to plan and to fix her affairs during the last stages of her life. It also offers an opportunity for her to control the manner and timing of her death. Fully informed，the patient can make her own choices about how she wants to be treated or cared for and who should administer the treatment or care. She may decide that chemotherapy is futile and she may also decide to refuse aggressive or life sustaining therapy. Instead，she may opt for **palliative** therapies to maintain the quality of his life and **die in dignity**. Xiulan（秀兰）can also try her best to accomplish his remaining goals in life. To avoid legal complications，she can also make arrangements on what to do at the **end of her life** as well as what happens to her **body after death**.

<u>**Cons**</u>：It is possible that telling the truth will destroy hope and lead to irreversible depression. After being told the truth，patient may experience **"shock"**，**"denial"**，**"anger"**，**"bargaining"** or **"depression"** . patient may probably need a lot of guidance，support and companionship before she can reach the stage of **"acceptance"** . She might have serious issues with the fact that her family insisted on not taking the risk of telling the truth at the beginning if told mid-way through the disease.

Some people believe requests for **euthanasia** and the desire to die sooner are associated with awareness of the truth. In reality，those dying patients who are aware of their condition are more likely to choose **hospice care** and are less likely to ask for euthanasia. The desire for death is mostly related to the levels of suffering and dependency experienced by the dying patient. These can be addressed and managed properly by modern **palliative medicine** like hospice care. If we believe that **open discussion** and **rational decision making** are key factors in achieving benefit from telling the truth；discussing the possibility of euthanasia should never be regarded as a negative effect of telling the truth.

2. Barney Glaser and Anselm Strauss. **Awareness of Dying**，Chicago：Aldine；1965.（ISBN 0-202-30763-8）

原文摘录： In the hospital，we can see four different levels of awareness as first described by Glaser and Strauss（1965），by which patients with life-threatening illness perceive their situation.

<u>Closed awareness</u> – nurses，doctors and family try to hide the truth and engage in conversations that avoid disclosure. They keep conversations to the minimum and steer away from talking about the future，especially when the patient is in the very advanced stages of cancer. Nevertheless，the patient may become suspicious or even become fully aware of the situation at a latter stage.

<u>Suspicion awareness</u> – a situation where the patient begins to suspect the seriousness of his or her condition. The patient may attempt to confirm his suspicion by direct or indirect measures，such as sneaking a look at medical records，or making direct requests from hospital staff or family. Such behavior thus makes families and hospital staff adopt different strategies in response. As a result，relationships among the patient，the staff and the family become strained.

Mutual pretense – this happens at a later stage when everyone（staff，families，even the patient），knows that the patient is dying，but chooses to pretend that the patient is going to be all right. The dramas between them could last for a long time；as a consequence the patient will die without ever knowing the truth from family or medical staff，although they may have full awareness of their condition.

Open awareness – this results from when staff，families and patient know and choose to acknowledge in their actions that the patient is dying. This situation is by no means an easy one；however，it is an essential requisite to achieve the patient's 'appropriate dying' expectation especially when their expectation is ambiguous and uncertain.

3．Elisabeth Kubler-Ross. **On death and dying**，NY：Macmillan Publishing Co.，Inc Twentieth Printing 1978（ISBN 0-02-089130-X）

http：//www.psicoterapia-palermo.it/PDFS/On%20Death%20and%20Dying_Kubler%20Ross%20Elizabeth.pdf

4．胡文郁，蔡甫昌，郑安理．癌末病情告知指引．行政院卫生署国民健康局，2008. http：//health99.doh.gov.tw/media/public/pdf/21568.pdf

5．陈敏竣，姜安波，周志铭．晚期癌症病情的披露．内科学志，1995，6（2）：140-147.

6．陈敏竣，姜安波，黄湘萍，苏连璎．癌症末期病人照护的伦理议题．台湾医界，1997，40（10）：10-14.

7．Capone，R. A. Truth telling：a cultural or individual choice? JAMA，1993，269（8）：988-989；author reply 989.

8．Goldie，L. The ethics of telling the patient. *J Med Ethics*，1982，8（3）：128-133.

9．Leung，K. K.，Chiu，T. Y.，& Chen，C. Y. The influence of awareness of terminal condition on spiritual well-being in terminal cancer patients. *J Pain Symptom Manage*，2006，31（5）：449-456.

10．Sheu，S. J.，Huang，S. H.，Tang，F. I.，& Huang，S. L. Ethical decision making on truth telling in terminal cancer：medical students' choices between patient autonomy and family paternalism. Med Educ，2006，40（6）：590-598.

11．Surbone，A. Telling the truth to patients with cancer：what is the truth? *Lancet Oncol*，2006，7（11）：944-950.

12．Buckman，R.，& Baile，W. Truth telling：yes，but how? *J Clin Oncol*，2007，25（21）：3181；author reply 3181.

13．Li，J. Y.，Liu，C.，Zou，L. Q.，Huang，M. J.，Yu，C. H.，You，G. Y.，et al. To tell or not to tell：attitudes of Chinese oncology nurses towards truth telling of cancer diagnosis. *J Clin Nurs*，2008，17（18）：2463-2470.

后记：案例实施成效

本案例属于医学预科的通识教育，往往是医学生进入医学院后第一次的 PBL 经验。实施后证实学生对这样的学习充满好奇，对案例故事所模拟出的医疗现场情境也深感震撼，对于病情告知议题的重要性更是深刻体认。因此可以期望其对于末期告知议题自此不会掉以轻心。

根据各组老师之记录，学生自我探讨后所完成之学习内容相当丰富；举凡末期病患知情的权利、真相告知的正面与负向效益、病情隐瞒的后果、告知的法律规范（医疗法、医师法……）、生死学、自杀问题皆为探究的重点。除此，讨论中亦涵盖若干临床实务软技能（soft skills）的探究，如告知的艺术（**如何告知诊断实情，5W1H**）、沟通技巧与同理心、医患关系、尊重病患隐私、处理病人面临死亡五阶段的心理反应（Kuber Rose）等。最后，在不影响主要目标达成下（引导老师认可），医学生的学习亦不会错过的癌症发展之概念，如癌症分期、癌症治疗除手术外的化学治疗、放射治疗与癌症末期生活质量、安宁疗护等亦皆被提出，列入讨论学习的项目中。

作为学生首次 PBL 经验之案例，此案例的议题普遍而具震撼力，在这样问题叙事的张力下，学生不但体会到问题导向学习的真谛，也内化了人文医学的概念，成为其日后医学生涯重要之点醒。以下仅选定 2006 年本案例首次执行后，某组八位医学生之部分反馈心得与大家分享。

注：书面心得中所透露之讯息，以内容分析方式，得到学习成效三个主题：**深化知识、理性思考与分析、态度与实践**。谨以此分类将学生心得摘录于下：

1. 深化知识

“本来不是很了解的问题，最后在大家的数据帮助及分享下，都让我获得不少的解答”

“我发现整个课程真正学习到的是挖掘问题、自己找寻答案，当然这个课程也是让我们学习表达自己意见的一个管道”

“很难得的是，心灵层面或专业道德及知识方面，都能够有所学习与提升……”

“在 PBL 课堂上讨论过的东西很难忘掉，大堂授课却常常……有时是全部听完，却也不见得记得上课的内容”

2. 理性思考、分析

“一个很新的体验，以前很少这么有条理地讨论一件事情”

“倾听他人不同的意见并加以参考学习，训练有条理的表达能力是在这个课程中重要的意外收获”

“给了我相当大的启发，它让我开始思考一些我从来没有考虑过的问题，并且进一步搜集资料了解问题……”

“为我们提供事先思考的机会，使我们将来面对问题时不会慌乱，而能做出更正确的判断与决定”

3. 态度与实践

“我期许自己将来在面对病人时能以同理心相对，体会病人的需求……”

“如何向病人告知实情，如何对待病人……对我未来医师生涯中有很多帮助……”

近几十年来，在中国台湾，病人医疗的自主权已日益受到尊重，医患关系的模式也逐渐由早年传统的“父权式主义”（paternalism），转型为合伙人式的“商议性”模式（deliberative model）；面对医疗伦理的“诚信原则”（veracity），医师告知病人病情真相的职责已变得不可逃避。参照类似美国《病人权利法》《病人自决法案》等重要法案，台湾之《安宁缓和条例》也实施近二十年，去年又立法通过《病人自主权利法》，再次宣示台湾尊重病人之医疗自主权。因此，对于癌症末期病情的披露已无所谓“要”或“不要”告知的问题，相反地，医疗人员应以“如何”告知为目标，自我提醒、时时探索如何突破各项困境，以善尽癌症末期病情告知之责。

对于进入医疗专业之年轻学子，这是一个最普遍与最实际的医疗人文议题，不仅将来在职场势必要面临如此议题，即使在日常生活中，类似剧幕的场景也会时而出现。案例执行过程中，清楚看到年轻的学子循着故事的叙说，不断地思辨“对于末期疾病的病情告知，身为医师，究竟该怎么做？”在探讨的最后，甚至许下承诺*“我期许自己将来在面对病人时能以同理心相对，体会病人的需求……”*学生如此反馈，所透露出的讯息是，自我反思的内容已不止于“我该怎么做？”而是进一步的“我究竟想要成为怎样的医师？”案例撰写者欣见本案例所引爆的人文医学的学习，已能达关怀伦理之境界，就此与读者分享。

案例 3　王小丽的负担

关超然

问题导向学习案例

Problem-Based Learning（PBL）

◀ 小组导师指引 **Tutor Guide** ▶

通识课程

（医学系二年级）

王小丽的负担

撰写者：关超然

审查者：辛幸珍　吴礼宇　张淑贞

台湾“中国医药大学”，医学系

School of Medicine，China Medical University，Taiwan，China

背景知识

一般常识，无需特备专业知识。一些基本生物及生化知识即可。

案例目的

台湾社会的家庭结构，因国际化大气候及自身经济因素已有很大的改变。单亲家庭、隔代教养、周末夫妻等对小家庭的成员都有深切的影响。台湾的社会除了老龄化、交通混乱以外，人群的肥胖及年轻人吸食毒品都成了危害健康的重要因子。这个案例就以年轻人的肥胖及毒品作为平台，让学生了解其背后的影响因素：从个人、家庭到社会。这个案例所包含的是非常适合医护健康领域学生的通识议题。

案例简介

案例的主轴是叙述一位女孩子，王小丽，在富有的单亲家庭进入青春期时发生的故事。共分成三个剧幕：第一幕直截了当地叙述小丽在与朋友庆祝自己十八岁生日时，因酒后服食街头兜售的管制药品，感到晕厥，被救护车送到医院急诊室。第二幕叙述她个人因肥胖引致的烦恼及父母离异后生活的孤立而导致服食街头丸。前两幕的情境促发了在第三幕父女之间长期沟通不良的紧张关系而需要专业心理咨询师的介入。

课程安排

本案例虽分割为三个剧幕，案例流程可分两次讨论完成。第一次上课可按次序分发剧幕情境，讨论如何去设定学习目标（按照重要性排序；鼓励学生提出目标时从P、B及L三个层面的议题做出发点），所有学生都应各自去探索所有的学习目标（不可让学生抄捷径、偷工减料分包学习目标）。第二次讨论则分享寻觅到的信息，尽量不要以ppt的形式简报呈现。时间分配尽量由学生自行决定与管控。结案前，要求学生做评量反馈（20～30分钟）。

教师指引

这是一个通识案例，请勿用专业的角度对学生做出过高的要求。以下的学习目标是以**P**（population）、**B**（behavior）、**L**（life science）三个层面展示出来。鼓励学生提出的目标都要含有这三个层面的议题。

讨论这个案例时，除了基本的**社区群体（P）**、**行为伦理（B）**、**生命科学/生活经验（L）**的议题之外，若有时间，请学生思考一下专业互动（inter-professional）的议题。

PBL案例学习的主旨是让学生探讨或延伸情境中可以寻找到资讯的议题。主要目的不是去解决案例中的问题。例如，学生也许会想知道：“小丽的妈妈是否改嫁？”“小丽有没有男朋友？”“小丽的爸爸是外科医生，为什么不为小丽做手术减肥？”但是这些都不是案例的重点，也没有额外资讯可做深入学习的根据，也因此解决不了小丽的问题。因此，鼓励学生提出可以找得到资讯、具探索性的议题或目标。例如，学生如想探讨：“因相爱结婚十年而有孩子的夫妻，像王小丽的爸妈，仍决心离异，会有什么可能的因素？”虽然不在以下的学习目标中，尚合情合理。

可以学习的目标

以下的学习目标以阔题方式呈现，仅给予 tutor 作为参考，要求学生去研读全部的议题是不切实际的要求。一般若能达到 60% ~ 70% 就属满意了。若有必要帮助学生，可以利用类似以下的问题适当地提示或激发学生。

社区群体的议题（population issues）

1．在这个社会，肥胖会造成什么健康的问题？社会可能付出什么代价？

2．什么是街头丸（摇头丸是街头丸的一种）？街头丸为什么会在年轻族群中受欢迎？对年轻人有什么影响？

3．台湾社会对肥胖民众的普遍增加及年轻人用街头丸做出什么样的倡导？

4．台湾的外科医师真的把婚姻及家庭做赌注，做血汗工作吗?

5．医生或护士若知道病人持有街头丸，有法律责任通报院方或警方吗？

行为伦理议题（behavior issues）

1．肥胖是一个形象的问题、心理行为的问题，个人对自己肥胖的一般认知（self-image），社会对肥胖人士的认知（social reaction）。

2．青少年的同侪压力（peer pressure）与行为关系；高校中的语言霸凌事件。

3．台湾的离婚率有多高? 离婚家庭对年幼子女心理与行为有什么负面影响？

4．双亲与子女的沟通问题在华人社会普遍吗? 你有与父母沟通不顺的经历吗?

生命科学 / 生活经验议题（life science/living issues）

1．肥胖与新陈代谢失衡的关系（生理、生化、营养一般常识）是什么?

2．小丽到底有多胖? 她的 BMI 值是多少?

3．街头丸是什么类型的药物？(对脑的作用)

4．药物之间的协同作用（尤其是酒精与街头丸、药理作用）是什么?

5．街头丸可以在药房买到吗？来源通常是什么地方？

6．药物中毒的紧急措施为何？原理为何？(急诊措施)

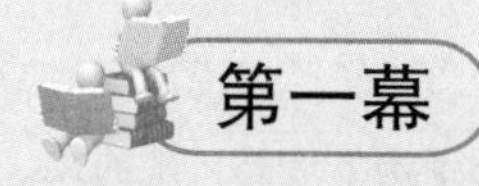

第一幕

王医师近半夜时收到了警局打来的一通电话，请他到附近一家公立医院看看他十八岁的女儿——小丽。原来小丽带了她的几位朋友下课后回家闲聊一阵子后就到闹市里购物、游逛，情绪高昂；不知怎么地，小丽在一间百货商场的门口就感到晕头转向，站不稳，甚至开始有点意识不清，小丽的朋友只好请百货商场的警卫叫了救护车送小丽去医

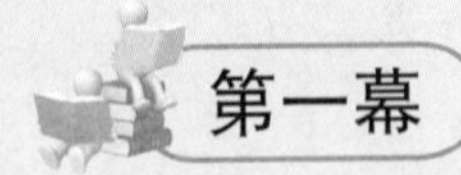

第一幕

院急诊室，然后就如鸟兽散各自溜回家了。急诊室的值班医师问小丽的问题，小丽都答非所问，护士在找寻小丽的身份时在她的手袋里发现了一些受管制的街头丸。因为小丽仍神志恍惚，医生为小丽做了例行的输液稀释去毒治疗，留院观察，并关照急诊室通报警察局。

关键字：

头晕；意识不清；街头丸（街头兜售的管制药品）；去毒

学习重点：

见先前已列出的 P、B、L 三个层面。Tutor 应可看到这一幕学习重点

额外指引：（除了前页所列的可以学习的目标之外）

1. 若全组的学生们对街头丸要有更深的认知，如药品的化学结构及如何进入脑部影响神经导致晕眩、口齿不清或失去意识，也可允许探讨。不过，对大二学生可能会太深。
2. 在急诊室，一般还有什么排毒的方式也可让学生探讨（如果大家都同意）。

第二幕

小丽自小聪颖可爱，是妈妈的掌上明珠。她 10 岁时，妈妈与爸爸离了婚便离开了小丽，令小丽非常伤心。小丽脑海里的母亲一位很美丽的妈妈，她很不理解为什么爸爸会让妈妈弃她而走。上了高中后小丽渐渐有了最令女孩子们担心的肥胖问题，小丽现在的体重和身高是 72 千克、154 厘米。她的同学常讥笑她，并以“肥猪王”外号来称呼她，小丽常常因此闷闷不乐，暗自流泪，甚至动怒生气。王小丽的爸爸是一间大医院的外科医师，医术颇负盛名，因此工作非常忙碌。离婚后，王医师无暇亲自照顾小丽，请了一位管家来照顾小丽，而且常常给小丽很多的零用钱。

一年前王小丽的一些朋友告诉她有一种街头丸非但可以使人“high”，听说也可以有减肥的效果，因此小丽变成了这个街头丸的常客。小丽的学业逐渐走下坡路，她的父亲很担心小丽会考不上大学。昨天，小丽的 18 岁生日，她邀请了几位亲朋好友来庆祝，在家里喝了几杯法国葡萄酒，小丽自己顺便吃了几颗街头丸，大家兴致冲冲地决定外出逛街。想不到会有这样的意外。

关键字：

离婚；肥胖；饮酒；外科医生

学习重点：

见先前已列出的 P、B、L 三个层面。Tutor 应可看到这一幕学习重点

额外指引：（除了前页所列的可以学习的目标及指引之外）

1. 肥胖的指标，BMI，要学生懂得计算自己的 BMI 值。
2. 酒精为什么可以使一些药品之药效加强？可能的机制是什么？

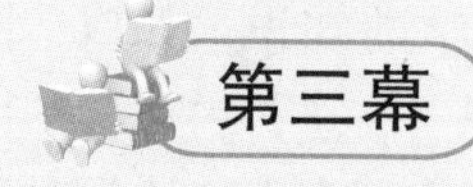

第三幕

第二天小丽恢复了神志，王医师带着她去警察局写口供备案。回到家里，小丽和爸爸产生了激烈的口角。王医师生气地责备小丽说："你为什么不能像其他的女孩一样做一个听话的好女儿？"小丽很激动地奔回自己的房间，隔着门向父亲咆哮，尖叫地说："我恨你，你把妈妈从我身边赶走，你也从来没空陪我，你根本不爱我，我不如死掉好了！"

王医师既惊讶又伤心女儿竟然会对他有那么深的怨恨。为了挽救父女间的关系，王医师决定带小丽一起去看心理咨询师，并做家庭心理治疗（family consultation）。

关键字：

口供备案；父女关系；心理咨询师；家庭心理治疗

学习重点：

见先前已列出的 P、B、L 三个层面。Tutor 应可看到这一幕学习重点

额外指引：（除了前页所列的可以学习的目标及指引之外）

1. 有时年轻女孩子因沟通不良而闹自杀，这不是等闲小事。
2. 心理咨询师的角色及服务对象是些什么人？
3. 让学生举例在台湾社会最近因沟通不良而发生的伤人事故或悲剧。

参考资料：

http：//www.medicinenet.com/obesity_weight_loss

http：//nal.usda.gov/fnaic/weight.pdf（Weight management and obesity）

http：//kidshealth.org/teen/drug_alcohol

http：//www.thecoolspot.gov/（Alcohol. Peer pressure and underage drinking info for young teens）

Tsai WL，Yang CY，Lin SF，Fang FM（2004）Impact of obesity on medical problems and quality of life in Taiwan. *Am J Epidemiol.* 160：557-565.

Chu NF（2005）Prevalence of obesity in Taiwan. *Obesity Reviews* 6：271-274.

后记：案例的成果——学生的反馈

这是医学系二年级医学生所使用的通识案例。有别于在一年级使用的通识案例（如上例的“居里夫人”案例），这个案例加重了基础医学的知识，如以“肥胖”“饮酒”的议题配合了他们要上的生理、生化医学基础课（注意：台湾“中国医药大学”的 PBL 还是典型的 hybrid-PBL 课程，仍然有不少的大堂理论课学时），但是 PBL 的主轴还是在一些日常的社会、家庭与行为方面的议题。显然地，学生经过一年级的 PBL 洗礼之后，对于这个案例的接受度更加增强了。从学生（14 组同学，每组 9 ～ 10 位组员）的团队及个人的反馈看来，他们都达到了本案例对他们学习的基本期望，对 P、B 及 L 三个层面有合理深度的讨论。有一些团队对街头丸的管制“毒品”的类别做了超乎我预料的深度分析。也有团队分析了“校园霸凌”事件与“父母离异”所延伸的家庭问题。因为这个案例的主角王小丽是利用与学员同年龄的少女周遭的生活所设计出来的，虽然是虚构，却有相当的“拟真”感，激发了很多切身的讨论，其中不乏一些学生亲身的体验分享，甚至有一位学生很情绪化的经验分享还感动了整个团队。因此学生自主学习的情绪显得特别高昂。以下展示的是一些相似度较高的正向综合反馈：

1. 通过 PBL 的讨论，原本只是个平淡无奇的小故事，却能延伸出很多问题，进而收集资料，获得许多相关的知识。我觉得这是很棒的学习，虽然每个人主题相同，查资料用的关键字也一样，但是因为大家汲取的资料来源不同，每个人的风格也不同，所以内容就有了差异。从这些差异中再进行讨论分析进而得到大家都可以接受的结论或共识。也许这就是我们能从 PBL 中获得的价值吧。

2. 讨论了与青少年相关的问题、家庭沟通、校园霸凌以及毒品的接触，对于现在的我们可算是息息相关，或许部分人曾经体验过。该用什么态度、什么方法去面对这些问题，是我在这次 PBL 中可以探讨到的。有了这次的经验，也许未来长大的我们若发现孩子的问题时，也能得心应手地去解决吧。

3. 这次 PBL 涉及的层面很广，有讨论关于毒品、肥胖、心理咨询等议题。我觉得跟一年级的 PBL 比起来，大家都显得很熟练。在收集资料之外，还会分享个人经验与我自己的看法，丰富案例的内涵，也让我们的视野更加广阔。

4．这次的 PBL 跟前几次的 PBL 似乎不太一样。前几次进行的方式比较偏向分配给每个人不同的问题 / 目标，之后大家来讲解个人所负责查的部分。由于对他人的部分不很了解，所以无法辩论或提问。这次是让大家都要查看所有提出的学习目标，故能找到更多并学到更多的知识。

5．如果只是自己独自一人查到的资料，难免会有所缺漏；但是当大家都有准备时，就能够补齐单个人的不足之处，也比较不容易被错误的资料误导。更重要的是我能有更多的机会去参考并讨论彼此的想法。这才是较合理的 PBL。

6．这学期第一次的 PBL，就让我有全新不同的体验。有别于以往念完一段案例，就开始讨论起来的方式，这次偏向于每个人对于提出的问题进行脑力激荡，着重在我们发掘问题的能力。刚开始还真有点不习惯呢。毕竟我讲出来的东西是比较偏向一个想法和一个结论，很难精确地提出我心里所想的问题。不过经过几次尝试，总算有进步了。懂得思考，懂得发问，懂得精确表达自己的疑惑；学习的信心大增，感觉太棒了！

7．这次 PBL 的讨论抛出许多议题让我们能够做进一步的思考。才发现，生活中有很多小的细节，看来简单并不起眼，但我们对它却一概不知。这对我而言就是个很好的警醒，我们的生活圈子太小，总是围绕相同或类似的话题，应该要更广阔地阅读书籍，充实自我，对周遭生活的细节更敏锐一点才对。

8．借由提出问题，资料分享讨论，再次提问，共识后得出结论的过程，我们不止扩充了基本常识，更从彼此想法和相关经验的分享，进一步去体会事物的一体多面和牵涉的广度。学习，并不只是书本和网络上所看到的文字，而是与经验融合转化后的产物。一个人的埋头苦读所得到的东西还是很有限的。通过 PBL 提醒自己的学习要以社会议题为导向，能自动去探索并辅以各种不同的观点想法升华后，得到的收获真是难以想象，而且受用无比。

9．这次的 PBL 讨论，让我第一次体会到原来我们还有许多不足的地方。以往，我们总是根据上课所讨论出的问题，去寻找解决问题的答案，却忘记 PBL 最重要的是问题之外的延伸与扩展，已达到自我学习的目的。随着未来的 PBL 题目将会转向较多专业知识的发展，我想我们在面对广阔知识的同时，更要具备主动探索的能力。这是我这次学到最重要的一课。

10．这次案例的讨论，让我发觉自己的不足。之前只会寻找一个问题的答案而不懂得从问题延伸学习，也没有在寻找资料时注意标上资料的来源，让自己的资料难以令组员信服。往后的 PBL，我会让自己的资料收集更加有系统，也会注意让自己持续主动学习的态度。除此之外，本次案例也让我思考了并提出了急诊室中隐私权处理的议题，这一点对我是个难题，但也是个开始。

从一百多位二年级学生对此案例的反馈，发觉他们比在一年级时对 PBL 的认知更佳，也更满意。重要的是他们已经意识到团队合作、沟通学习的有效性及自主学习的重要性。他们也开始领悟到从案例的情境中发掘问题，越是接近日常生活的情境越能激起学生自主求知的欲望与热忱。更难得的是他们已经能意识到自己单独打拼的不足，而愿意学习团队合作。这些都是传统大堂讲课的体制下望尘莫及的。当然，总会有不喜欢或不习惯用 PBL 来学习的学生。我仅找出了两位学生表达的负面反馈：

1. 我觉得这次的 PBL 有点无聊。对于一些个人表示个人的看法，或是对“常识性”的议题进行探讨研究，我实在感觉不到意义在哪里。老实说这次很失望，希望以后可以改进。[①]

2. 这一次的 PBL 案例的主题比较多，比较杂。感觉有些议题都只能略为探讨，而无法深入。建议以后的案例能够针对某项议题，让大家再对那个议题做深入的查资料和探讨，可能会比较有方向性。不过，还是蛮喜欢上 PBL 的课，我们多了经验的分享，许多人也分享自己和案例有关的经验，为 PBL 的课程又增添了一番趣味。[②]

很明显地，若分析这两位同学的反馈内容，相对于其他大多数的同学，他们在 PBL 的认知与学习上有很多需要改进的空间。这两位同学来自两个不同的团队，他们的看法有别于其他的 8 ~ 9 位对 PBL 有正向看法的同组组员。我很好奇其他的组员或 tutor 如何去帮助这两位组员纠正他们的学习心态及策略。帮助学习有困难的组员也是 PBL 学习的一部分，因为，PBL 不但要促使学生**“自知、自律、自省”**，符合学生<u>自主学习</u>的精神，也要能**“互动、互助、互勉”**，符合<u>团队合作</u>的精神。

---

①编者按：每个人当然有个人的看法，或错或对，所以才要讨论、相互学习；“常识”也会随着时间与其他元素而改变的，怎么不能探讨研究呢？这位学生求知欲不强，探讨力不足。

②编者按：因为 PBL 是以学生为中心的自主学习，对任何一个议题的深度与广度是由学生讨论来达成共识的。因此，PBL 案例的情境本来就应当有多方面的延伸，其内容的方向、深度与广度一般是由学生的背景、兴趣及需要而自主决定的。该学生对 PBL 的认识尚很肤浅；不过，他至少还觉得 PBL 是种有趣味的学习。

案例4 纳米的迷思

张淑贞

问题导向学习案例

Problem-Based Learning（PBL）

◀ 导师指引 Tutor Guide ▶

纳米科技概论通识模块

（二年级学生）

纳米的迷思

撰写者：张淑贞

审查者：关超然

台湾“中国医药大学”，药学系

School of Pharmacy，China Medical University，Taiwan，China

案例设计缘由与目的

纳米科学是21世纪的新兴科学，为跨领域知识整合，特别是小尺寸下之物理、生物、化学、工程、材料、计算机信息等的整合。本课程的设计，是让大一或大二的学生了解21世纪纳米科技的关键概念，提供纳米科学研发之基本知识，特别是纳米科技未来在医学、药学、化妆品、保健食品等各领域的应用。为培养学生具备批判性思考、主动学习与自我改善之能力，让来自不同科系的学生在修习通识课——纳米科技概论时，经由问题讨论的案例情境，与同侪脑力激荡，研拟出学习的主题，经过慎思明辨后，完成合作式的学习，在此过程中也能发挥自己科系的背景知识，与来自不同科系的同学交流，彼此受益，并进一步思考未来如何继续衔接学习进阶的纳米科技的专业科目或投入研发工作。

涵盖的课程概念

学生涵盖的课程包含普通化学、普通物理或普通生物等基本知识，经由案例的讨论，学生可以自己拟订出学习的议题，借此了解纳米科技的发展现况，探索纳米材料、纳米医学材料的制备、检测技术及纳米材料在各领域（含医药领域）的应用，与纳米科技在现代生活中，有关食、衣、住、行、育、乐之应用。学生也可以借此案例了解纳米产品的认证与安全性，为自己或家人在应用纳米产品时进行把关，甚至进一步延伸探索纳米科技未来的发展潜力等。在学习此案例过程中，学生也可以进一步了解学校内外纳米科技相关的教学课程或研究，同学通过问题导向式的学习，可以尽早了解校内、校外的资源，规划自己未来的学习或研究地图。

使用本教案时，学生应具备的背景知识

大一或大二学生具备高中程度之物理、化学、生物的基本概念。

主要学习目标

让学生了解纳米科技，探讨其应用及建立个人的学习地图。

案例简介

纳米（nanometer）是一个长度的单位，纳米结构的大小，只要任一维度介于1 ～ 100纳米，表面积所占的比例大增，物质会呈现出异于宏观尺度下的物理、化学和生物性质。纳米材料属于“由小作大”（bottom up）或“由大缩小”（top down），以组装成新的材料、组件或系统，具有新的性质及用途。纳米科技涵盖的领域甚广，从基础科学横跨至应用科学，包括物理、化学、材料、光电、生物、纺织及医药等各领域的产业应用。本案例让选修通识课程的大一学生借由案例讨论了解纳米科技及其应用，建立正确的认知以及规划个人未来的学习地图。

课堂安排

本案例分割为三个剧幕，第一次上课可依幕次的情境讨论学习目标，第二次上课讨论个人搜集整理的资料，并与同组成员互动、交流完成学习目标。时间的分配可依照案例规划时间或由学生自行决定。第一次课前15分钟，tutor说明规则、自我介绍、小组成员互相认识（通识课程学生来自不同科系），每次课程结束前留10～20分钟，进行小结、反馈及同侪评量。

本教案包括三场剧幕，时间分配如下：

第一次讨论：学生依教案脑力激荡学习目标，并设立学习优先序列（100分钟）

Tutor、学生自我介绍，推选主席与记录者（15分钟）

第一幕（20分钟）：探讨纳米的定义及纳米科技所带来产业革命的影响。

第二幕（20分钟）：探讨对市面上宣称的纳米产品，如何辨认与正确使用。

第三幕（25分钟）：探讨纳米产品对人体与环境是否有危害。

学习目标汇整（10分钟）：将第一幕至第三幕讨论之学习目标的相关议题汇整。

动力流程反馈评量（10分钟）：组员（包括tutor）对于本案例讨论流程中的个人、同侪、团队整体动力角色及行为态度的检讨与反馈。

第二次讨论：学生讨论分享学习成果，并延伸新议题（100分钟）

第一幕（20分钟）：探讨纳米、纳米科技及其对各领域之影响。

第二幕（25分钟）：探讨纳米产品对人类生活的影响。纳米产品真的安全吗？

探讨纳米产品的影响。如何保护自己与环境？政府的规范如何？

第三幕（25分钟）：探讨纳米科技应用的新趋势及自己未来之衔接学习地图的规划

总结讨论（15分钟）：同学对于本案例讨论进行总结讨论及绘概念图（concept map）

动力流程反馈评量（15分钟）：组员（包括tutor）对于本案例讨论流程中的个人、同侪、团整体动力角色及行为态度的检讨与反馈，组员填写同侪评量表及案例、tutor反馈表

注意事项：勿让同学花太多时间讨论市售纳米产品，偏离主题。

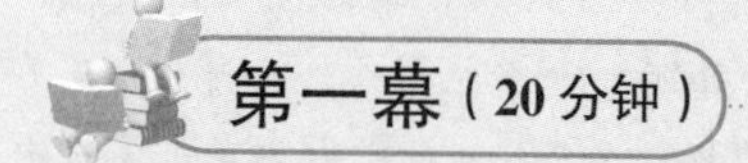

小华是刚考上医药大学药学系的新生，对于进入向往已久的大学充满憧憬。快要开学了，小华上网查询课程，除了微积分、普通物理、普通化学外，还有一门纳米科技的通识课程，这是一门以前没有学过的科目，到底要学些什么？等念研究生的姐姐回来，或许先问问老姐的意见。

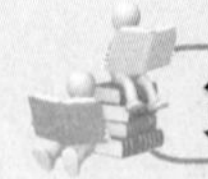

第一幕（20分钟）

Google一下纳米，资料多得吓人，其中一则报道各国政府把纳米科技当作产业竞争力的指标。电视广告中及市面上到处可见纳米产品，如纳米面膜、纳米洗面奶、纳米衣服、纳米口罩、纳米鞋、纳米袜。印象中“7-11”也有两种新商品上架——纳米铁牛奶、纳米钙牛奶，价格也高于一般的鲜奶，其他的纳米食品琳琅满目，到底有多少效果？可以安心使用吗？纳米对人类及产业带来的影响有多大？政府对纳米商品有没有管理机制？脑中有很多问题出现，从学校的课程中可以找到答案吗?

关键词：

纳米；纳米科技；纳米产品；产业竞争力

学习重点：

说明在此剧幕中学生必须讨论之重点。

1. 纳米的定义
2. 物质在纳米化后之物理、化学、材料等性质之改变
3. 纳米科技的发展与涵盖范围
4. 工业革命对产业之冲击

提示问题：

写出相关之简要问题，提供tutors引导方向。

1. 纳米是什么？
2. 物质在尺度下呈现的物理、化学和生物性质变化为何？
3. 纳米科技为何在本世纪引起注目？各国发展范畴为何？对人类生活的影响为何？

参考资料：

纳米（nanometer）是一个长度的单位，微小的度量标准，纳米结构的大小为1～100纳米，表面积所占的比例大增，物质会呈现出异于宏观尺度下的物理、化学和生物性质。即在微小尺度下，材料本身的特性有可能被打破，产生一些自然界中所未见的独特性质。回溯过往，人类科技的进步，主要是由三次的大变革所引领。18世纪中叶，英国人改良蒸汽机之后，由一系列技术革命引起了从手工劳动向动力机器生产转变的重大飞跃是第一次工业革命。19世纪70年代，以内燃机与发电机替代了蒸汽机，使得电力成为现代文明的主要能源，称之为第二次工业革命。20世纪第二次世界大战之后，人类开始使用计算机及信息技术，文明的演变过程愈加剧烈，此为第三次工业革命。三次技术革命尚未结束，便有人开始预测第四次工业革命的主角——纳米科技、生物科技、信息科技等。这些科技正

酝酿着新的科学、技术与产业的革命，而我们应该认识科技进步可能带来的变革、挑战与机会。

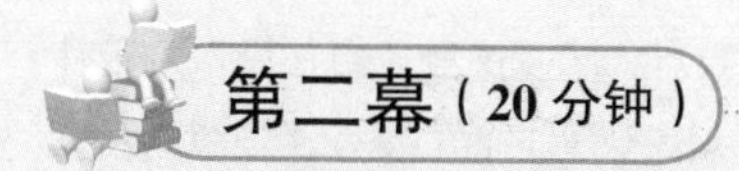

第二幕（20 分钟）

傍晚时一家人陆续回来了，妈妈正在厨房中准备晚餐。煎了一条鱼却粘锅得厉害，鱼皮和鱼肉分散开来，不时听妈妈碎碎念“早知道该买第四台广告的纳米不锈钢炒锅，做菜可能更顺手”。好不容易做好了晚餐，妈妈叫小华招呼大家上桌吃饭。

姐姐回来后躲在房间不见出来，小华进入姐姐房间，发现姐姐正躺在床上，脸上铺了一层湿湿的面膜，数分钟后姐姐摘除面膜，告诉小华说：“我听朋友介绍买了几种美白的化妆品，分子特别小，容易进入皮肤深层，先敷面膜，再用化妆水与乳液，你要不要也试试看？”小华摇摇头，催促姐姐出去吃饭，心里不禁嘀咕这些化妆品是不是广告中的纳米化妆品，真的好用吗，会不会有副作用。心里有点替姐姐担心。

关键词：

纳米不锈钢炒锅；纳米化妆品；第四台广告

学习重点

1．市面上已有哪些纳米产品？
2．引导学生讨论市面上已有的纳米产品，是否已有合格的产品认证。

提示问题：

写出相关之简要问题，提供 tutors 引导方向。

1．第四台频道“纳米锅”真的什么都不粘锅吗？如何求证？
2．市面上是否已有纳米化妆品贩卖？如何分辨？
3．市面上的纳米产品有哪些已经被政府认证？如何分辨及正确使用？
4．网购商品，质量不一，如何确保安全、好用、不上当，维护自己权益？

参考资料：

让 tutor 能迅速掌握此剧幕中应具备之相关知识。

1．http：//proj3.moeaidb.gov.tw/nanomark/
2．经济主管部门推动纳米产品认证制度，现已有认证制度的为建筑、纺织、涂料等。
3．各国对纳米的法规如何规定，尚无统一定论，现行均依各国法规进行管理。

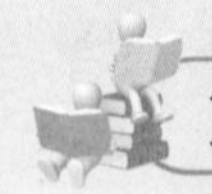

第三幕（25 分钟）

吃过晚饭，一家人在客厅看电视，新闻报道各国政府为了提高竞争力，投入大量补助进行纳米的研究及人才培训。广告时转到第四台，刚好纳米产品广告又在大力放送。小华问姐姐对纳米的看法，很多商品宣称是纳米产品，如果使用对人会有什么影响；纳米科技产业的领域到底有多大。姐姐说纳米科技范围太大了，一时说不完，学校有不少纳米课程可以选修，开学后去找答案吧。

小华心里想开学后，先选修纳米科技概论课程，弄清楚纳米到底是什么。太多的问题让小华期盼着暑假赶快结束，早点到学校找答案，同时也思考将来如何利用学校的资源，来建立自己在纳米科技领域的学习地图或进入研究室参与实践印证。

关键词：

纳米的研究及人才培训；纳米相关课程；纳米科技产业；纳米科技领域的学习地图

学习重点：

1．大学及研究所有哪些课程与纳米科技有关？学习地图该如何拟定？

2．纳米科技产业有哪些？如何应用学校所学课程与产业衔接？

3．各国政府对纳米科技的重视程度如何？学校的教育如何与政府发展方向吻合？

提示问题：

1．协助同学制订自己对纳米科技学习的地图。

2．引导同学找出发展的目标与方向。

3．引导同学讨论纳米科技发展的趋势与利基。

参考数据：

1．罗吉宗 . 奈米科技导论 . 全华书局，2003.

2．姜忠义，成国祥 . 奈米生物科技 . 台北：五南书局，2004.

3．李玉宝 . 奈米生医材料 . 台北：五南书局，2006.

4．曾厚等 . 生医奈米技术 . 成大化学系，台南，2007.

5．赵兰英 . 奈米医药技术发展趋势与政策建议 . 工研院经资中心，2002.

6．彭国胜，王振宇，罗慧娟 . 奈米科技与检测技术 . 工研院量测中心，2003.

7．曾念国 . 全球奈米药物产业现况与发展趋势 . 工业技术研究院产业经济与资讯服务中心，2003.

8．王世仁 . 奈米药物传输技术专利地图及分析 . 实验研究院科技政策研究与信息中心，2005.

9．Sandra J. Rosenthal，David W .Wright.Nanobiotechnology protocols. Humana Press，2005.

10. 郭俊贤 . 奈米生技化妆品专利地图及分析 . 台湾行政院科学技术数据中心，2004.

后记：

本案例为张淑贞副教授为台湾“中国医药大学”通识课程撰写的 PBL 案例之一，自 2009 至 2017 年于台湾“中国医药大学”通识教育中心的“纳米科技概论”课程中使用，深获学生好评。此案例曾在台湾举办的 2012 年全国 PBL 案例竞赛，入选为佳作（36 件参选案例）。作者的《纳米科技概论》教材于 2011 年台湾“中国医药大学”举办的优良教材评选中获得优良奖，课程中融入 PBL 案例的讨论，让大一的学生感受到学习方式的创新，期末给予高度评价，连续两年（2012、2013）获得通识教育中心院级教学优良教师，以及 2012 年台中市教师会第十届 Super 教师等。

学生的期末反馈摘录数则展示如下：

1．学生 A：

学生给自己的期许：

After this course, I hope I will be more exposed to the area of nanotechnology, realizing how much it will change our future lives, learning how to assess the quality and credibility of nanoproducts. This is also my first PBL class, hence I am excited to take up this interactive way of learning which I personally agree to a great extent to its application in medical courses. We, as students and future medical practitioners of the fast-evolving world should adopt the PBL learning to cultivate sharp problem-solving skills and critical thinking.

学生给老师的建议：

Teacher is really responsible and kind. There is no further improvement needed to nurture good students.

2．学生 B：

虽名为纳米科技概论，实际上有许多实用的学习方法，真觉新颖，谢谢，老师不只给我们鱼吃，还教我们如何自主地去钓鱼，挖掘宝藏。

3．学生 C：

老师教学有目标，给我们教授纳米知识，让我们充实自己。

4．学生 D：

PBL 讨论很满意呀！淑贞教授熟稔的教育技术，让我以全新的角度认识纳米。

5．学生 E：

我很谢谢老师用心的安排课程，带我们玩很多游戏（PBL 讨论）。

案例 5　健康检查的迷思

吴礼宇

问题导向学习案例

Problem-Based Learning（PBL）

◀ 小组导师指引 **Tutor Guide** ▶

医预课程（适用一、二年级）

健康检查的迷思

撰写者：吴礼宇

审查者：陈安琪　孙盛生　郑雅兴

台湾“中国医药大学”，医学系

School of Medicine，China Medical University，Taiwan，China

案例设计缘由与目的

涵盖的课程概念

医学专业素养的教育目的在于培养医学系毕业生具备好医师的特质，且随着医学教育持续改革的不断发展，除注重专业能力外，更强调人文关怀和具备预防保健的社会使命。然而学者们对医学专业素养并没有一致统一的定义且存在着概念上的重复，每一种定义与其所属医学专业之特色及专业本质均有关，并且也受到当地社会文化背景的影响而有所差异。不管各医学院如何在“医学课程”中强调医学专业素养的重要性，“传统课程”中的医学专业素养教育仍不及运用多元学习策略以提升医学生的专业素养对学生带来的影响。多元学习策略中的以问题导向学习（PBL）在台湾教育中尤其是医学教育已实施多年，本校也于2006年应用在医预教育课程上。

过去安排的通识医预课程，常有学生觉得对未来职业无直接帮助，只当作是“营养学分”，因此，近年加强通识课程和学生未来就业的相关性，像是作为医生应有的同理心、关怀和与人沟通的能力，都会借由通识课程来培养，让学生各阶段的课程都能相互连结。本校医预课程规划包含四部分，即语文、服务、社会科学与科学，教学目的不仅教导学生理解基础科学观念，同时也培养学生关怀社会与建立伦理观念。课程安排首先让学生明白社会与医疗问题，进而培养学生自我寻求解决问题的方法，提升学生对社会议题的关注与敏感。问题导向学习在此阶段主要用来鼓励学生查询资料、训练批判性思考，以培养自我学习与终生学习的习惯。

因专业素养的多面向，所以培养医学生的专业素养有效的方法就是根据学生的年级和具体的情境做调整。对医学系的新生较佳的为情境教育，并以潜移默化的方式融入学习的课程。PBL是一种能够将学到的知识内容灵活运用并与生活结合的学习理念。为了要达成学生的自主学习，教案的撰写应符合学生的兴趣及进度，才能引发（trigger）学生对学习的信心。为了让学生学习时了解未来临床生涯，教案常以日常所见及与生活息息相关的议题来触发医学基础与临床的相关性，而且医学是以人为本，所以教案应尽量写得有人性化、生活化，让学生体验人性的真实性，并探讨生命科学以外的复杂人际、社会、信念及文化各种属性与感性。因此，考虑一年级新生大部分是高中毕业的单纯背景，接触社会层面少，假如又要与医疗相关，最佳题材就是对健康检查的认识或相关医疗经验引起学生讨论的兴趣。教案重点让学生从日常生活与经验中真正去面临的问题去发现既有知识的不足（专业伦理）与潜藏议题（价值观与行为模式）。

涵盖的学科内容

学习内容的有关层面：

使医学系学生能更加了解将来在职场和社会上的使命，让正在修读医预课程的同学提早知道相关专业课程在修课期间要进行适当弥补或日后专业应弥补之处。进一步让医学系学生了解提供以个人为基础、家庭为中心、社区为范畴的医疗照护及预防保健服务的重要性。

可继续再延伸的层面：

让学生能体会作为医生应有的同理心、关怀和与人际沟通的能力。让学生明白社会与医疗问题，进而培养学生自我寻求解决问题的方法，提升学生对社会议题的关怀与敏感。案例内容不像专业课程能切割出明确的层面，而是借由案例引发学生多层次的思考内化后，让学生从日常生活与经验中真正去面临的问题去发现既有知识的不足（专业伦理）与潜藏议题（价值观与行为模式）。

整体案例的教师指引：

案例就是所谓的“问题”。撰写案例之前，通常要先确立 PBL 课程的学习目标，了解它要涵盖多大的层面，然后再搜寻合适案例，撰写成为合用的教材。撰写时，要针对学生的程度，并切合原始的教学目标，枝节的问题尽量不要凸显，以免学生无法取舍，把学习的层面推得太广太深。另外，也需要明确编写教师指引，让各个小组都能达到一定的学习内涵。其要旨即由课程之学习目标出发，能涵盖横向科际间及纵向间（基础与应用）之整合思考。

前言

使用本教案时，学生应具备的背景知识

健康检查经验。

教学目标

借由对健康检查的关注及认知，使医学系学生更加了解将来在职场和社会上的使命，让正在修读医预课程的同学提早知道相关专业课程在修课期间要进行适当弥补或日后专业应弥补之处。进一步让医学系学生了解提供以个人为基础、家庭为中心、社区为范畴的医疗照护及预防保健服务的重要性。

教案简介

本教案借由两个有落差的健康检查的案例，引起身为医学系的学生对健康检查的关切及进一步引导去认识相关内容。因为哥哥和自己健康检查的不同结果，而使得教案主角大雄想要进一步认识健康检查内容和相关的议题。大雄在探寻健康检查过程中厘清了以前的错误观念。最后借由老板的健康检查经验更加了解现代健康检查各个方面，引起潜藏议题——预防医学和全人健康照护的概念的讨论。

课堂安排

课程如为学期第一次课程，前 20 ~ 30 分钟为 tutor 与学生的互动时间。

本教案包括四幕，时间参考分配如下：

第一次讨论课程，第一幕～第四幕：80 ～ 90 分钟

第一幕（10 分钟）：周先生不久前才做完健康检查，7 个月后正值壮年的他因肝癌遽然去世，引起家人尤其是弟弟大雄对健康检查的不信任。

第二幕（15 分钟）：大雄因公司规定做了健康检查，竟然检出 2.5 厘米大的肺部肿瘤，在医师建议下进一步检查和治疗后才没让病情延误。

第三幕（25 分钟）：因上网搜寻“健康检查”相关信息，对“健康检查”的定义有更深入的了解。

第四幕（20 分钟）：借由大雄老板的健康检查经验了解高阶健康检查是否仍有争议？由剧幕人物话题带出预防医学和全人健康照护的概念。

总结讨论（约 10 分钟）：同学于本次讨论课程过程中的检讨与反馈。

第二次讨论课程，第四幕：110 分钟

第一幕～第四幕（85 ～ 90 分钟）：就第一次课程所提出之新问题再深入讨论。

Wrap up（10 ～ 15 分钟）：同学针对本次教案发表个人感想或整理出概念图。

总结讨论（约 10 分钟）：同学于本次讨论课程过程中的检讨与反馈。

注意事项

1. 本教案适用对象广泛，可从专业和非专业角度切入讨论，请 tutor 借由互动中加入与学生的充分讨论。

2. 请 tutor 引导学生在 population、behavior 和 life science 三个方向均衡探讨。

3. 剧幕上的时间为参考用，tutor 可视小组进行情况做适当调整。

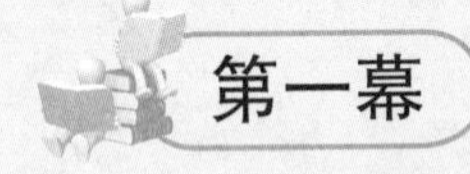

第一幕

五十多岁的周先生是创业楷模、白手起家的企业家，平常事业繁忙、两岸奔波，不抽烟，偶尔应酬会喝一点酒，除身材略显发福外，倒不觉得身体有何异状。年前他参加公司安排的团体健康检查，得到的结果也是一切正常。5 个月之后，他突然因腹痛在公司昏倒，紧急送医经检查后，才发现得了肝癌，2 个月后，正值壮年的他遽然去世。

遭打击的家人伤痛逾恒，忍不住频频埋怨：怎么才约半年时间，健康就会有这么大的变化？当初不也做了多项肝功能的检查，为什么没有发现异状？

“健康检查不能保证健康，只能促进经济发展”，周先生的弟弟大雄如此嘲讽。

关键词：

1．健康检查。

2．肝癌、肝功能的检查。

学习重点：

1．什么是“健康检查”？健康检查的意义和目的为何？

2．对健康检查种类的认识。

3．健康的定义。

提示问题：

1．现代医疗进步，很多人会做健康检查，但是同学是否都了解？

2．周先生参加的是团体健康检查，健康检查种类有哪些？

3．健康很重要，身体要达到何种状况才是真正的健康？

注意事项和参考资料：

1．请 tutor 注意，本剧幕虽为引起后面剧情而设计，可让学生分享从小到目前的健康检查经验，同时也能引起学生对认识健康检查的兴趣。

2．学生可能有兴趣了解肝功能检查，“健康检查不能保证健康，只能促进经济发展”等，在此剧幕可适当讨论，但因非此教案重点，不宜花太多时间于此议题。

3．根据世界卫生组织（WHO）对健康的定义是“生理、心理及社会适应三个方面全部良好的一种状况，而不仅仅是指没有生病或者体质健壮”。这个定义一直被用来解释健康，直至 1990 年世界卫生组织又加上一项内容，改为“健康是身体健康、心理健康、社会适应良好和道德健康四方面皆健全”。

4．健康检查的目的系在筛检疾病，针对外表健康、无明显症状的人群施予检查，以便早期发现可能发生某种疾病之高危险群个案，再做进一步检查，以求得正确诊断与必要之后续追踪及治疗。

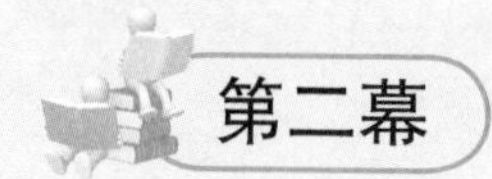

第二幕

帮忙处理完哥哥丧事的大雄回到公司，就接获一则人事通知，要求 45 岁以上的员工要进行部分自费健康检查，作为每年的考核业绩依据。大雄抱怨着说：“才说健康检查没用……我平时健康状况良好，虽有抽烟但也偶尔会接受免费胸部 X 线检查，每次检查都无异常，公司的规定真是找我们麻烦。”

同事说：“虽然有点麻烦，但就像汽车每年都要定期保养检查一样，每天使用的身体为何不需要？还是有必要做进一步的检查。”大雄心中有些排斥，又很困惑，但是为了考核业绩，还是去做了公司规定的健康检查。

第二幕

大雄到院接受健康检查并自费加做胸部计算机断层检查，竟然检出 2.5 厘米大的肺部肿瘤，由于这颗肿瘤恰恰躲在心脏后方，以至于 X 线完全无法检查出来。大雄知悉后直呼不可思议，并庆幸自己参加了这次的公司健康检查，在医师建议下进一步检查和治疗后才没让病情延误。

关键词：

1. 抽烟。
2. 免费胸部 X 线检查。
3. 肺部肿瘤。
4. 计算机断层检查。

学习重点：

1. 免费健康检查项目。
2. 自费健康检查项目。
3. 一般健康检查应该包括哪些基本项目？

提示问题：

1. 健康检查免费和自费有何不同？有条件限制吗？
2. 健康检查是健康的保证书，还是虚有其表的商业花招？

注意事项和参考资料：

1. 请 tutor 注意学生可能有兴趣于抽烟是否引起肺部肿瘤或肺部肿瘤检查，但此项议题非本教案重点，不宜花太多时间于此议题。

2. 请 tutor 引导学生查询健康检查项目（包括公费健康检查相关信息）。

3. 依全民健康“癌筛检计划”之要求，增加免费检查项目、内容及条件如下：

a. 子宫颈涂片检查：满 30 岁女性，每年免费筛检 1 次

b. 乳房摄影检查：40 ~ 44 岁且二亲等以内血亲曾患乳癌之妇女和满 45 ~ 69 岁女性，每 2 年免费筛检 1 次

c. 儿童预防保健：未满 7 岁儿童，提供 9 次免费儿童预防保健服务

d. 成人健康检查：40 ~ 64 岁民众，每 3 年免费筛检 1 次，65 岁以上民众每年免费筛检 1 次

e. 结直肠癌筛检：50 ~ 74 岁民众，每 2 年免费筛检 1 次

f. 口腔健康检查：18 岁以上至未满 30 岁有嚼槟榔习惯（含已戒）原住民和 30 岁以上

有嚼槟榔习惯（含已戒）或吸烟者，每 2 年免费筛检 1 次

为维护中老年人健康、早期发现慢性病、早期介入及治疗，本署提供 40 岁以上未满 65 岁民众每 3 年 1 次、55 岁以上原住民、罹患脊髓灰质炎且年龄在 35 岁以上者、65 岁以上民众每年 1 次成人健康检查。服务内容包括身体检查、血液生化检查、肾功能检查及健康咨询等项目。

资料源：卫生主管部门（http：//www.bhp.doh.gov.tw/ BHPnet/Portal/）

4. 根据卫生主管部门的统计数据显示，癌症居台湾民众十大死亡原因之首位，过去数年来台湾男性癌症死亡原因中，肺癌（肺腺癌）仅次于肝癌，为第二大癌症死亡原因；在女性，肺癌则高居癌症死亡原因的第一名。但在 1997 年后，虽然肺癌在男、女死亡原因的排名没有改变，但是肺癌总死亡数已经超越肝癌，跃居台湾民众癌症死亡原因之首位。最近几年台湾每年有将近 6000 人死于肺癌（肺腺癌）。近年来尽管医学已有相当进展，但是肺癌的治疗成果还是非常令人失望；也因为如此，只要谈到肺癌，大家无不恐惧万分。

资料来源：肺癌 高雄荣总正子中心 正子造影中心黄宗祺放射师 健康医疗专栏（http：//www.pet-vghks.com.tw/?page_id=175）

第三幕

"为什么哥哥的肝功能检查结果都是正常的，而肝癌却无法测知，而我的躲在心脏后方的肺部肿瘤可以检出？是检查哥哥的医师不够专业，还是我比较幸运吗？"大雄因此觉得对健康检查有必要多了解一些相关内容，于是在住院治疗期间用平板电脑上网搜寻"健康检查"相关信息。

搜寻后发现网络上健康检查数据和检查项目琳琅满目，感到非常混乱，其中有些健康检查单位说台湾十大死因的癌症、心血管疾病等，都是慢性疾病，都可以借由健康检查来预知。但又有的说，只做 X 线检查、抽血检验及心电图检查三项是无法筛检出平日常见潜伏性的癌症的。另外以前都认为健康检查就是要到大型医院，查询之后才知道有很多非大型医院的健康检查中心也有很先进的体检设备。

在搜寻数据中最能吸引他注意的是 KingNet"国家网络医院"所提出的十种常见"全身健康检查"错误的观念，澄清了一些似是而非的观念，让大雄进一步去了解什么是"健康检查"真正的含义。

关键词（key words）：

1. X 线检查、抽血检验及心电图检查。
2. 潜伏性的癌症。

3．关于健康检查错误的观念。

4．KingNet“国家网络医院”。

学习重点（learning issues）：

1．台湾民众十大死因。

2．挑选合适的健康检查的方法。

3．健康检查常见的错误观念。

提示问题（guiding questions）：

1．如何应用网络上琳琅满目的健康检查数据和检查项目？

2．健康检查有哪些常见的错误观念？

注意事项和参考资料：

1．Tutors 提醒学生第二和三幕学习重点在网络上有很多数据，查到数据要告知出处，以达到循证学习的精神。

2．依照个人的健康状况、病史、家族病史及经济状况选择适合您的健康检查项目。

3．十种常见“全身健康检查”错误的观念——KingNet“国家网络医院”

http：//hospital.kingnet.com.tw/essay/essay.html?category=%C2%E5%C3%C4%AFe%AFf&pid=4007

4．健康检查的过去、现在和未来．台大健检 50 周年有感：对健康诊断的过去现在与未来之观点：由实证医学观点的批评．台湾大学医院健康检查 50 周年特刊 .2006，50-53.

第四幕

当大雄很投入地搜寻更多资料和太太静香讨论时，公司的老板来探病，并告诉大雄，他之前也自费十几万做了整套健康检查，包括正电子发射计算机断层造影（PET）、核磁共振（MRI）和各种癌症的筛检等。而且检查结果是经由医师一对一地解说，医师还温馨翔实地告知所谓正常、不正常的数值代表的意义是发病的可能性高低，而不是绝对的指标，一切正常并不是就可以永远放心。解说中完全没有官式的医疗语言。最后还有专业健康管理师在预防医学的观念下，教导如何借由饮食、运动习惯的倡导，来预防疾病的产生。老板说现代的健康检查已经像企业经营一样，不仅提供优质的医疗专业，也导入了最贴近人性需求的顾客接待服务质量，专业的名称就是全人健康照护！

老板离开后，太太静香说：“终于知道为什么有很多以企业起家的集团，要跨足医疗服务事业！但做健康检查就要花十几万有必要吗？”

关键词（key words）：

1．正电子计算机断层造影（PET）

2．核磁共振（MRI）

3．癌症的筛检

4．健康管理师

5．预防医学

6．全人健康照护

学习重点（learning issues）：

1．正电子计算机断层造影（PET）、核磁共振（MRI）何种情况下用于健康检查？

2．健康检查专业医师需有哪方面的能力？

3．知道健康管理的目的和内容。

4．了解何谓预防医学。

5．何谓全人健康照护？

提示问题（guiding questions）：

1．健康检查专业医师如何将专业医学知识解说给一般民众了解而且没有官式的医疗语言？

2．如何解释不正常的数值？

3．预防疾病日常饮食或运动习惯，要如何注意？

4．高阶健康检查是否仍有争议？用营销包装、企业经营的手法做健康检查促销合适吗？

注意事项和参考资料：

1．本剧幕可探讨议题非常广泛，学生可查询各医学院提供给民众相关健康检查政策，也可根据自己知道或亲友情况设定相关学习重点。（查询各医学院网站）

2．引导学生知道将来投入医学专业领域及在学期间规划学习的重要性。

3．预防医学强调“早期发现、早期治疗”，主要是运用合适的医疗资源来避免疾病发生，而非消极等待疾病或症状产生。落实预防医学，将可借由平日的保养，维持器官的功能，增强身体自愈的能力，并追求生理及心理的均衡。

4．全人健康照护：以个人为基础、家庭为中心、社区为范畴的医疗照护及预防保健服务。

5．Reeves S，Perrier L，Goldman J，Freeth D，Zwarenstein M. Interprofessional education：effects on professional practice and healthcare outcomes（update）. Cochrane Database Syst Rev. 2013，3. Review.

参考资料：

本教案参考资料附于各幕之下。

后记：医学系医预（通识）PBL 执行的构想与成果

构想：PBL 的创新应用

台湾“中国医药大学”将 PBL 课程应用于专业课程是从 2001 年开始，2000 年由教改执行长洪瑞松副院长带领下，多次到国内外各大学或医学院学习观摩，从摸索到执行 5 ～ 6 年后有一些经验和资源，在 2006 年第一学期开始将 PBL 扩大用于医一、二年级通识课程，此时也是关超然教授正式到本校任职教师发展中心（CFD）主任。他建立了 PBL 工作小组，并延揽了辛幸珍老师极力帮忙推广 PBL 在通识课程的应用。当初执行的构想是让大一的同学一到学校就练习 PBL 课程，习惯这种新的学习理念，养成自己查询数据、自我学习、群体合作学习及终生学习的能力。而且 PBL 有趣而且简洁易懂、生活化，对于平日可能遇到的问题做深入探讨，如又符合科系内容，会较以往大堂课吸引学生的学习兴趣。对于医学生需要的医学专业素养，常被提及的包括下列行为，让学生能提早省思：

1. 将病人的利益优先于自己个人的利益。
2. 遵守严格的伦理与道德标准。
3. 能响应社会的需求，而且自己的行为必须反映与所服务的社区之社会的契约。
4. 能表现出核心的人文价值，包括诚实与廉洁、关心与同情、利他行为与同理心、对其他人的尊重及可信赖。
5. 履行自己及对同侪们的责任与义务。
6. 有持续追求卓越的想法。
7. 有追求学术及更进步的想法。
8. 能认知未来需处理高度错综复杂的事务与不确知的事务。
9. 有信心反思自己的行动与决定。

让学生知道要成为一位好医师，“先学做人，再学当医生”是医学教育之重要理念。台湾“中国医药大学”医学系在探讨医学系一、二年级，通识教育规划课程如要加入 PBL 课程，需要大量培训 tutor，当时在师资培育中心主任关超然教授帮助下，培训基础医学和临床研究生担任 tutor，同时也将此理念推广到硕士生。他们从怀疑到接受 PBL 课程之后，对于自主学习及终生学习之情形，更能认同。我们在实施多年后持续观察并设计问卷了解学生观点，也有医学教育文章发表（篇名为 The Change of Student Perception toward PBL in a Medical School with a hybrid-PBL Preclinical Curriculum in Taiwan）。并进一步了解其对 PBL 应用于通识教育在医学系课程安排上的看法与建议：①达成 PBL 课程部分能由通识课程、医预教育与三、四年级至临床医学教育课程衔接串联，使学生更能感受 PBL 精神和达到自主学习的认知。②借由信息平台让校内外人士更了解医学系执行 PBL 的成效和建立相关沟通渠道。③从实际关怀的互动中，希望学生能学习彼此关心，真正去关怀病人，培养视病犹亲的态度。

成果：通识案例的撰写

每学期医学系 PBL 项目小组成员参加的由系主任主持的会议中，小组成员会脑力激荡，针对当年度在国际或社会上的趋势或动荡的事件，思考并讨论出符合医学生培养需要的核心能力主题，作为案例目标的书写方向。再询问相关专业或写案例专家设计出适合的内容。因此从 2006 年至 2016 年十年间，不断地都会有不同的主题（如下所示），目前已有的众多案例中总会有重复的主题，当然是因为有些现象一直存在于国际社会上，如《M 型社会》是 2006 年大前研一的一本撼动日本上班族的书，直指目前日本及全球普遍的发展趋势，对照台湾的当前现状，令人警醒惊惧。因此我们在 2007 年以 M 型社会案例让学生知道经济社会结构已经改变，以期能在 M 型社会趋势下，或许无力改变大环境，却有权利决定自己未来的方向与位置，而不是无奈地接受沉沦，应视危机为转机。在 2015 年又常常见到报章报道有关“M 型社会”的现象，有些学者观察到很多成功的人中所谓的“勤劳”不只是在自己工作领域单一层面，他们同时也好学不倦，除对自身工作专注外，更有兴趣了解其他范畴的知识，比如社会政治、时事、经济、历史、科技、投资甚至哲学等。所有领域都是环环相扣，比如经济与政治息息相关，而历史又会不断重演，影响个人工作事业型态及投资决定。所以与其分开说“勤劳”“教育”及“投资”，不如说有成就的人会喜欢不断“自我增值”。这些理念很难在一般大堂课让学生充分认知，但借由案例就能达到让学生思考并讨论自己未来学习方向。因此我们在 2015 年又提出此议题让他们知道不只是社会经济 M 型化，连医院也 M 型化了。其他例如环保、能源等议题也一直是人类生存环境的重要问题。另外最近在台湾提出的“一例一休”影响到医疗质量，造成对医疗业的冲击，我们通过 PBL 案例为学习的平台，让学生能充分体验日常生活中医疗行业与一般产业甚至服务业的最大不同。

- 2006 年：以环保为主题，如全球变暖
- 2007 年：以国际观为主题，如 M 型社会
- 2008 年：个人成长为主题，如理财、金融海啸
- 2009 年：医疗相关社会实务为主题，如健康保险
- 2010 年：以生物科学为主题，如克隆人并配合教育政策如戒烟
- 2010 年：永续社会为主题，如少子化、人口老龄化
- 2010—2013 年：两性关系，亲密关系
- 2014 年：污染议题，如食品安全、空气质量
- 2015 年：粉尘爆炸，M 型社会
- 2016 年：一例一休，环保（塑料袋）

案例完成后来自学生的反馈

- *以生活化的角度切入医疗领域，让人开始有对医疗的了解。*
- *有学到东西，生活化，实用。*
- *我喜欢这一次的教案，很有趣，也很符合我们的科系，而且简洁易懂。*
- *生活化，对于平日可能遇到的问题做深入探究，适合目前的我们。*
- *很实用，很有趣的教案内容，比上学期好，方向较为明确。*
- *还不错，有值得讨论的部分，也很实用。*
- *跟医学相关，提升实用价值信息的理解学习。*
- *主题很好，跟我们息息相关，具体、有内容。*
- *健康检查这个议题比上学期更贴近生活，很好！*
- *这次教案很贴近生活，学习动机及效果都很好！*
- *较贴近生活，和医学相关，颇受欢迎。*
- *终于和医疗相关了。*
- *还不错，让同学了解什么是健检，赞！*
- *有些较专业的项目比较难搜寻，且较困难，但仍不失为好教案！*
- *很贴近生活。*
- *最近办了“医学嘉年华”的活动，切身感到体检在民众中存在错误观念，觉得获益良多。*
- *很好！能让学生进一步了解健检的内容与重要性，唯文字间有些冗词。*
- *这个教案感觉能够讨论的范围有点局限!!!*
- *认为题材可更具开放性。*

医学系一、二年级 tutors 带完医预案例的反馈

- *一年级的学生在第一学期依赖 tutor 较多，到第二学期可感觉到整个过程由学生主导，可流畅进行，tutor 只要稍提醒即可。*
- *一年级的通识教材难以更深入发挥，对专有名词缺乏认识，使学生讨论较无重点，容易失焦，收获有限。*
- *对一、二年级学生较需要提醒抓住每次课程的主题（尤其是通识教材）。*
- *一、二年级学生看问题较单一，也比较需要提醒思考整个案例的概念。*
- *带一、二年级进行 PBL 较需要 tutor 适时抛出问题来协助课程进行。*

因此，在没有巨大专业课程的压力下，最初阶段的通识案例比较适合新进的大学生适应新的学习方式。

二、基础医学案例

案例 1　辜大妈的膝盖疼痛加剧

关超然

汕头大学医学院

主动学习班 PBL 案例

教师版

辜大妈的膝盖疼痛加剧

案例代码：为学院统一编码，不必填写

课程名称：人体结构模块

使用年级：二年级

撰 写 者：关超然

审 查 者：PBL 工作小组；已通过审查

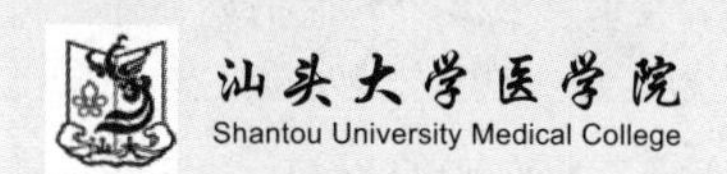

案例设计缘由与目的

涵盖的课程概念（concept mapping）

整合学习收获的概念：利用归纳性思维

“辜大妈的膝盖疼痛加剧”是将人体支架模组中的一个由头到脚的硬组织——**骨骼**器官作为一个整合学习的平台，可以**与“小华受伤了”的软组织皮肤器官案例，在这个模块前后呼应，相辅相成**。我选择了**膝盖**，因为它代表了几个支持人体姿态与活动的组织**整合概念**（如硬骨、软骨、韧带及肌腱的整合功能）；**膝盖疼痛**也更是日常生活上经常会遇到的情境，是人个体的问题，也是社区群的问题，有生理的问题，也有心理的问题。学生应学习把单独分割出来的传统课程整合起来去学习有关骨骼的各种议题，如微观结构（**组织解剖**）、功能（**生理，生化**）、损伤反应（**病理**）、治疗（**药物药理**）及照顾（**护理，急诊**）。除了以西医的角度看关节骨痛，我也把中医的观点提出让学生去探讨，反映从文化不同的角度的观点看医学。毕竟中医也是中国文化的国粹，而且很广大的民众，尤其是在医疗资源不足的偏远地方，还是相当依赖中医。**医学生的整合学习思维需要与社区结合，也代表了将来成为医生了解医疗多元化的整合医疗思维**。整合学习要将本土医疗文化特色与国际医学教育内涵真正接轨（而非表面接轨），才称得上创新。

可继续再延伸的概念：采用演绎性思维

骨骼的生物医学问题可以很多元化，这个案例是用一位年长的劳动女性关节受伤的形式展现给医学生一个综合性的基本概念。膝关节的僵硬、脊柱的拱曲、骨质疏松等也反映了老年社会常见的病痛。在这个基础上，以后别的模组中的案例或给高年级学生的案例，可以引入其他较深层的概念，如孩童的**软骨症**，或者，因工作职业或疾病的创伤引致的**截肢**。**学生进行有效的学习**便要懂得“学以致用”，并会“温故以知新”，利用已学到的去探索尚未知道的新领域。**老师设计 PBL 案例**也要学会“承先启后”，并能“一以贯之”，把多个案例的内容融会贯穿，互辅互补，来达到整合学习运用的目的。重要的**相同概念**会在**不同内容**的案例里重申强调。表面**相同的内容**也会有**不同的概念**。概念与内容必须相辅相成，才会达到高水平成效（high level outcomes——应用 **OBE** 理念！）。

涵盖的学科内容（content coverage）

学习内容的有关层面：

人体的层面 – 人体架构中骨骼系统的重要性如何？从骨骼可以得到一个人的什么讯息？（如法医的判断）

组织的层面 – 骨骼由表到里有什么层次？它们包含什么其他组织结构？细胞个体如何连接成骨骼？

细胞的层面 – 骨骼主要由哪几类的细胞衍生而成？骨骼如何新陈代谢？（如骨骼的分化

与再生）

生理的层面 – 骨骼除了支持人体支架以外，还有什么生理功能？这些功能如何让人体应对环境变化？

病理的层面 – 骨骼关节损伤一般以什么形式展现？ 不同形式损伤的修补机制有什么不同？

药理的层面 – 维护骨骼的保健品，可用 EBM 来探讨其成效。防治关节发炎的药物。

照顾的层面 – 如何保护受了伤的关节，使之尽快治愈？

行为的层面 – 关节疼痛会引起什么行为改变？医治关节退化疼痛，中医是比西医优越，还是无效？

社区的层面 – 老龄化社会的来临，社区及医疗系统有什么责任机制来避免老人的骨骼关节受伤？

可继续再延伸的层面：

以**“辜大妈的膝盖疼痛加剧”**反映**“退行性关节炎”**的个案可以转换为**“工作环境的骨折”**的职业伤害的案例，来反映并强调社会对工作环境安全措施的注意。甚至可以有**“断骨增高”**的案例，为了“医疗需要”或“医美目的”的动机，案例也可设计强调骨骼的增生手术（比较适合高年级学生）。

学生应具备的背景知识（background preparation）

学生要上过 PBL 导论的课程，了解 PBL 的学习流程及其意义。学生也应能从先前已学习过的案例中汲取经验及相关的概念或知识（因为在设计优良的 PBL 课程，概念相同或有相关知识的案例会置于相同或相关的模块或单元）。使用这个案例，学生不需要先行具备医学的专业知识，他们会在此案例学习到应有的知识。

课堂与讨论时间的运用（class and discussion time）

依照规章，PBL 案例除非有例外的情况，一般的 PBL 案例情境限定仅可展示两幕，用两次讨论完成（一次讨论为两课时——100 分钟）。两次讨论相隔一周。案例的第一幕在第一次讨论开始时分发给学生，让学生进行脑力风暴，挖掘并提出想讨论的问题或议题，按学生现有的知识与经验设定，并确定需要知道什么讯息或学习什么议题，才会了解问题的内涵及学到新的知识，然后讨论以达共识去设定为学习目标。可以建立 4 ~ 6 项完整的学习目标，并以优先次序排列，而且可以足够让他们下一次课做 90 ~ 120 分钟讨论。这一段时间的分配，不同的团组可能会有不同的需要，因此每阶段时间的分配不应过于僵化，tutor 及学生会从他们的团队合作经验中学习到最佳的时间分配。不过第一次讨论的后段必须留下 10 ~ 15 分钟时间做对案例的讨论与每位组员优缺点的反馈。

第二次讨论，应可以先利用 20 ~ 30 分钟热身，让学生轮流谈谈一周之间他们是如何花时间在这个案例的学习并且在什么学习平台上查询资料的。千万不能让学生进行轮流的单向“简报”（其实这是典型的传统教学动作），而是要让学生尽量展示互动及主动的“讨论”与“挑战”。同样地，案例讨论结束前，必须留下 10 ～ 15 分钟时间进行对案例的讨论与每位组员优缺点的反馈。

整体案例的教师指引（general tutor guide）

PBL tutor 的角色不是教学，而是以学生为中心的方式去协导学习（是**协导**，不是**主导**），在脑力激荡时，你要对学生的自主学习做协导，帮助他们自主思考及建立学习目标。让学生习惯考虑后面所述的三个层面：①群体 - 社区 - 制度；②行为 - 习惯 - 伦理；③生命生活 - 自然科学。这三个层面的权重在不同的剧幕中会有所不同，并不一定都需要均衡分布。

这一个案例是有关**骨骼，是人体的核心支架组织，可以设计出多元化的学习空间**，而且学生并不需有太多的先备知识；再者，**案例内的资料内容很容易在各种医学教科书内找得到**。是为了初入医学院接触基础医学的学生学习而设计的。

1．这个案例是为了让学生熟悉用 PBL 学习的流程，用组织结构受损伤的情境作为学习的出发点，**可以适合很多不同背景新入医学院求学的大学生**。

2．鼓励学生尽量按照 PBL 的情境提出可以讨论的议题，至于在生命科学领域里，这个案例的目的，是让身体中最硬的组织——骨骼，可与“小华受伤了”皮肤案例的学习作为对比。虽然同为结缔组织细胞，骨骼受伤与皮肤受伤的修补与恢复全然不同。**鼓励学生利用已知道的物理与化学的知识来了解骨骼的结构与功能**。

3．学生并不需要进入骨骼的手术修复技术问题。因为他们将来会在别的较高年级专业模组的案例中遇到这种类似的问题。学生要专注在基础，如钙、磷在骨骼生成与流失过程中的角色及与内分泌的关系（也与骨质疏松症有密切的关系）。

4．**骨骼在儿科学、老年医学、运动医学、妇科医疗都占有很重要的角色**，将来一定会有其他有关骨骼的案例。这个案例要能让学生奠定好的基础。

5．不可早退下课。PBL 讨论时间经常是不足（时间管控不良）。提早下课是教师未能尽责的反映。你与学生必须很有效地运用整个 PBL 的时间，尤其最后要给予学生自评和反馈的时间（PBL 讨论之前，先将反馈时间预留下来）。

这仅是给予老师的参考，请不要把这些资料给予学生，如果发送给学生让学生去寻找这些问题的“答案”，PBL 就会失去“学生自主”及“以学生为中心”（PBL 的灵魂）的意义。如果学生能够提出列在案例情境之后所建议可提出学习的议题之 60%，就已经达到合理的期望，如果需要，你可以利用这些议题再来刺激学生散发批判性思维。

这个案例也适合作为将来“跨专业间教育”（**interprofessional learning，IPL**）的 PBL 学习案例（例如，医学生与护生或口腔医学生一起学习）。

案例情景（case scenario）

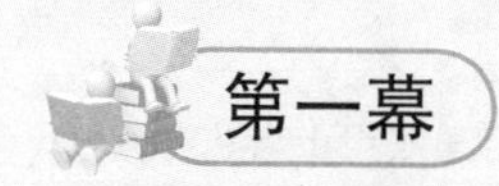

第一幕

辜大妈，59 岁，住在广东潮州偏远郊区的山丘，与结婚 40 年的老伴务农，育有一男孩，儿子留居美国求学成家已有十几年了。辜大妈患遗传性糖尿病已十多年，一直很注意饮食并服药。目前辜大妈的 BMI 为 28；可能因为常常弯腰屈背在田里工作，肩背部稍显拱曲。6 年前开始自觉双侧膝盖疼痛，走动时疼痛会加剧，要不时休息后才渐缓解。晨起时，右膝经常会有僵硬的感觉，要坐在床边十多分钟才能起来走动，活动后僵硬感慢慢缓解。这期间膝盖并无热感。

辜大妈以前曾看过附近乡镇里的诊所医生，并告诉医生她的父亲生前患有痛风之疾，也有膝盖痛。辜大妈吃了 1g 秋水仙碱就不痛了，医生并不认为她所患的是痛风。医生要她尝试减重与使用护膝绷带保护，但是效果并不理想。因为辜大妈家住在偏远地区，无法定时接受康复科治疗，她只能定期拿些医生开的止痛药，并自行服用一些市面上常用的骨腱的保健食品（葡萄糖胺，软骨素及维生素 D），初期似乎仅能使部分症状纾解。

关键词：

糖尿病，BMI，膝盖痛，葡萄糖胺，软骨素，维生素 D

重点议题 / 提示问题（可以分开列出，如果议题不是以问题展示）

1. 正常骨骼（硬骨，软骨，肌腱）的功能及组织结构；膝盖关节在全身骨骼扮演什么角色？
2. 影响骨骼成长与发展的内在与外在因素有些什么？
3. 骨骼受到损伤，通常以什么形式及特征来展现？
4. 关节骨骼的疼痛来自什么组织结构？医生对病人的疼痛应做什么了解？
5. 痛风是非常常见的现象，什么是痛风？凭什么医生确定辜大妈不是患了痛风？
6. 葡萄糖胺、软骨素是什么？为什么可以有部分的疗效（可以用得上 EBM）？

教师引导：

这里有一些有趣并简易的药理议题（秋水仙碱——天然产物的西药，以及常用的保健食品），经常用在治疗骨腱疼痛的问题，在这个案例里可以鼓励学生列为学习目标（因为这与骨骼代谢有关）。

要让学生意识到头脑风暴所列出一大堆的学习议题并不是学习目标，学生必须对这些议题考虑到他们的兴趣，需要及院里的相关性，加以梳理、加减、重组、整合后的问题才是学习目标。

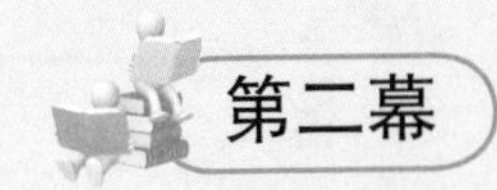

第二幕

因仍需在山区务农，辜大妈近两年膝盖疼痛程度与频率增加，虽服用止痛药物，已逐渐无法负荷工作，平日走路开始需要依赖拐杖。辜大妈的老邻居曾因有轻微风湿引起的膝盖疼痛，寻求附近村落里的中医治疗后而获得缓解。经邻居介绍，辜大妈去了中医诊所看诊，检查后发现膝盖外观已明显变形且有压痛感，屈伸关节时有明显捻发音，中医师说辜女士的膝盖是典型的血气之虚，经络不通的“本痿标痹”，为她进行了针灸治疗，但仍然请辜大妈到城市的医院去做较仔细的膝盖骨骼的检查，排除外伤引致的慢性炎症。

辜大妈听从建议转诊至汕头市某医院的骨科门诊。医生问及辜大妈的日常饮食习惯，辜大妈喜喝茶及鱼虾骨肉汤食品类，起居正常，少病。血液常规大致正常；ESR < 40 mm/h，尿酸值正常，X 线检查关节间隙变小，未见骨有裂痕，但有骨刺产生，并有明显的骨质疏松症。于是建议入院安排人工膝关节置换手术，并接受术前评估。

关键词：

中医，风湿，膝盖，关节间隙，血气之虚，经络闭塞，本痿标痹（即为西医的膝骨炎），发炎，ESR，尿酸，骨质疏松症，人工膝关节

重点议题 / 提示问题（可以分开列出，如果议题不是以问题展示）：

1. 风湿与痛风都是中医用词的延伸，在西医有何不同的定义及相同的意义？
2. 什么是骨刺（中医的说法）？西医是怎么定义及解释的？
3. 什么是骨质疏松症？如何判断？与辜大妈的膝盖疼痛有密切的关系吗？
4. 骨骼的形成与流失是靠什么机制来协调的？
5. 以上在医院的个别测试，在诊断方面有什么特殊结构与机制功能上的意义？

教师指引：

在中国的乡村，现代医疗并不普及，而中医非常普及，有时也有一定的效果；在中国学西医的学生不应当有偏见或封闭的思维，应当有一点中医基本理论的概念。请学生尝试把这个案例里与病情有关的中医观点与西医观点做个比较。关节置换手术细节学生不需列为学习项目，高年级时会学到。

建议整个案例的宏观学习议题（目标应该让学生讨论后设定）

群体 - 社区 - 制度（population）

- 在中国，农村与城市的医疗资源分配与不均的现象有什么改善？
- 中国强调医疗中西合璧，然而西医与中医仍然楚汉分立对峙吗？

- 膝盖疼痛通常在哪一类的人群较常发生?
- 骨质疏松症通常在哪一类的人群较常发生?

行为 - 习惯 - 伦理（behavior）

- 辜大妈的膝盖疼痛与她的生活习惯有没有关联?
- 为什么医生建议的减重与使用护膝绷带保护的效果并不理想?
- 你认识像辜大妈长期膝盖疼痛的人吗（包括你的亲人）？他/她会有什么行为改变吗?

生命 - 自然 - 科学（life science）

- 骨骼结构在人体结构的机械性活动中一般扮演什么功能？在膝盖呢?
- 骨骼以及肌腱受创伤时，会以什么形式的生理反应展现?
- 硬组织（如骨骼）与软组织（如皮肤）的损伤与医疗原则有什么相同或不同?
- 辜大妈膝盖疼痛的感觉是在什么组织水平上发生的？
- 医生应如何在问诊时关注病人的肢体疼痛?
- 发炎/发热反应是怎么样的过程？消炎药/退热药的机制为何？
- 骨质疏松症如何发生？与骨骼细胞与钙离子的新陈代谢有什么关系?

当然，可能还有其他未列出的相关议题。这些仅是一堆议题，*并没有组织整理归纳起来成为目标*。不同学生组群的目标不尽相同，**老师不应为学生订目标使之标准化，但如必要，可以从旁暗喻提示**。一般而言，学生设立的学习目标数目，要看目标的广度大小及下堂课要花的时间，一般以4～6项为准则。

脑力激荡得到的议题可能会很多，学生应学习将一些**相关议题**合并梳理成一个较**完整的目标**。由于学习时间所限，学生应有效率地学习目标抉择及设定优先次序（priority），不可浪费时间。**因此，tutor的责任重大，绝对不可由未经培训的学生担当tutor的职责（即所谓的“学生组长/主席”）。**

参考资料：

学生应有能力由基础医学的教科书找到有关骨骼形成/流失之资料。

案例 2 百岁新生

陈 红

（一）案例摘要

本案例基于一位百岁老人皮肤创伤愈合及心肌梗死后康复的真实案例。老人跌伤后就医较晚，因而未进行伤口缝合，但经过家人每天认真消毒换药，未发生感染并完全愈合；案例继之以回顾的方式，叙述老人在 96 岁时发生急性心肌梗死并在积极治疗后奇迹性康复的过程。案例生动地说明，长寿的老人仍可保持强大的生命力与组织修复能力，正如老人回忆中毛竹那顽强向上的生命过程，感人至深。

（二）前言

“陈老师，你好！我是免疫教研室的小谢。”一天我和正在医学院学习的女儿一道去学校食堂的路上，遇见这位年轻的女教师向我做自我介绍。

“哦，谢老师，你好！”我见她有些迟疑，就接着问：“有事吗？”

“我，我想写份 PBL 案例。”

“可以啊，你写好了我帮你修改修改。”

“可是我不会写，我也不是临床医生，我不知道能不能写成 PBL 案例。”

“那你告诉我你想写的故事，我来教你写。”

于是，小谢老师告诉我们她外婆去年夏天不慎跌伤，手臂皮肤撕脱一大片，外婆当时就把掀开的皮肤盖回暴露的伤口。因为外婆 102 岁了，住在建国前法租界的那种老式房子里，三楼，没有电梯，老人上下楼不方便。受伤时又是夜晚，外面下着大雨，便没有及时去医院。后来，小谢在家中给外婆换药，伤口最终愈合了。

“留下照片了吗？”102 岁老人的伤口没有感染，完全愈合了，这让我很感兴趣。

“留了，留了。受伤时和愈合后都留了照片。”这位小谢老师又迟疑地说，“可是我是免疫教研室的，外伤是外科问题，不是免疫问题啊，我应该写我们教学相关的内容。”

“怎么与免疫无关呢！皮肤是我们人体最大的一个免疫器官啊！况且，开放性伤口就会有细菌，需要清创，要防止细菌感染，一旦提到细菌感染，那就是机体抗感染免疫，和免疫系统绝对相关。”我没有迟疑，正好我做科研也研究巨噬细胞 M1 和 M2 型与组织损伤增生的作用区别，熟悉免疫相关内容，所以就把这个案例当作免疫系统的 PBL 案例来撰写，当然还要挖掘更多的信息。

分手之后，我和女儿说：“百岁老人伤口顺利愈合真是不容易，还是盛夏，没有感染。除了老人顽强的生命力外，家人也不容易啊。为这个老人的伤口愈合故事起个什么名字呢？”不急，慢慢想吧。慢工出细活。

几天之后，我正在备课，突然想起伤口愈合需要组织增殖，这就是一种新生，“要不给这个还未写的案例先起名叫做《百年新生》吧！”

女儿想了想，说：“妈妈，《百年新生》听上去太大了点，百岁老人伤口愈合叫《百岁新生》比较好。”

“对啊！就叫《百岁新生》，非常合适！但真正要写好这个案例还需要多一些素材，我们去小谢老师家拜访一下她外婆吧！”女儿已是医学院八年制大三的学生了，现在是我的小助教。我也经常征求她作为学生的意见，以改进我们的教学。

我们约了小谢老师，她母亲和外婆都很期待我们前去拜访。于是周末我和女儿去见小谢老师的外婆。外婆个子不高，精神很好，自己常在房间和三楼晒台上来回散步，在晒台上可以看见西北边复兴公园的大树和人们放飞的风筝。外婆九十多岁时还自己写毛笔字和小文章呢，她把写下的毛笔字贴了满墙，既做装饰又当壁纸，给我和女儿很多启发。

外婆96岁时还发生过一次心肌梗死，也安全地度过了。女儿立刻决定课后帮我去瑞金医院调出外婆心肌梗死期间的住院病历，用于案例撰写的参考。因为心肌梗死的愈合属于闭合性创伤愈合，正好与这次外伤开放性创伤愈合相对比。

老人还回忆起小时候住在乡下老家，房子是建在泥土地上，春天里有时房内会长出竹笋，这让我想起了中学时看过的科教片《毛竹》。毛竹从泥土中钻出的幼嫩的尖尖角，但逐渐生长中的毛竹，可以一点一点地顶起压在它上面的千斤石块，其生长的力量犹如外婆一生中多次的创伤愈合。我们把这个故事加进了案例。在案例的撰写中，又有不同的老师参与进来一起出主意，不断修改。于是，我们就有了下面这个《百岁新生》的案例。

本案例医学专业知识涉及皮肤创伤修复与心肌梗死愈合，可供学生充分讨论学习皮肤与心肌组织的损伤与修复的免疫与病理过程，以及相应消毒防腐剂、抗菌药、局部麻醉与止痛药和心血管药物的基本作用与应用原则。同时案例也通过创伤发生后家人的精心换药与细心护理，体现平凡、朴素而真诚的人文关怀在疾病康复中的作用。

（三）适用对象

适合临床医学专业及护理学专业的一、二年级学生，重点在疾病基础与人体防御、病理学基础等相关课程学习。临床医学三年级亦可使用，重点可放在疾病与创伤修复、局部与药物治疗原则。组织学生不仅学习人体的组织损伤、修复与防御功能、多种药物的基本作用与应用原则，还可学习和谐的社会与家庭环境对健康与长寿的重要意义。

（四）关键词

创伤与组织修复；心肌梗死与心血管康复；皮肤与免疫功能；巨噬细胞与创伤愈合；长寿老人的心理健康；生活护理与医疗护理。

（五）可涵盖的领域及议题内容

Ⅰ 基础医学（解剖、生理、生物化学、病理生理与药理学）

1. 皮肤结构与完整皮肤的免疫功能

2. 组织损伤修复与免疫系统在创伤修复中的作用

3. 心肌坏死与修复病理过程

4. 冠状动脉粥样硬化的危险因素与病理学

5. 中性粒细胞、巨噬细胞在抗感染、创伤免疫与修复中的作用

6. 出血与凝血的生理与病理

7. 药物机制与应用消毒防腐药、抗菌药物概论；局部麻醉与止痛药、抗凝血药物的基本作用与应用原则；抗心肌缺血药与抗高血压药的基本作用与应用原则

Ⅱ 临床医学（心血管代谢性疾病的诊治原则与预后判断）

1. 开放性损伤的处理原则与局部感染的防治

2. 急性心肌梗死的原因、预后、诊断与治疗原则

3. 高龄老人创伤与心血管疾病特点以及护理原则

Ⅲ 医学人文（医学伦理学、卫生经济学、卫生法学、卫生政策、医患沟通学等）

1. 百岁老人创伤与疾病后顺利康复的奇迹及其综合成因

2. 高龄老人的健康心理与生活模式

3. 护理工作对疾病康复的重要意义

4. 和谐社会与家庭生活对健康长寿的意义

5. 医疗机构与社会综合服务对高龄老人创伤与疾病转归的影响

（六）案例情景

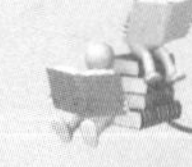

第一部分 第1页（20分钟）

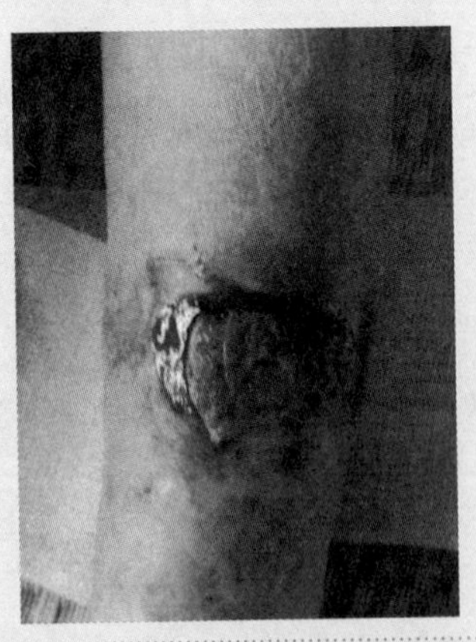

乐观豁达的外婆今年102岁了，她一共生了九个孩子，晚辈们都非常孝顺，家庭生活十分和谐。今年夏日的一天夜里，外婆不慎摔伤，左前臂一大块皮肤撕脱，伤后外婆自己直接把翻向外侧的皮肤盖回原处。由于外面下着大雨，出门需要上下楼梯，很不方便，当晚便未去医院就诊。第二天早上，外婆的家人送她去医院就诊，外科医生检查了伤口（见下图），认为受伤12小时以后不再适宜缝合，给予局部清创并敷上药膏包扎。医生建议家人带外婆回家，每天换药等待伤口愈合。

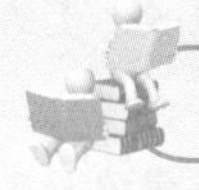

第一部分　第 1 页（20 分钟）

家人十分着急，老人家年纪大，而伤口不缝上，回家怎么能好呢？伤口会感染吗？外婆说不用担心，她这一生受伤也不是一次，就按医生说的办吧，一切会好的。

医生还为外婆做了常规检查，白细胞计数 8.4×10^{9}/L，中性粒细胞 69.5%，红细胞计数 3.85×10^{12}/L，血红蛋白 125g/L，血小板 137×10^{9}/L，血糖 7.09mmol/L，体温也正常。医生确定：外婆没有什么危险，可以回家，在家中继续治疗。

外婆的伤口（伤后 12 小时）

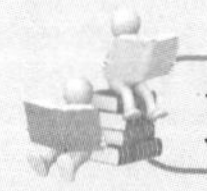

第一部分　第 2 页（20 分钟）

回到家中，外婆的孙女主动承担了每日换药的治疗与护理。按医生要求，每天用过氧化氢清洗创面后，局部涂抹含有氯霉素及利多卡因的“绿药膏”，再用消毒的凡士林纱布包扎。这样每天换药两次，坚持两周后，伤口未曾出现感染征象，而且局部创面也开始缩小。于是换药改为每天一次，之后隔天一次；最后一阶段换药时使用“百多邦”局部涂抹。孩子们也给外婆做新鲜的黑鱼汤等加强营养，增强免疫力。

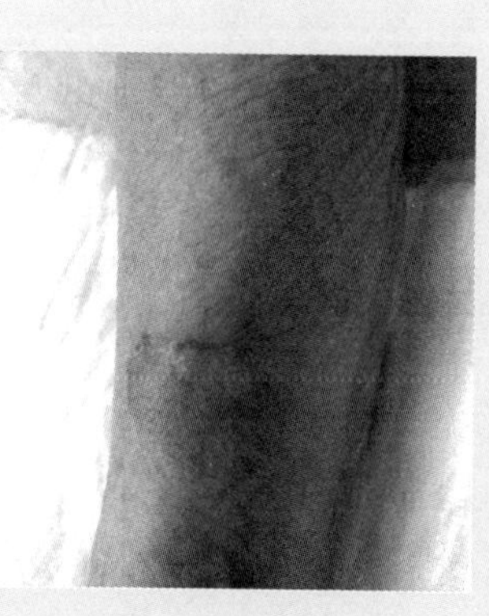

两个月后外婆皮肤的伤口竟然完全愈合了（见图），全家人都着实为外婆的顺利康复高兴，外婆也十分感谢家人的精心呵护。

外婆回忆起小时候在乡间的家中，春天里屋内地面上有时会长出尖尖的竹笋，孩子们见了尤其开心。毛竹那顽强向上的生命力，也鼓舞着大家积极乐观地生活。

外婆的伤口（伤后 2 个月）

教师辅导注意事项

患者为高龄老人，在皮肤开放性创伤后正常愈合，亦未并发感染，表明机体损伤与修复机制及免疫系统仍在发挥着良好的作用，配合以局部清创换药防止感染的治疗，高龄老人的创伤可以正常愈合。无论是局部开放性组织损伤，还是脏器缺血导致的无菌性坏死，都离不开免疫系统的积极参与，包括免疫细胞对坏死组织细胞的识别、局部免疫与抗感染、创伤修复机制等。第一部分的创伤愈合，以及第二部分（见后）老人 96 岁时发生心肌梗死后奇迹的康复过程，充分体现了高龄老人机体修复与新生能力仍然强大。

可引导学生就皮肤结构与功能、组织创伤与修复、皮肤免疫与开放性伤口可能发生的感染及其预防展开讨论。由于高龄老人通常存在免疫功能与组织新生功能减退，容易出现伤口不愈合与感染，尤其是在伤后较长时间内未进行清创处理的开放性伤口。而此患者的病变与顺利的修复愈合过程，则体现了健康长寿老人机体免疫与新生功能良好的独特之处，同时也应强调讨论良好的创伤护理之重要性。

主要讨论点

1. 皮肤结构、功能、损伤与修复的机制
2. 皮肤的完整性、开放性损伤与免疫功能
3. 中性粒细胞、巨噬细胞在抗感染、创伤免疫与修复中的作用
4. 消毒防腐药、抗生素、局部麻醉药的药理作用与应用
5. 生命的意义与医疗的作用

教师提示用问题

1. 正常的皮肤有哪些功能？
2. 皮肤破损是否意味着组织免疫屏障的变化？
3. 白细胞总数和中性粒细胞百分比正常意味着什么？
4. 白细胞是否参与坏死心肌的清除与替代？
5. 组织损伤后机体有什么基本的病理变化？
6. 皮肤损伤后自然修复及愈合过程包括哪些？
7. 外婆的血液化验结果是否提示伤口存在感染？
8. 为什么要用过氧化氢清洗伤口？
9. 高龄老人皮肤损伤后良好的愈合反映了哪些功能的健全？
10. 伤口换药中的利多卡因起什么作用？
11. 凡士林纱布的使用有必要么？
12. 长寿老人损伤后的顺利康复，给你带来什么样的启迪？

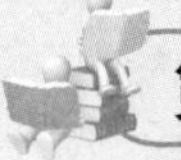

第二部分 第1页（3学时）

外婆96岁那年，一次感冒后感觉胸闷、气喘，并且走路不稳。外婆此前虽有多年气喘，但吃饭、走路都比较正常。外婆还有高血压，每天服用尼莫地平治疗，血压控制在110～120/70～80 mmHg。此次发病家人立即用电子血压计为她测量了前臂血压，当时为60/40mmHg，家人立刻给外婆舌下含服麝香保心丸，并将她送往急诊。

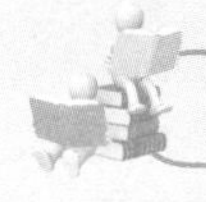

第二部分　第 1 页（3 学时）

到急诊时外婆全身大汗淋漓，血压较低，双下肺可闻及少量细湿啰音，心律绝对不齐，心电图显示房颤，心室率在 80 ~ 110 次 / 分，III 及 aVF 导联呈 qr 型，并有相应导联 ST 段轻度抬高，超声检查左心房扩大并可见血栓，CPK-MB 升高。诊断为“急性心肌梗死”，医生建议为外婆植入冠脉支架治疗。考虑到外婆年纪大了，创伤性治疗风险较大，家人最后决定不做支架，而是采用药物治疗。

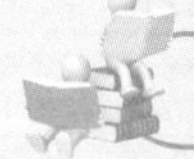

第二部分　第 2 页（3 学时）

住院期间，医生给外婆吸氧，使用单硝酸异山梨酯、阿司匹林、肝素与华法林、雷米普利，以及呋塞米、螺内酯、他汀等药物治疗，还有中成药宁心宝、丹参配合治疗。家人为外婆做黑鱼汤，以加强营养，帮助康复。在医护人员和家人的精心治疗和细心照料下，外婆的病情逐渐稳定，不久便出院，回到家中继续服按医嘱药物治疗。

此后外婆咳嗽发热后有时会出现气喘和不能完全平卧，经医院以抗感染、雷米普利、呋塞米、螺内酯等治疗可好转。

外婆 90 岁时接受过白内障手术，现在视力不错，女儿将早、中、晚应服用的药片分别装入不同瓶中并在瓶盖上做好标记，外婆可以自己按标记服用女儿为她分装的药物。外婆平时还看看电视，偶尔写写毛笔字，家中墙上贴满了外婆和女儿及孙女的毛笔字习作。外婆平时在家可自己行走、吃饭，米饭、面食都喜欢，胃口也很好。外婆虽然没了牙齿，但蔬菜、鸡蛋、用剪刀剪成小块的大排肉，咽下都能消化吸收。

外婆住在三楼，上下楼不方便，但可以在窗前或到晒台上晒晒太阳，看看街景和不远处公园里生机勃勃的绿色，有时还可以看见公园里放飞的彩色风筝。儿女们安排好轮流细心照料外婆，她生活得很舒心。

教师辅导注意事项

本部分内容介绍老人心肌梗死的发生发展与治疗转归，与前一部分皮肤损伤的愈合相似，没有出现严重的并发症，并在药物治疗下顺利康复。在讨论急性心肌梗死的诊治过程中，可提醒同学们重视思考健康高龄老人机体免疫与创伤修复功能的特点，结束时介绍了老人生活的一些细节和特点，可以结合讨论健康心理与和谐、规律生活生活方式的重要性。

主要讨论点

1. 心肌梗死的概念及其发生的诱因与原因

2. 免疫系统在心肌组织坏死与修复中的作用
3. 抗心肌缺血药物治疗原则
4. 高龄老人疾病时的护理、康复与照料
5. 健康的心理、适当的活动对生理功能的维护与促进长寿的积极意义

教师提示用问题

1. 巨噬细胞在损伤修复中发挥什么样的作用？
2. 心肌发生缺血性损伤有哪些病理变化？与皮肤损伤修复有什么不同？
3. 心肌损伤和坏死后机体会进行什么样的修复？
4. 心肌梗死的顺利康复有赖于哪些生理基础？
5. 抗心肌缺血治疗药物的作用机制是什么？
6. 老人的生活有什么特点？对心肌梗死可能产生什么样的影响？
7. 是什么促进了老人的健康长寿？
8. 年轻人该如何关注自身的健康？
9. 作为医学生该为患者的健康提供什么样的服务？

案例小结

本案例取材于一个百岁老人伤口愈合及心肌梗死后康复的真实故事。老人跌伤后就医较晚，因而未进行伤口缝合，但经过家人每天认真消毒换药后完全愈合；案例继之以回顾的方式，叙述老人在96岁时发生急性心肌梗死并在积极治疗后奇迹性康复的过程。生动地说明外婆虽然年迈，但仍保持正常的组织修复与免疫系统功能。同时案例也体现合理的生活起居与精心护理，是老年人健康与疾病后治疗及康复的重要环节。通过本案例皮肤创伤与心肌梗死愈合的临床过程，充分讨论学习不同系统组织的损伤与修复中与免疫功能的共性、开放性伤口清创与感染的预防、心肌缺血坏死过程的无菌性炎症与修复病理、创伤护理与高龄老人的生活护理。本案例还针对老人健康的生活方式做了描述，充分体现和谐社会和家庭的健康意义。

本教案学习中主要讨论点

1. 皮肤解剖与完整皮肤的免疫功能
2. 组织损伤修复与免疫系统在创伤修复中的作用
3. 开放性损伤的处理原则与局部感染的防治
4. 心肌坏死与修复病理过程
5. 中性粒细胞、巨噬细胞在抗感染、创伤免疫与修复中的作用
6. 抗心肌缺血药、抗凝血药、消毒防腐药、局部抗菌药物与局部麻醉止痛药物
7. 急性心肌梗死的原因、预后、诊断与治疗原则
8. 高龄老人的健康生活模式

案例 3　大胆的小丹

林常敏

汕头大学医学院

主动学习班 PBL 案例

教师版

人体结构模块（二年级）

大胆的小丹

临床医学系

使用年级：二年级

撰 写 者：林常敏

审 查 者：关超然

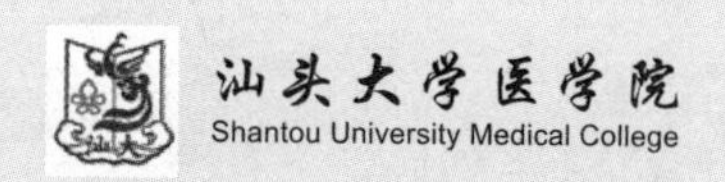

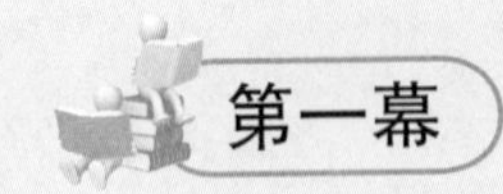

第一幕

小丹今年28岁，当了几年业务员后，他无法忍受天天在外面应酬、高油脂的大鱼大肉，遂辞职，重返汕头大学商学院就读研究生。和同学混熟后他经常晚上和一群人到东门吃夜宵，他最爱的是烤鸡翅、鱿鱼、羊肉串，总之无肉不欢；白天则天天睡到接近上课时间，空着肚子就赶去上课，同学好心给他带早餐他也拒绝了——反正晚上吃得多不饿。

今天是小丹的生日，晚餐后和宿舍哥们吃完蛋糕，又到东门和老乡吃烤串，喝了几瓶啤酒后，肚子已经撑得隐隐作痛。睡到半夜右上腹痛加剧，还吐了一地，宿舍同学连忙将他送到附属医院急诊科。医生一边询问小丹腹痛的部位、时间、晚餐进食的情况等，一边给小丹体检，这时小丹已经痛得直不起身子，检查发现腹部是软的，右上腹压痛比较明显，墨菲征阳性。遂嘱护士抽血查血清淀粉酶，同时又打电话到检验科交代这个病人的血清淀粉酶检查要尽快出结果，又让小丹去做了腹部B超。

关键词：

腹痛，血清淀粉酶，高脂饮食

重点议题：

应当讨论的重点内容，以重要概念为依据，整体大方向为原则；可有4～8项；这里的重点议题不需要分成population、behavior、life science三个层面列出，但要涵盖讨论到，因为每一幕的重点会不一样。到了最后**学生梳理议题成为目标**时，才进行分类。有一些层面讨论过后也可能不成为学习的目标。因此这里所列出的不是目标而是议题。

1. 高脂饮食、长期不吃早餐的人群，容易出现什么消化系统的疾病？
2. 暴饮暴食对消化系统有什么影响？
3. 右上腹有什么脏器？
4. 血清淀粉酶检查的意义是什么？

提示问题

*列举几个关键性的问题，尽量为开放性的问题，**必要时，**给tutor引导方向，促使学生思考讨论。这些问题必须在案例情境中明确叙述或暗喻到。*

1. 进食高脂食物会刺激哪些消化液的分泌？这些消化液从哪里产生？其分泌受哪些因素影响？分泌过多或过少有什么不良后果？
2. 除了脂肪，糖、蛋白质又是如何被消化的？与哪些器官有关？
3. 长期高脂饮食同时不吃早餐对消化系统会有什么影响？

4. 急诊医生为什么要给小丹急查血清淀粉酶？

教师引导

要 tutor 对案例一般内容及概念让学生注意的事项

腹痛是急诊非常常见的症状，但准确诊断并非易事。该患者虽然具有非常典型的病史和体征，但同时患者年轻比较轻，且暴饮暴食容易诱发的疾病还有胰腺炎，因此，医生给患者检查了“血清淀粉酶”以排除急性胰腺炎是必要的。

另外，患者原先的职业是业务员，没完没了的应酬，上学后一直不吃早餐、高脂的晚餐都是典型的胆囊炎、胆结石患者的生活习惯，这样的人群也是非常典型的。

第二幕

B 超室值班的姚医生是一位年轻的大夫，深夜 3 点，患者并不多，刚好有点困意，就被敲门声惊醒了。看到痛得满头大汗的小丹，姚医生快速、轻巧地检查了腹部的情况后，随即拿起探头让小丹躺平以充分暴露右上腹，但小丹稍稍一动就痛得厉害，始终无法配合检查，费很多时间最后尽可能就着他的体位做了检查。超声声像图表现为：胆囊增大，壁增厚并胆囊结石。但姚医生仅和小丹交代“一般胆囊的 B 超检查需要空腹 10 小时再进行比较准确，你的情况需要医生根据其他的指标进行诊断”。

小丹的血清淀粉酶和血常规显示正常，医生根据小丹的病史、症状、体征及血液检查结果，诊断了“急性胆囊炎合并胆囊结石”并进行了解痉、消炎和对症治疗等。出院时反复叮嘱小丹饮食要清淡且规律，避免刺激胆汁分泌，早餐一定要吃，这样可以避免胆汁长时间淤积；同时告诉小丹，有胆结石的患者要避免暴饮暴食，否则可能因为结石堵塞胆管开口而导致急性胰腺炎，这可是致命的病，千万不可大意！

小丹非常重视医生的嘱咐，但对于一下子改变无肉不欢的饮食习惯又觉得非常为难，心想，要是有可以随意吃肉又不长结石的法子就好了！

关键词：

胆囊，胆囊炎，胆石症，急性胰腺炎

重点议题

1. 胆汁是怎么形成的？为什么胆囊超声检查需要空腹 10 小时？
2. 胆汁的主要成分是什么？胆汁有哪些功能？
3. 胆结石是怎么形成的？人体什么器官还可能有结石？其成因是否相似？
4. 胆结石根据成分不同分为哪几类？哪一类最常见？
5. 肝、胆、胰的解剖结构是什么关系？胆结石为什么会并发胰腺炎？

提示问题

1. 胆结石的成因是什么？除了胆结石，什么部位也可能发生结石？

2. 胆汁是怎么形成的？什么因素可以刺激胆汁的分泌？

3. 为什么姚医生给患者口头交代的诊断和她看到的不完全一样？

4. 老年人胆结石的主要治疗方式是手术切除胆囊，但有部分患者强烈要求保留胆囊器官，故近年催生了“保胆”的胆囊结石手术方法。从结石形成的原因分析，这种手术方法是否有意义？

5. 胆结石复发率很高，有多高？你认为类似小丹这样的患者有可能严格遵从医生对饮食方面的建议吗？

6. 超声姚医生的哪些行为体现了对患者的关爱和尊重？

教师引导

1. 胆汁的产生机制及与饮食的关系：胆结石分为胆固醇结石（主要发生在胆囊）、胆色素结石（主要发生在肝内外胆管）和混合型结石，胆固醇结石约占75%。目前对于成因的解释存在胆汁淤滞、细菌感染和胆汁化学成分改变三种不同学说，可引导学生从不同结石形成的机制和影响因素，思考如何应用这些知识为患者制订可行性强的饮食方案。

2. 肝、胆、胰特殊的解剖关系，使得胆结石在胆管卡住时导致剧烈腹痛，甚至可能并发急性胰腺炎。

3. 暴饮暴食对消化腺的影响非常大，可以让学生结合消化腺的解剖、生理知识进行思考。

建议整个案例的宏观学习议题：血代谢和糖尿病患者的依从性。

1. **社区群体**（可以有次级目标，如1.1、1.2）
   - 什么人群易患胆结石、胆囊炎？
   - 缺乏家长约束的大学生可能存在哪些不良的生活习惯？
2. **行为伦理**（可以有次级目标，如2.1、2.2）
   - 饮食习惯如高脂肪饮食、饮食不规律与胆结石的关系；暴饮暴食与胰腺炎的关系
   - 姚医生的行为所体现的对患者的关爱和尊重
3. **生命科学**（可以有次级目标，如3.1、3.2）
   - 肝、胆、胰的解剖结构及与相关疾病的关系
   - 胆汁的形成和影响胆汁形成的因素
   - 血清淀粉酶与胰腺炎的关系
   - 与糖、蛋白的消化有关的器官
   - 胆汁的组成及胆汁的功能

参考资料

此资料为 5 ~ 10 条参考文献，能够让 tutor 迅速掌握与此剧情有关，应向学生澄清概念，引导学生思维方向。请勿罗列专业知识、附加传统授课型的讲义。仅丢出一堆教科书对学生及 tutor 都帮不上忙。可按照期刊论文后的 references 方式列出，可以有参考书（页数）、教科书（章节）、期刊论文、网络资源（注明网址、发布日期、标题等）

案例4 肝肠寸断把酒歌

武 渊

问题导向学习案例

教师版

肝肠寸断把酒歌

教学对象：临床医学专业二年级学生

撰 写 者：武渊[1] 王甜[2] 张维[2]（排名不分先后）

所属学院：1．第四临床医学院

2．康达学院

审 核 者：丁贵鹏（基础医学院）

案例分析：武渊（第四临床医学院）

南京医科大学教师发展中心 2016年9月

（一）案例撰写缘由和目的

在平常接诊的过程中，经常碰到这样一个群体，因为酗酒的缘故，产生各种疾病，尤其是消化系统的疾病引发的痛楚而被送到医院就诊。其中不乏少部分人送来时已经病入膏肓，无可救治，只能以药物减少其离世前的痛楚。在这些病患之中，碰到了一个典型患者，家中有乙型肝炎病毒的感染史，本人在年轻时曾检查发现乙肝表面抗原（HBsAg）阳性，但年轻时身体一切均好，自己也未对之慎重，没有定期体检，同时因为职业的原因，经常在外陪客人喝酒，且每次喝酒量甚多。后来因身体不适，来医院就诊，已是肝癌晚期，只能对症处理，发病不久即离开人世。家中妻儿为之甚悲，令人唏嘘。

撰写这样一个案例，首先想要提醒学生，健康的生活习惯是生命延续的有力保障，另外，作为医学生，更要具有“医者仁心、医者患心”的责任感，细心地关爱患者，守护患者。

针对二年级医学生的学习背景，本案例在设计过程中，基于肝疾病的发病机制以及治疗和预后的有关知识，增加了有关医学人文学科知识和社会常识，希冀通过本案例的学习，学生能在慢性肝炎、酒精性肝病、肝硬化的预防、治疗、预后等方面有初步的认识，同时对医生的社会责任意识、健康宣教、患者管理等方面能有更深层次的理解和内化。

（二）前言

学生用本案例应具备的背景知识（prerequisite knowledge of students）

1．具备解剖学、组织学和细胞生物学基础，掌握消化系统的结构和形态。

2．具备相关的生理学和生物化学基础，熟悉消化系统的代谢和功能。

3．具备初步的临床医学基础，了解肝疾病的诊断和治疗。

4．具备一定的医学人文知识，理解医患纠纷的社会学问题。

案例目的（instructional goals of the case）

本案例设计目的是期待学生通过课程学习可以学到：

1．肝硬化的概念、病因、发病机制和临床表现。

2．肝硬化并发症肝性脑病的概念、诱因和临床表现。

3．肝硬化的康复期注意事项和人文关怀。

案例简介 / 摘要（abstract/summary）

药企销售员张先生，有长期饮酒史、肝病家族史，近日来肚子变大、无食欲。某晚应酬归来，右上腹开始疼痛，去医院检查，诊断为肝硬化，经过医生的对症治疗，张先生的症状得到改善，医生告诉其准备出院。就在出院前一晚，由于进食过量蛋白质诱发肝性脑病，张先生出现性格、行为及睡眠习惯改变等症状。

（三）课堂安排（classroom management）

本案例分为3幕，3次课（共9学时），具体安排如下。

第一阶段：学生依案例设立学习目标（120分钟）

Part Ⅰ（20分钟）：暖场、自我介绍，选取主席及记录员。

Part Ⅱ（40分钟）：发第一幕给学生，研读第一幕，提出与学习目标有关的问题，设立可达共识的目标。

Part Ⅲ（40分钟）：发第二幕给学生，研读第二幕，提出与学习目标有关的问题，设立可达共识的目标。

Part Ⅳ（20分钟）：团队动力流程反馈评量，对所有参与者个人和团队整体的角色、行为和态度进行检讨和反馈。

第二阶段：学生讨论分享资料来源、学习成果，并延伸新意（120分钟）

Part Ⅰ（10分钟）：暖场、选取主席及记录员。

Part Ⅱ（30分钟）：根据第一幕中所提出的问题，讨论分享学生找到的文献资料，解决或回答问题。

Part Ⅲ（30分钟）：根据第二幕中所提出的问题，讨论分享学生找到的文献资料，解决或回答问题。

Part Ⅳ（40分钟）：发第三幕给学生，研读第三幕，提出与学习目标有关的问题，设立可达共识的目标。

Part Ⅴ（10分钟）：团队动力流程反馈评量，对组员（包括tutor）在本案例讨论过程中的个人及团队整体动力角色及行为态度的检讨与反馈。

第三阶段：学生讨论第三幕资料来源和学习成果，继续分享第二次讨论的成果并做总结（wrap-up），学生将所有学习议题注入案例情境做总结讨论和回顾（120分钟）

Part Ⅰ（10分钟）：暖场、选取主席及记录员。

Part Ⅱ（30分钟）：根据第三幕中所提出的问题，讨论分享学生找到的文献资料，解决或回答问题。

Part Ⅲ（20分钟）：分享第二次讨论成果。

Part Ⅳ（30分钟）：将所有学习议题注入案例情境做总结讨论和回顾。

Part Ⅴ（30分钟）：结案之前做团队动力流程回顾和评量。

注意事项（specific issues of emphasis）

Tutor注意事项：学生讨论的议题如果偏离案例设定的学习目标太远，应及时给予引导；

案例学习中需要特别提醒学生有关事项或内容；对学生在讨论中的异常表现，特别是人格或心理上的问题需要在反馈评价时告知，并潜移默化地采用团队的方式进行疏导。

（四）案例情景

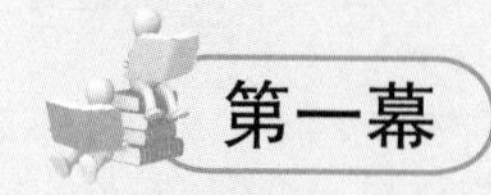

第一幕

张先生，今年 40 岁，在某药厂做销售员，由于工作需要经常与客户吃饭，每周至少要喝两次白酒，每次 250g 左右，大约有 10 年了。母亲有慢性乙型病毒性肝炎病史，前几年因肝癌去世。张先生年轻时曾体检查出乙肝表面抗原（HBsAg）阳性，当时没有任何症状，也未予以重视，没有定期体检。近几日来张先生发现肚子好像比以前大了，而且碰到自己喜欢吃的菜也没什么胃口。张先生工作一直都很忙，也没在意，以为过几天就好了。有一天他应酬结束回到家，右上腹开始隐隐作痛，并有加重的趋势，妻子也发现他脖子下方有一个明显的类似蜘蛛样的红斑，就立刻带他去医院检查。

关键词：

饮酒史；肝病；乙肝表面抗原；肚子变大；没胃口；腹痛；蜘蛛样红斑

学习重点：

1. 良好的生活习惯对于健康的重要性。
2. 乙肝病毒感染的相关知识及病毒性肝炎的防治。
3. 肝硬化的病因（病毒性肝炎、酒精中毒、遗传等）。
4. 肝硬化的发病机制及其常见症状。

提示问题：

1. 乙肝病毒的传播途径是什么？
2. 慢性乙型病毒性肝炎的发病机制是什么？感染了乙肝病毒即具有传染性吗？就会发展成慢性肝炎吗？
3. 慢性乙型病毒性肝炎患者的预后如何？乙肝病毒感染和肝硬化、肝癌之间的关系如何？
4. 过量饮酒会对肝造成哪些危害？
5. 肚子变大、没胃口可能由哪些疾病引起？
6. 右上腹疼痛可考虑哪些脏器出了问题？
7. 出现蜘蛛样红斑可考虑与什么疾病有关？

Tutor 注意事项：

1. 这是 PBL 第 1 次课，首先暖场，导师和学生互相自我介绍，营造轻松的学习氛围，并推选学生主席和记录员。这一过程需时约 20 分钟。

2. 第一幕叙述了张先生有肝病家族史，乙肝表面抗原阳性，经常喝酒，未予以重视，后期逐渐出现多种不适症状，遂至医院就诊。Tutor 和学生一起阅读本幕内容，对病案进行认真分析，根据特定情境自主设立出相关问题。

3. 可根据下列情境设立相关问题：

(1) 根据“母亲有乙肝病史，张先生乙肝表面抗原阳性”设立“乙肝病毒的传播途径有哪些？”

(2) 根据“张先生乙肝表面抗原阳性，当时没有任何症状”设立“慢性乙型病毒性肝炎的发病机制如何？感染了乙肝病毒即具有传染性吗？就会发展成慢性肝炎吗？”

(3) 根据“母亲有慢性乙肝病史，前几年因肝癌去世”设立“慢性乙型病毒性肝炎患者的预后如何？乙肝病毒感染和肝硬化、肝癌之间的关系如何？”

(4) 根据“每周至少要喝两次白酒，每次 250g 左右，大约有 10 年了”设立“过量饮酒会对肝造成哪些危害？”

(5) 根据“近几日来发现肚子好像比以前大了，而且碰到自己喜欢吃的菜也没什么胃口”设立“肚子变大、没胃口可能由哪些疾病引起？”

(6) 根据“右上腹开始隐隐作痛，并有加重的趋势”设立“右上腹疼痛可考虑哪些脏器出了问题？”

(7) 根据“妻子发现他脖子下方有一个明显的类似蜘蛛样的红斑”设立“出现蜘蛛样红斑可考虑与什么疾病有关？”

第二幕

医生询问了病史，查体发现：巩膜黄染，触诊腹软，腹部有压痛，肝肋下 3cm，脾肋下 2cm。实验室检查发现：张先生的 ALT 和 AST 均轻度升高，总胆红素升高，而白蛋白降低。B 超显示肝表面不平，肝内回声增强、分布不均匀；门脉系统扩张；有腹水。根据张先生的病情，医生综合诊断为肝硬化。进行对症治疗后，症状减轻了，医生让张先生准备出院，并且让他出院之后一定要戒酒，作息规律，饮食健康，按时服药并且定期过来复诊。听到可以出院的消息，张先生及妻子非常开心。这时，张先生突然想起老家亲戚送来的几只老母鸡，就让妻子煮一锅香喷喷的鸡汤送过来。

关键词：

ALT；AST；总胆红素；白蛋白；巩膜黄染；结节状回声；门脉系统扩张；腹水；肝脾大；戒酒

学习重点：

1．肝硬化的临床表现。

2．肝硬化的实验室和其他检查结果。

3．肝硬化患者的健康教育和出院指导。

提示问题：

1．ALT、AST、总胆红素、白蛋白分别是什么？有什么生理意义？

2．巩膜黄染的原因和病理机制是什么？

3．B 超是什么？其结果可能说明什么问题？

4．门脉系统是什么？扩张后会出现什么问题？为什么会引起腹水？

5．肝、脾的正常解剖位置如何？什么指征表示肝脾大？

6．医生应当如何对肝硬化患者进行健康教育？住院期间和出院后应该注意哪些方面？

Tutor 注意事项：

1．本幕给出的是根据医生的询问资料以及相关体征和辅助检查的结果，引导学生从病史和检查结果中寻找有用信息，进行分析和鉴别，最终明确肝硬化出现一系列症状的原因以及后期如何保健。

2．可根据下列情境设立相关问题：

(1) 根据“ALT 和 AST 均轻度升高，总胆红素升高，而白蛋白含量降低”设立“ALT、AST、总胆红素、白蛋白分别是什么？有什么生理意义？”

(2) 根据“查体发现：巩膜黄染”设立“巩膜黄染的原因和病理机制是什么？”

(3) 根据“B 超显示肝表面不平，肝内回声增强、分布不均匀”设立“B 超是什么？其结果可能说明什么问题？”

(4) 根据“门脉系统扩张，有腹水”设立“门脉系统是什么？扩张后会出现什么问题？为什么会引起腹水？”

(5) 根据“触诊腹软，肝肋下 3cm，脾肋下 2cm”设立“肝、脾的正常解剖位置如何？什么指征表示肝脾大？”

(6) 根据“医生让其准备出院，并且让其出院之后一定要戒酒，作息规律，饮食健康，按时服药并且定期过来复诊”设立“肝硬化患者住院期间和出院后应该注意哪些方面？医生应当如何对患者进行健康教育？”

第三幕

因科室在试点“无陪护病房”，妻子在张先生喝完鸡汤之后不得不离开了医院。喝了鸡汤的张先生没多久变得神经兮兮，坐在床上开始胡言乱语起来，晚上也不睡觉，当医生和护士来查房的时候，张先生表现出极度的不满和攻击性，追打护士和医生。医生和护士不得不用专用的约束带把张先生绑在床上，并且通知了家属。赶来的妻子发现本来已经康复的张先生突然变成这副模样，难以接受，在医院大吵大闹，认为医生的处理没有人性，没有尽到他们该尽的职责。

关键词：

“无陪护病房”；神经兮兮；绑在床上；医患沟通

学习重点：

1. 肝硬化的并发症。
2. 肝性脑病的症状及诱因。
3. 医患沟通的技巧。
4. 临床上约束带的使用情况。

提示问题：

1. 肝硬化的潜在并发症有哪些？
2. 肝性脑病的常见诱因有哪些？
3. 肝性脑病的症状有哪些？
4. 医患沟通时应该注意什么？
5. 约束带在什么情况下使用？
6. 无陪护病房指什么？影响无陪护病房全面实施的原因是什么？家属陪护又有哪些优缺点呢？
7. 医生有没有尽到该尽的职责？应不应该对患者进行饮食健康教育？

Tutor 注意事项：

1. 本幕叙述的是肝硬化并发症之一肝性脑病的突然出现、医生的紧急处理措施，以及家属的态度。引导学生关注肝硬化存在哪些并发症，发生紧急情况时医患如何沟通等问题。

2. 可根据下列情境设立相关问题：

(1) 根据“喝了鸡汤的张先生变得神经兮兮，坐在床上开始胡言乱语起来，晚上也不睡觉，当医生和护士来查房的时候，表现出极度的不满和攻击性，追打护士和医生”设立“肝硬化的潜在并发症有哪些？”

（2）根据“喝了鸡汤的张先生变得神经兮兮”设立“肝性脑病的常见诱因有哪些？”

（3）根据“变得神经兮兮，坐在床上开始胡言乱语起来，晚上也不睡觉，当医生和护士来查房的时候，表现出极度的不满和攻击性，追打护士和医生”设立“肝性脑病的症状有哪些？”

（4）根据“赶来的妻子发现本来已经康复的张先生突然变成这副模样，难以接受，在医院大吵大闹，认为医生的处理没有人性，没有尽到他们该尽的职责”提出“医患沟通时应该注意什么？”

（5）根据“表现出极度的不满和攻击性，追打护士和医生。医生和护士不得不用专用的约束带把张先生绑在床上”设立“约束带在什么情况下使用？”

（6）根据“因科室在试点‘无陪护病房’，妻子在张先生喝完鸡汤之后不得不离开医院”设立无陪护病房指什么？影响无陪护病房全面实施的原因是什么？家属陪护又有哪些优缺点呢？

（7）根据“张先生喝鸡汤”展开讨论：医生有没有尽到该尽的职责？应不应该对患者进行饮食健康教育？

（五）本案例学习小结

将所有学习议题注入案例情境做总结讨论和回顾。

本案例通过销售员张先生由于长期饮酒，再加上他是乙肝病毒感染者，最终导致肝硬化，引出了相关问题。通过这些问题的讨论，同学们可以学到如下主要知识，并培养自主学习、自我解决实际问题的能力。

1．肝硬化的病因（病毒性肝炎、酒精中毒、遗传等）。

2．肝硬化的发病机制及其临床表现。

3．肝硬化的并发症；肝性脑病的诱因以及临床表现。

4．肝硬化代偿期和失代偿期的治疗；康复期注意事项。

5．医患沟通的技巧。

（六）学习资源

图书、电子图书及电子期刊等

1．葛均波，徐永健．内科学．8 版．北京：人民卫生出版社．

2．李兰娟，任红．传染病学．8 版．北京：人民卫生出版社．

3．李凡，徐志凯．医学微生物学．8 版．北京：人民卫生出版社．

4．南京医科大学图书馆 / 数据库 / 电子期刊 / 电子图书 /http：//lib.njmu.edu.cn/

（七）案例实施之成效

小组学习完成后，我欣喜地看到，学生对该案例讨论的热烈程度以及探讨之深入，以下摘录部分课堂上学生发言的内容供大家飨读：

- “通过这个案例的学习，我发现生活习惯好重要哦，我爸爸经常在外面喝酒到很晚才回家，我要劝他赶紧改变这样的生活习惯……”
- “该病人年轻时被检查出来乙肝表面抗原（HBsAg）阳性，应该需要定期体检的，这样就能早发现早治疗了……”
- “医生应该及时根据病情交代家属病人饮食忌讳，同时应该及时跟病人和家属沟通有关病人的情况，怎么能绑住病人呢？”
- “通过这个案例的学习，我了解了乙肝病毒的传播途径，以及肝病的发生机制、不同阶段的症状，对于新知识，我查阅了很多文献和教科书，拓宽了我的知识宽度。”
- “今年的PBL给我留下了很多的印象，相比一年级来说，我们上PBL课的水平提升了很多。一方面是由于专业知识学习得更多了，掌握得更多了；另一方面，这么多次PBL课下来，我们对于案例分析所形成的思考方式愈加熟练了……”

综合学生的讨论内容，学生在学习过程中，对癌症的早期预防和宣教、乙肝的传播和防治、肝硬化的发病机制、临床表现以及相关护理方面都做了激烈讨论，对“无陪护病房”“对患者使用约束带”等都发生了激烈的争论。

国家卫计委一直在积极推进医疗改革，比如近几年一直在推进“分级诊疗制度改革”，加大乡镇医院的建设，增强社区医院对居民的健康宣教工作，一系列医疗制度的改革，不断改变了民众的健康意识，到医院定期体检的人不断增多。另外，医院内部定期举行“医疗质量月”“医疗质量周”等，提升广大医护人员的医疗质量、服务质量。从学生们通过PBL的学习反响来看，他们对自己的职业也充满了责任感和求知意识。

案例5　战“痘”的青春

辛　岗

汕头大学医学院

主动学习班 PBL 案例

教师版

战“痘”的青春

课程名称：感染与免疫模块

使用年级：二年级

撰 写 者：苏芸

审 查 者：微免教研室

交稿审核日期：2016 年 10 月 27 日

审核通过日期：2016 年 11 月 5 日

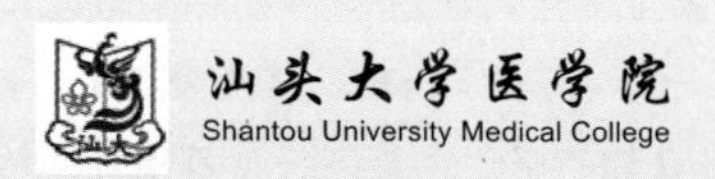

案例设计缘由与目的

涵盖的课程概念（concept mapping）

本次课程为《感染与免疫》模块中的细菌感染性疾病PBL讨论案例，内容为“病原性球菌”。本阶段学生对微生物学总论已有一定了解，是细菌学各论PBL的第2个案例。通过该案例的讨论，希望学生能够运用“三性两法”学习法，为感染性疾病核心模块的进一步深入打下基础。案例中以青少年群体常见现象“长青春痘”作为引子，患者由于不良的生活习惯——挤压青春痘导致由金黄色葡萄球菌所致的败血症。一方面，希望学生通过该案例的PBL讨论，对微生物学化脓性球菌尤其是葡萄球菌属进行学习，重点掌握金黄色葡萄球菌的生物学特性、致病机制、所致疾病、预防及治疗原则。另一方面，由抗生素使用引发的一系列问题包括多重耐药性、二重感染在临床上已非常常见，而本案例设置了由抗生素使用导致在住院期间出现菌群失调的相应情景，让学生讨论常见的细菌耐药株（MRSA）、抗生素的相关药理知识以及如何避免细菌耐药等群体和行为问题，同时设置医院内感染的线索，引发医学生在医学行为、道德与职业素养、人文关怀等方面进行更深入的思考。

涵盖的学科内容（content coverage）

人体、组织层面——青春痘好发生的部位与组织是什么？

生理层面——金黄色葡萄球菌能产生的毒性物质包括外毒素与酶，有什么病理生理作用？

免疫层面——葡萄球菌可正常定居在机体，如何引发疾病？

感染层面——金黄色葡萄球菌可通过什么途径感染？其致病机制是什么？如何做微生物学检查？

药理层面——抗生素是什么？有什么种类？药理机制及作用分别是什么？

行为层面——如何看待患者自行挤压青春痘、不洗漱、使用网上广告的祛痘药膏、未有医嘱使用抗生素这些做法？治疗期间医生的用药行为是否不当？面对病情的疑问，医生该如何处置？

社会层面——住院期间出现二重感染，属于医院内感染吗？医院应建立什么措施预防医院内感染（包括内源性或医源性感染）？

整体案例的教师指引

本案例分成2个剧幕，涵盖不同的概念及学习的议题，让学生考虑后面所述的三个层面：①群体-社区-制度；②行为-习惯-伦理；③生命生活-自然科学。教师的角色是帮助学生学习，帮助学生达成学习目标的制订，最终将学习项目总结归纳为6～8项学习目标。

1. 本案例内容涵盖知识比较多，包括金黄色葡萄球菌所致的败血症、菌群失调所致假膜性肠炎、耐药菌株、医院内感染等。需要学生根据案例的发展逐一分析。败血症是严重的全身性感染，可能累及多个器官，本案例患者出现了呼吸道、骨关节、软组织等感染，学生容易忽略全局而只关注局部，教师可适时提醒。可问学生为何要做血培养，引导学生全面考虑。

2. 让学生对患者的一些日常行为进行梳理，并进行思考。由此引导学生重视加强对一些常见疾病的基本防治方法，以及正确生活方式的认知。

让学生讨论抗生素的使用与后续假膜性肠炎的发生之间的联系。学生获得菌群失调后发生的二重感染这一认识并不困难。但患者出现症状是在住院期间。

3. 引导学生思考这是否属于医院内感染，并鼓励学生延伸到医院内感染的来源与常见病原体、防控措施方面进行一定讨论。

4. 鼓励学生对医生行为的讨论，引发对医学生规范医学行为、道德与职业素养、人文关怀等方面的思考。

案例摘要

此案例根据微免教研室“挤不得的疖子”改编，描述的是大二学生江小帅因挤压胸前疖子出现严重的全身性感染——金黄色葡萄球菌所致的败血症。患者曾自行服用抗生素，医生亦未能规范使用抗生素。住院期间，患者在败血症的基础上出现菌群失调，发生假膜性肠炎。再次诊断明确后经过医生正确处理，小帅康复。

关键词：

青春痘；败血症；金黄色葡萄球菌；医院内感染；二重感染；假膜性肠炎；抗生素；血培养

学生应具备的背景知识：

学生已经学习了《感染与免疫》课程中的免疫学、细菌学总论，对细菌的生物学性状、致病机制、免疫性等已有一定的知识积累，教师也介绍过细菌各论的学习方式——“三性两法”。另外，学生已经学习过药理学中的抗生素总论，有一定药理基础知识。

课程安排及时间分配（举例）：

本案例分为两幕，流程可分两次讨论完成：

<u>第一次讨论：</u>可按次序分发剧幕情境，通过问题 - 假说 - 学习项目的方式讨论，最终归纳梳理成学习目标（按照重要性排序；鼓励学生提出目标时从 P、B 及 L 三个层面的议题做出发点），所有学生都应各自去探索所有的学习目标（不可让学生抄捷径、偷工减料分包学习目标）。

<u>第二次讨论：</u>分享各自的学习成果，延伸新议题，尽量不要以 ppt 的形式简报呈现。时间分配尽量由学生自行决定与管控。

建议时间分配：

每次讨论开始前要有 warm-up（15 ~ 20min），可用介绍形式展现，如果同学已相互认识，可以请各位谈谈个人的兴趣（老师也可以对学生有深入的了解）；结束前要反馈和评价

（15 ~ 20min），最好先定下来时段，即使讨论不完整，也要按时进行反馈和评价。

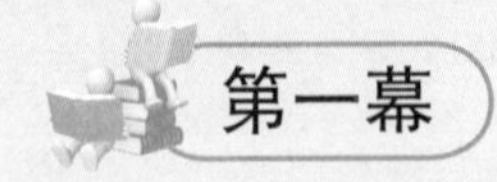

第一幕

江小帅，大二学生，平时非常喜欢运动，是学校短跑队的队长。小帅个子高，人也帅，但他有个小烦恼：脸上和背上爱长“青春痘”。脸上的“痘痘”老是光顾，小帅觉得很碍眼，平时就爱去尝试广告上的祛痘药膏，但效果不明显。后来，发现用手指甲去挤压挺方便的，虽然有些疼，但出些血和脓水后，很快就好了，所以，脸上“痘痘”一冒头，就直接挤压了。

今年6月初，学校要开校运会了，小帅加大了训练强度。每次练习过后他都是汗流浃背，筋疲力尽，有时还没洗澡就躺在床上睡着了。一周前，小帅右脸颊和鼻翼处又新冒出了好几颗痘痘，按压的时候感到疼，他还是顺手挤了几下，出了些血。晚上准备冲澡时，他发现自己右乳外侧近腋窝处长了一个又红又肿、如黄豆大小的包，上面有小白点，按压下去还挺痛。小帅心想这和脸上长的青春痘差不多，就和以往一样，用手指甲使劲挤压。挤压时疼得厉害，出了血和脓水，之后就没再注意。三天前小帅突然发热，高达39.5℃，还伴有寒战。呼吸时他感觉胸部被针刺一样痛，吸气时加剧；咳嗽，还伴有黏稠黄色痰。小帅以为自己得了重感冒，心里着急，但为了不影响练习，就自行服用了舍友前几天用剩的退热药和红霉素，但症状没有缓解。今天早上，小帅起床时发现自己右侧膝关节又红又肿、疼痛，无法行走了。这时小帅意识到情况严重，喊来舍友，在舍友的帮助下去市中心医院。

到医院后，急诊医生详细询问了小帅的发病经过与既往病史，并进行了仔细的检查。体格检查显示：体温40.5℃，血压130/85mmHg，心率110次/分，呼吸28次/分。急性面容，神志尚清，烦躁，气促，右锁骨下皮肤见一2cm×2cm炎症肿块，无波动感，右乳外侧近腋窝处皮肤红肿。胸部叩诊浊音，双肺可闻及湿啰音，腋下有摩擦音，心音正常，腹软，肝脾仅可扪及；右膝关节红肿，有压痛，活动受限。双下肢无水肿。

辅助检查：①血常规：WBC 48×10^9/L，中性粒细胞83%，且伴核左移，淋巴细胞10%，RBC 4.5×10^9/L，Hb 130g/L，PLT 176×10^9/L。②X线检查：双肺呈大片状阴影，肋膈角钝圆。③送血培养：细菌培养＋药敏试验。

关键词：

青春痘，挤压，胸痛，咳痰，关节炎，核左移，红霉素，血培养

重点议题 / 提示问题（以 P、B、L 三层面展示）：

L：

1．什么是青春痘？青春痘的病因是什么？如何防治？

2．挤压青春痘可能有什么后果？

3．符合案例中临床表现（发热、胸痛、咳嗽、咳痰、关节红肿痛等）可能的疾病有哪些？

4．什么是核左移？有什么意义？

5．做血培养的目的是什么？还可以做什么检查？

B：

1．案例中患者有哪些不良生活习惯？怎样改善？

2．青年人对自己外观形象的敏感度很高吗？

教师引导：

1．本案例第一幕出现的症状与体征线索比较多，表现为多个系统组织的受累。学生容易将重点仅放在某个系统的单个症状上，以偏概全，可引导学生列出和梳理症状及体征，全面分析，对可能的疾病与病原、需要做的检查进行思考，尤其要与青春痘有关的病原体联系起来。

2．让学生关注案例中的一些检查，如什么是核左移、为什么要做血培养、还可以做什么检查。

3．让学生对患者的一些日常行为进行罗列，并进行思考。由此引导学生重视加强对一些常见疾病的基本防治方法，以及正确生活方式的认知。

第二幕

医生考虑败血症（病原菌待查）。入院后由于病情比较急，遂给予氧氟沙星、先锋霉素Ⅳ（静滴）。两天后体温仍 39℃，血培养未见细菌生长。重新采血后（寒战发作时采血）送血培养及药敏试验并加服红霉素，第二次血培养有金黄色葡萄球菌生长。药敏试验结果显示该菌对青霉素、链霉素、卡那霉素耐药，对氧氟沙星、苯唑西林、先锋霉素Ⅳ中度敏感，对头孢曲松、万古霉素、红霉素高度敏感。因此，医生停用氧氟沙星、先锋霉素Ⅳ，改用头孢曲松，继续口服红霉素。

入院第 11 天，大学室友听说他好转了都来探望。结果发现小帅原来的肺部、关节症状虽然都已改善了，但却开始出现食欲不振、呕吐，每日腹泻十几次，水样便，还夹有黏膜样物。室友们感到非常疑惑："不是好转了么，怎么又出现其他新的症状了？""该不是在医院里被别人传染了吧？"

第二幕

针对这些症状，医生将小帅的粪便送去镜检。病理结果显示假膜性肠炎。医生给小帅说明了情况，并做了处理：改用敏感抗生素，补充液体与电解质，辅以活菌制剂。12天后，小帅痊愈出院，医生嘱咐出院后注意合理膳食、运动与个人卫生，不要随便挤压青春痘。出院后江小帅还心有余悸："想不到挤个青春痘，差点将我的青春也挤走了。"

关键字：

败血症，金黄色葡萄球菌，血培养，抗生素，药敏试验，假膜性肠炎，医院内感染

重点议题 / 提示问题：

L：

1．什么是败血症？有什么症状？如何诊断？引发败血症的常见病原体有哪些？1．治疗原则是什么？

2．金黄色葡萄球菌的生物学特性是什么？致病物质有哪些？可以引起哪些疾病？怎么进行微生物学检查与防治？有哪些常见的耐药菌株？

3．为什么第一次血培养结果阴性，第二次却阳性？

4．药敏试验检查了几类抗生素的敏感性？这些抗生素分别属于哪些类别？有什么作用机制？临床应用与副作用有什么？抗生素的使用原则是什么？

5．假膜性肠炎如何发生？与哪些病原体有关？如何诊断与治疗？

6．案例中是否发生了医院内感染？医院内感染的来源与常见病原体有什么？如何防控医院内感染？

P：

1．医院内人群（患者，医护人员，访客等）应该采取哪些预防措施，预防医院内感染的发生？

B：

1．医护人员如何规范使用抗生素？

2．医护人员如何规范自己的行为来防止医院内感染的发生？

教师引导：

1．第二幕学生能够讨论败血症的临床表现、诊断等，注意与第一幕的临床表现串联起来。分析挤压青春痘与患者患病有什么关系。

2．引导学生比较两次血培养的结果，并希望学生思考还有什么检查可以明确病原体的诊断。

3．案例感染的细菌为金黄色葡萄球菌，学生可通过查找资料后获取相关信息。还注意提醒学生关注该细菌常见的耐药株（MRSA），并联系药敏试验结果加以判断。

4．注意引导学生通过药敏试验的结果对抗生素种类、作用机制、临床应用与副作用进行讨论。

5．假膜性肠炎是怎么发生的？让学生讨论抗生素的使用与后续假膜性肠炎的发生之间的联系。引起假膜性肠炎的常见病原体有什么？该细菌是从哪里来的？怎么诊断与防治？引导学生做一定讨论。

6．对于假膜性肠炎，学生获得菌群失调后发生的二重感染这一认识并不困难。但患者出现症状是在住院期间，引导学生思考这是否属于医院内感染。并鼓励学生延伸到医院内感染的来源与常见病原体、防控措施方面进行一定讨论。

对整个案例建议的宏观学习议题：

1．社区群体

- 医院内人群（患者，医护人员，访客等）应该采取哪些预防措施，预防医院内感染的发生？

2．行为伦理

- 医护人员如何规范使用抗生素？
- 医护人员如何规范自己的行为来防止医院内感染的发生？
- 引导学生重视加强对一些常见疾病的基本防治方法，以及正确生活方式的认知。

3．生命科学

- 列举导致青春痘常见的病原体与防治方法。
- 描述败血症的临床表现、诊断、防治原则。
- 列举败血症的常见病原体。
- 描述金黄色葡萄球菌（尤其是 MRSA）的生物学特性、传播途径、传染源、致病物质与所致疾病、微生物学检查与防治方法。
- 定义假膜性肠炎，解释其发生原因，列举常见病原体、诊断与防治。
- 定义医院内感染、二重感染；列举医院内感染的来源与常见病原体；描述预防和控制医院内感染的原则。
- 阐述抗生素的种类、各自作用机制、临床应用与副作用、正确使用原则。

参考资料：

1．李凡，徐志开．医学微生物学（葡萄球菌、厌氧性细菌相应章节）.8 版．北京：人民卫生出版社．

2．杨宝峰．药理学（抗菌药物相应章节）.8 版．北京：人民卫生出版社．

案例 6　潘先生的苦恼

邵红霞

复旦大学上海医学院

基础临床 / 医学院融合病 / 案例

教师版

感染性疾病

潘先生的苦恼

案例撰写者：邵红霞（基础医学院）

病历提供者：朱翠云（上海市公共卫生临床中心）

教学对象：临床医学专业（八年制）四年级学生

备注：本校临床医学八年制的培养是“2+2+2+2”模式，第一个 2 年完成通识教育，第二个 2 年开展基础医学的学习，第三个 2 年完成临床医学学习，第四个 2 年进行临床实习和完成毕业论文。

融合病例 / 案例摘要

患者 3 周前无明显诱因下开始出现发热，体温最高 38.5℃，无明显畏寒、寒战，伴咳嗽，咳少许白色黏痰，自行口服左氧氟沙星 0.5g/d 后体温仍有反复，仍有咳嗽，咳痰较前稍好转，逐渐出现活动后气促，于上海某医院就诊。胸部 CT 提示两肺毛玻璃样改变，给予甲泼尼龙 40mg 抗炎，哌拉西林 - 他唑巴坦 4.5g Q8h 抗细菌，伏立康唑 0.2g Q12h 口服抗真菌，体温有所好转。但在甲泼尼龙减量过程中患者再次出现发热，HIV 筛查阳性，进一步检查发现 $CD4^+$ 绝对值 44/μl，CD4/CD8 比值 0.09，真菌 D- 葡聚糖检测 161.20pg/ml，乙肝小三阳，丙肝抗体阳性，梅毒（–）、淋病（–）。予以拉米夫定 + 替诺福韦 + 拉替拉韦钾抗病毒、SMZ 抗孢子菌、伏立康唑抗真菌感染等治疗后病情好转，复查胸部 CT 提示病灶较前吸收，病情平稳，予以出院。嘱患者遵医嘱定时定量服用抗 HIV 药物、每月门诊随访肝功能、每 3 个月测 $CD4^+$ 细胞、每 6 个月测 HIV RNA。

患者自本次发病以来，精神较萎，胃纳可，睡眠可，大小便如常，体力明显下降，体重未见明显下降。

案例设计及撰写的思维途径

（一）案例设计的目的

选用艾滋病患者合并肺部感染的病例，让学生熟悉艾滋病合并呼吸系统感染的基本表现、临床诊断和鉴别诊断思路，进一步引导学生认识 HIV 感染后各阶段的表现和治疗原则，警示医务工作者在日常医疗中既要警惕艾滋病患者、提高自身安全防护意识；又要学会如何在合理合法范围内与患者及家属沟通，对艾滋病患者进行相关教育以提高治疗效果，减少艾滋病的进一步传播。

（二）案例与课程的结合

本案例用于本校临床医学八年制四年级的学生，即第 7 学期或第 8 学期。学生第 7 学期同期修读的课程包括：寄生虫学、病理生理学、药理学、功能学科实验、诊断学、医学伦理学等课程；第 8 学期同期修读的课程包括：医学心理学、肿瘤学、内科学、外科学、传染病学、局部解剖学、医学神经生物学、内科学床旁教学等。因此，学生在进行本案例学习时已有一定的医学专业知识，通过案例将基础医学和临床医学的相关课程内容进行了深度融合，对案例中涉及的人文社会、伦理方面的内容，也可以进行更加深入的探讨。医生的自我防护也是本案例的一个亮点，对于临床前期的学生尤其重要。

（三）案例涉及的主要知识点

1. 认识肺部感染的基本临床表现（症状、体征）

2．掌握肺部感染的诊断和鉴别诊断及治疗原则

3．熟悉 HIV 的传播途径和流行情况

4．掌握 HIV 的诊断原则

5．掌握艾滋病患者合并肺部感染的治疗原则

6．认识对艾滋病患者进行教育的意义（提高治疗效果、减少耐药发生、阻断进一步传播、降低机会感染发生机会）

7．了解并遵循艾滋病患者的保密性原则，了解艾滋病患者的权利和义务

8．熟悉艾滋病患者合并感染的预防

9．学习医患沟通技巧和态度

（四）案例情境及导课示范

指导课 1（共三幕）

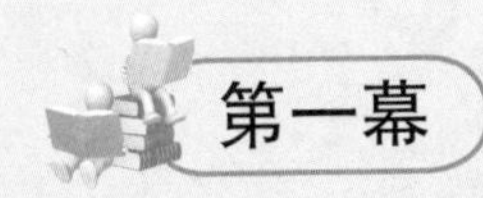

第一幕

潘先生，38 岁，已婚，3 周前无明显诱因下开始出现发热，体温最高 38.5℃，无明显畏寒、寒战，伴咳嗽，有少许白色黏痰，自行口服左氧氟沙星 0.5g/d 后体温仍有反复，仍有咳嗽，咳痰较前稍好转，并逐渐出现活动后气促，遂赴上海某医院就诊。

请同学列出要点：

男性，38 岁，咳嗽，白色黏痰，进行性活动后气促，左氧氟沙星效果不佳

备注：要求同学自行概括，教师版案例列出上述参考答案

请同学自行提出问题并展开讨论：

备注：给四年级的学生版案例将不再提供问题，而要求学生自主提出问题。教师版中则仍然列出可能的问题及参考答案（此处略），仅供 tutor 参考。（以下同）

1．什么是发热？人体发热的机制是什么？引起发热的原因有哪些？

2．什么是咳嗽？阐述人体咳嗽的机制。引起咳嗽的原因有哪些？

3．左氧氟沙星治疗效果不佳的原因有哪些？

4．结合潘先生的实际情况，分析潘先生的主要问题。

5．您若是一位医生，还需了解哪些信息？

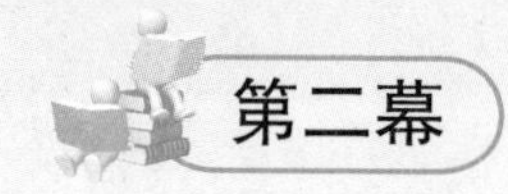

第二幕

在医院门诊大厅，潘先生先行接受预诊，测得 T 38℃，P 90 次 / 分，R 20 次 / 分，BP 110/70mmHg，给予呼吸内科就诊号。

门诊王医生简单询问了病史，并进行了相关体格检查后，在病历上记录："咳嗽 3 周，少量白色黏液痰，低热，活动后气促，双肺呼吸音正常，未闻及干湿啰音；血常规 +C 反应蛋白和胸片检查"。

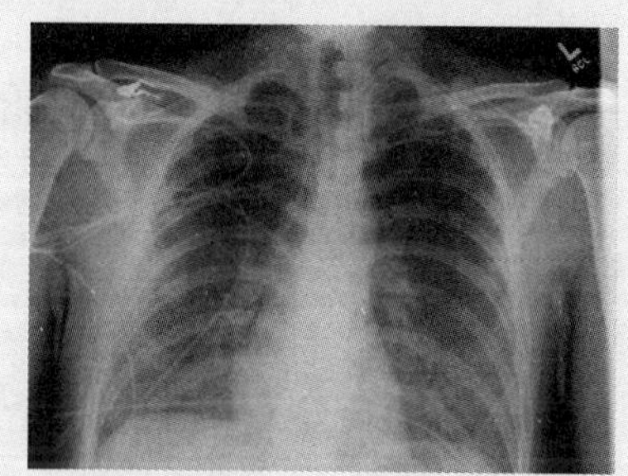

1 小时后，潘先生家人拿到以下的检查结果：血常规：白细胞 8.3×10^{9}/L，中性粒细胞 94.3%，血红蛋白 125g/L，红细胞 4.06×10^{12}/L，血小板 340×10^{9}/L，CRP 9.45mg/L（0 ~ 8mg/L）。胸片：两肺弥漫性浸润影（见胸片，课堂中提供清晰大照片）。

王医生告诉潘先生，他患了肺部感染，病变范围较广，建议立即住院治疗。

请同学列出要点：

干咳，低热，活动后气促，CRP 略高，两肺弥漫性浸润影，肺部感染

请同学自行提出问题并展开讨论：

1. 什么是啰音？啰音是如何产生的？如何分类？
2. 什么是 C 反应蛋白？CRP 高说明了什么？
3. 胸部 X 线片两肺弥漫性浸润影产生的原因是什么？
4. 结合潘先生的血常规和 CRP，反映出什么问题？
5. 潘先生拟诊为肺部感染的主要依据有哪些？如何进一步明确检查？

第三幕

潘先生入院后，当天接受了血气分析，并开具痰液（必要时诱痰）涂片及培养、肝肾功能、血糖、淀粉酶、肺部 CT、真菌 D- 葡聚糖检测等一系列检查。

立即给予甲泼尼龙 40mg 抗炎，哌拉西林 – 他唑巴坦 4.5g Q8h 抗菌。

请同学列出要点：

血气分析，痰涂片及培养，甲泼尼龙，哌拉西林 - 他唑巴坦

请同学自行提出问题并展开讨论：

1. 什么是血气分析？能反映哪些问题？
2. 痰涂片和培养的目的是什么？有哪些注意事项？
3. 医生给予甲泼尼龙 40mg 抗炎、哌拉西林 - 他唑巴坦治疗的主要依据是什么？
4. 如果你是医生，你还希望了解哪些信息或增加哪些检查？

指导课 2（共三幕）

第一幕

患者住院后，进一步检查结果如下：

血气分析：全血剩余碱 0.7，氧饱和度 98.10%，血酸碱度 7.43，血二氧化碳分压 5.00kPa，血氧分压 13.70kPa。

肝功能：总蛋白 65g/L（正常值 60 ~ 80g/L）；白蛋白 42g/L（正常值 40 ~ 55g/L）。

肾功能、血糖、淀粉酶基本正常。

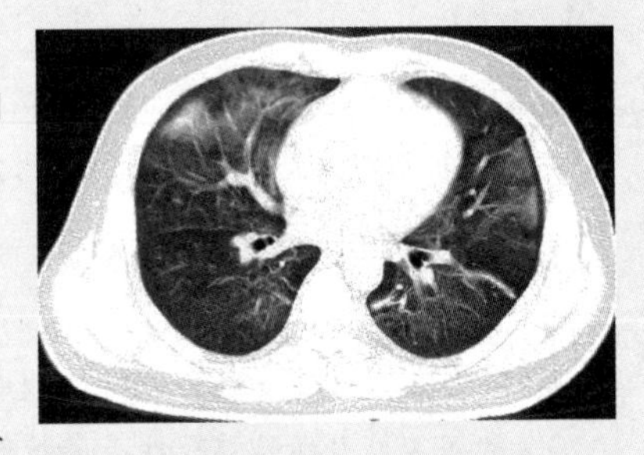

肺部 CT：两肺呈均匀广泛的毛玻璃样影（见 CT 图）。真菌 D- 葡聚糖检测 161.20pg/ml（< 10pg/ml）。痰培养和荧光染色抗酸杆菌涂片反复多次阴性。

王医生给患者加用伏立康唑 0.2g Q12h 口服，体温有所好转，然而在甲泼尼龙减量过程中患者再次出现发热。患者反复不退的发热着实令王医生疑惑不解，一种不祥的预感袭来，王医生一方面加急做支气管肺灌洗和血液检查，一方面开具了会诊要求。

请同学列出要点：

两肺均匀广泛的毛玻璃样影，痰培养阴性，真菌感染，支气管肺灌洗

请同学自行提出问题并展开讨论：

1. 真菌 D- 葡聚糖检测有何意义？
2. 请推测王医生的不祥预感意味着什么。如何进行证实？
3. 请推测，现阶段王医生最希望请哪个领域的专家会诊？

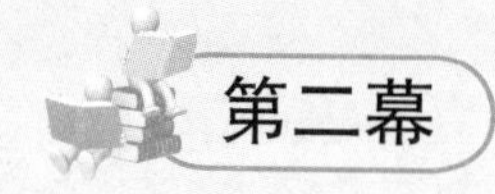

第二幕

会诊专家李主任提出，患者合并肺孢子菌肺炎的概率高，建议支气管肺灌洗液查肺孢子菌，血液查 HIV 抗体、HIV 核酸及 T 细胞亚群。

王医生表示，昨天已送检。

随后送来的报告显示：肺孢子菌阳性，HIV 抗体和核酸均阳性，CD4+ T 细胞 44/μl（正常值 500 ~ 750/μl），CD4 百分比 5 %，CD8 百分比 58 %，CD4/CD8 比值 0.09（正常值 1.75 ~ 2.1）。

王医生随后又和患者签署了抗病毒治疗的知情同意书，进行治疗前的宣教和依从性教育，并希望潘先生本人及时将 HIV 感染实情告知妻子并安排进行相关检查。

按照李主任意见，王医生改用复方磺胺甲噁唑、拉米夫定 + 替诺福韦 + 拉替拉韦和伏立康唑联合治疗方案。

请同学列出要点：

肺孢子菌肺炎，HIV 抗体，HIV 核酸，T 细胞亚群，知情同意书，健康教育，复方磺胺甲噁唑，拉米夫定 + 替诺福韦 + 拉替拉韦和伏立康唑联合治疗方案

请同学自行提出问题并展开讨论：

1．什么是肺孢子菌？肺孢子菌肺炎说明患者存在什么问题？

2．HIV 传播途径有哪些？概述目前我国 HIV 感染的现状。

3．简述肺孢子菌 /HIV 感染的治疗原则。

4．HIV 核酸及 T 细胞亚群检测有何意义？

5．为什么要进行 HIV 感染的治疗前宣教，特别是依从性教育？

6．对 HIV 感染的保密性原则，我国有哪些规定？在开具 HIV 检测之前，是否需要征得当事人同意？

第三幕

王医生随后迅速召开科室会议，说明情况，要求每位医护人员加强防护，严格规范操作，并执行保密性原则，不得将患者的感染信息告知他人，以免造成恐慌。

护士长当即提出，是否可以设法让患者转院治疗？王医生断然否定，随后又开具了一系列的相关检查。

护士小梅突然胆战心惊地说，昨天她给患者抽血的时候，疑似有血滴溅出来并可能触碰注射器的针头，李主任当即介入了解详情并给予专业建议。

请同学列出要点：

保密性原则，职业暴露，转院治疗

请同学自行提出问题并展开讨论：

1. 医护人员面对HIV感染者，需要遵守哪些保密规定？
2. 临床医生应如何应对HIV感染者的就诊？职业暴露后如何采取应对措施？
3. 当患者的HIV感染明确后，还需要进行哪些检查？为什么？
4. 医院是否可以拒绝接受HIV感染者的治疗？

指导课3（共两幕）

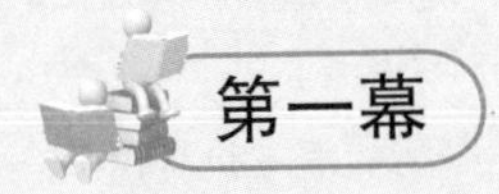

第一幕

潘先生进一步检查结果如下：乙肝“小三阳”，HBV DNA 8×104copies/ml，丙肝抗体阳性，HCV RNA 6×104copies/ml，淋病（–）、梅毒（–）。

王医生和床位医生一起约谈患者的妻子，得知他们已经结婚10年，有一个9岁女孩，随着二孩政策放开，他们也有要二孩的计划。

王医生委婉地告知潘先生家人，潘先生罹患的是肺部肺孢子菌和真菌混合感染，这种肺炎通常在人体抵抗力下降时容易发生，此外，他还有其他一些感染。医生已将病情告知潘先生本人，建议她多和潘先生沟通，给予潘先生战胜疾病的勇气和力量。

请同学列出要点：

乙肝小三阳，丙肝抗体阳性，肺部混合感染，医患沟通

请同学自行提出问题并展开讨论：

1. 何谓乙肝小三阳？说明什么？乙肝感染的途径有哪些？
2. 什么是丙肝？为何会出现与乙肝的混合感染？
3. 他们的二孩计划是否能实现？如何阻断HIV传播？
4. 如果患者本人不将HIV感染实情告知配偶，医院是否有责任和义务告知？

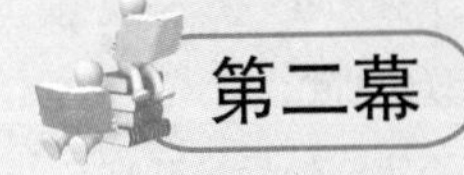

第二幕

尾声：经过激烈的思想斗争，潘先生终于将自己感染HIV的实情告知妻子并求得了妻子的谅解。医院迅速对潘先生的妻子和孩子留取血样，进行HIV抗体筛查，所幸两人的检测结果均为阴性。潘先生经过3周左右的住院治疗，无发热、胸闷、呼吸困难表现，

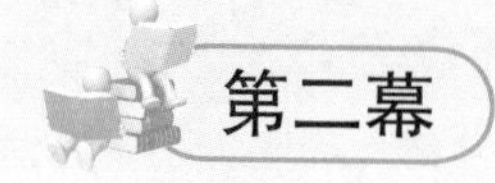

第二幕

复查胸部 CT，肺部病灶较入院时明显吸收好转，CD4+ 细胞计数也微有上升。

准予出院，要求潘先生遵医嘱定时定量服用抗 HIV 药物、每月门诊随访肝功能、每 3 个月测 CD4+ 细胞、每 6 个月测 HIV RNA。潘先生开始了和 HIV 漫长的不懈斗争……

请同学列出要点：

配偶 HIV 抗体筛查阴性，治疗好转，随访监测

请同学自行提出问题并展开讨论：

1．为何要对潘先生的妻子和孩子进行 HIV 抗体筛查？HIV 传染性与哪些因素有关？

2．为何“抗艾”治疗是个长期工程？治疗过程中有哪些注意事项？

3．目前在艾滋病防治领域有哪些进展？

顺序与进度：

三次小组讨论学习：每个小组一名 tutor（临床或基础老师），8 ~ 9 名学生，每学期随机分组。

一次大班病例总结课：由撰写案例的老师代表进行总结，回答学生提出的疑问。每次 2 学时，总计 8 学时进行一个案例的学习。

各部分学习内容如下：

指导课 1：分三节循序渐进，提出问题并进行讨论，不能在课堂讨论解决的问题留给课后进行资料查询，并在第 2 次课解决。认识发热、咳嗽、气促、啰音等肺部感染的症状和体征，掌握肺部感染的基本诊断、鉴别诊断和治疗思路，特别是要学习治疗效果不佳时如何进一步诊治。

指导课 2：先行讨论解决第 1 次留下来的疑问，然后分三节循序渐进进行第 2 次课学习，同样提出问题并进行讨论，不能在课堂讨论解决的问题留给课后进行资料查询，并在第 3 次课解决。探讨并掌握 HIV 感染的诊断原则、HIV 感染的途径和流行现状、艾滋病患者合并肺部感染的特殊表现和治疗原则、艾滋病患者的教育和保密性原则、医务工作者的自我防护原则，学习医患沟通技巧和态度。

指导课 3：讨论解决第二次留下来的疑问，分两节学习第三次课的内容。探讨并掌握如何完善艾滋病患者的其他相关检查，理解这些检查的意义，了解艾滋病患者的治疗原则和随访要求，了解艾滋病患者的权利和义务，探讨艾滋病研究进展。有疑问的留给学生自行查找资料并在下次的病例总结会上进行交流。

指导课 4：大班讲课，进行病例总结分析，并回答学生在讨论中遇到的各种疑问。

案例7 “变丑”的朱晨艳女士

王新红

此章节的PBL案例《“变丑”的朱晨艳女士》来自复旦大学上海医学院。属于神经内分泌系统，应用于临床医学专业（八年制）三、四年级学生。由案例编写小组提供（组长：基础医学院实验教学中心王新红；小组成员：基础医学院病理学系刘颖，华山医院病理科熊佶）。

导言

本病例选用垂体瘤 - 肢端肥大症案例向学生介绍神经内分泌良性肿瘤的基本表现和治疗。目的是让学生认识垂体瘤 - 肢端肥大症隐匿的发病过程、临床表现特征、诊断该疾病的常用检测手段、治疗原则和常见术后并发症的处理。同时，学习垂体的解剖功能以及在调节机体内分泌、代谢中的重要作用和机制。通过病例讨论使学生掌握PBL的学习方法，学习在病例的现象中发现问题，并在自主学习解决问题的过程中提高对基础医学重要性的理解。

病例摘要

朱晨艳，女性，45岁。出现血糖、血压升高，多汗，牙齿稀疏，容貌改变等症状数年，因近期发现手脚变大，经朋友提醒后至内分泌科就诊。查体发现手、脚较一般女性粗大、肥厚；舌体肥大；胸腹部皮肤可见几处疣状赘生物生长；腋下皮肤有色素沉着。血清激素检查发现生长激素（growth factor，GH）及胰岛素样生长因子（insulin-like growth factor，IGF-1）明显升高。增强型MRI发现有垂体瘤，诊断为垂体瘤 - 肢端肥大症。内分泌科及神经外科医生与患者就疾病的诊断和治疗进行沟通后，采取内镜经鼻 - 蝶窦垂体瘤切除术。手术后患者出现一过性尿崩症，经处理后很快消失。朱女士术后GH、IGF-1迅速降至正常水平，影像学检查显示瘤体组织切除完全，每年定期随访。

案例学习要点：

1. 血糖、血压的神经内分泌调节机制。
2. 举例讨论哪些疾病可以引起容貌体征发生改变。
3. 垂体的解剖和功能。
4. 垂体瘤的发病机制和表现。
5. 肢端肥大症的常见临床表现、诊断、治疗原则、机制等。
6. 内镜经鼻 - 蝶窦垂体瘤切除术治疗肢端肥大症的常见并发症及处理。

顺序与进度：

指导课 1：

由患者隐匿的发病过程引出案例。患者典型发病缓慢，出现的症状早期并不典型。重点讨论血糖、血压的调节和特定疾病引起的容貌体征变化。

指导课 2：

给出患者的血清激素水平检查结果，结合 MRI 影像学报告，确诊垂体瘤 - 肢端肥大症，并为下一步讨论该病的治疗做准备。

指导课 3：

重点介绍垂体瘤 - 肢端肥大症经鼻 - 蝶窦垂体瘤切除术及常见并发症，理解垂体瘤终生随诊的理念。

参考教材：

《系统解剖学》《生理学》《病理学》《生物化学》《病理生理学》《内科学》《外科学》

指导课 1

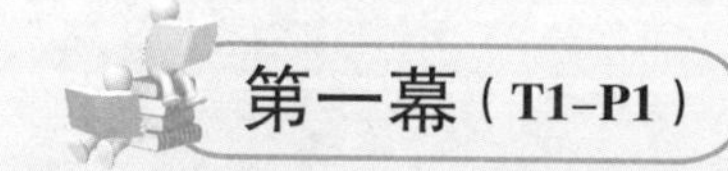

第一幕（T1–P1）

朱晨艳女士，45 岁，离异。近几年来，查体发现血糖水平有所升高，空腹血糖常在 6.5 ~ 7.5mmol/L 之间波动，血压水平也有升高，常达 140/90mmHg 左右。近四五年来，朱女士发现自己很容易出汗，并且牙缝明显变宽，牙齿较过去明显稀疏。朱女士为此去咨询过牙医，也没有发现明显异常。

朱女士认为人到中年身体发福，这些变化也是常见现象。去年夏天，朱女士参加大学同学聚会，多年不见的好友见面，差点没有认出朱女士，好友聊天时委婉地提到朱女士容貌和过去有很大变化。朱女士自嘲说自己中年发福、人也变丑了。

数日后，朱女士在家中找到一双前两年买的鞋子，发现自己几乎穿不进去了，并且最近一段时间经常感觉手部发胀。心情有些郁闷的朱女士对自己的身体变化逐渐有了疑虑，女儿也催她尽快到医院检查一下。

请同学列出要点：

中年女性、血糖水平升高、血压升高、排汗增多、牙缝增宽、容貌改变、手脚变大

（本段要告知学生学会发现并分析患者所表现出来的每一个症状。每一个症状都是分析的要点，并且要**注意引导**同学体会该病的**发病过程隐匿**，发现时往往病程已很长）

1．机体维持正常血糖水平的调节机制有哪些？

2．机体维持正常血压水平的主要调节机制有哪些？

3．哪些疾病可以引起容貌体征发生改变？试列举疾病导致的特征性容貌改变并分析原因。

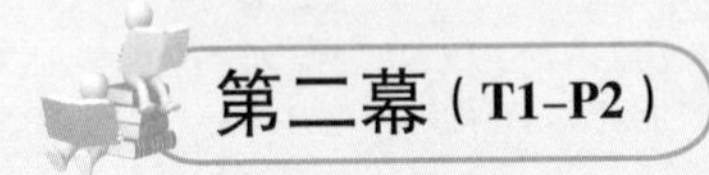

第二幕（T1–P2）

2015 年 11 月，朱女士到上海某三甲医院就诊，经导诊台护士建议挂了内分泌科的门诊。内分泌科叶医生询问了朱女士的病史。叶医生询问朱女士近几年睡眠打鼾是否严重，是否有睡眠呼吸暂停的现象，并且进一步询问了月经周期是否正常。朱女士说睡眠打鼾近几年比较严重，偶有呼吸暂停的现象，月经周期自生完女儿以后一直不规律，近几年自认为快到绝经期，对月经不规律也没有很在意。在问诊过程中，朱女士告诉医生，去年在单位查体做 B 超时发现有两个小的胆囊息肉。

叶医生对朱女士做了初步的体格检查：身高 170cm，体重 85.5kg，说话嗓音低沉沙哑；血压 140/95mmHg，心肺听诊正常。手、脚较一般女性粗大、肥厚；舌体肥大；胸腹部皮肤可见几处疣状赘生物生长；腋下皮肤有色素沉着。

请同学列出要点：

胆囊息肉、打鼾及睡眠呼吸暂停、嗓音低沉沙哑、手脚粗大、舌体肥厚、皮肤赘生物及色素沉着、月经不规律

（此处引导学生在单独分析某个症状以后，要尝试把患者的症状表现联系在一起考虑）

1．胆囊息肉的常见原因及类型是什么？

2．打鼾及睡眠呼吸暂停、嗓音低沉沙哑可能是什么原因引起的？

3．皮肤赘生物和皮肤色素沉着的可能原因有哪些？

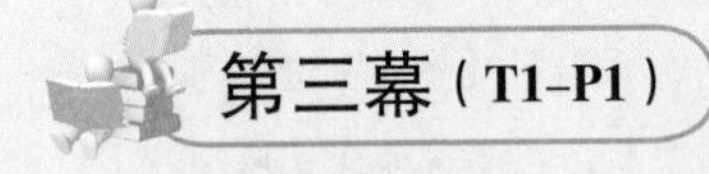

第三幕（T1–P1）

朱女士着急地询问自己到底得了什么病。叶医生说，根据朱女士的表现，怀疑她可能患了“垂体瘤”。朱女士非常紧张，表示根本没有听说过这个疾病，并问叶医生这种疾病是如何患上的、治疗效果好吗。叶医生说还要进一步的化验和检查才能确诊，并安慰朱女士不要过分紧张，垂体瘤绝大多数是良性的，可根据病情采取不同的治疗方案。叶医生给朱女士开了以下化验检查单。

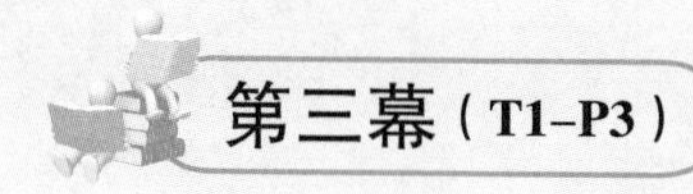

第三幕（T1–P3）

1. 垂体激素水平的全面检查：血清生长激素（GH）、垂体泌乳素（PRL）、游离三碘甲状原氨酸（FT3）、游离甲状腺素（FT4）、促甲状腺激素（TSH）、促肾上腺皮质激素（ACTH）

2. 预约增强型磁共振（MRI）检查

请同学列出要点：

垂体瘤、垂体激素水平检查、增强型磁共振

(此处重点引导学生学习下丘脑 - 垂体内分泌轴的功能及内分泌检查的意义)

1. 垂体的解剖和功能如何?
2. “垂体瘤”是一种什么样的疾病?
3. 医生给朱女士开这些化验检查的目的和意义是什么?

指导课 2

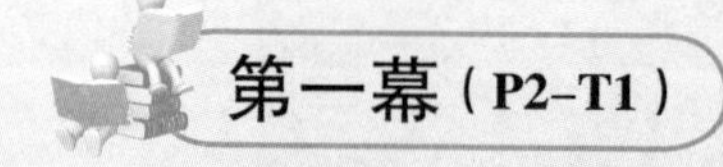

第一幕（P2–T1）

3 天后，朱女士将检查结果拿给叶医生：

血清生长激素（GH）39.1 mg/L（参考值：男 0 ~ 3 mg/L，女 0 ~ 6 mg/L，儿童 < 20 mg/L）；垂体泌乳素（PRL）15.53 ng/ml（参考值 4 ~ 16 ng/ml）；游离三碘甲状原氨酸（FT3）、游离甲状腺素（FT4）、促甲状腺激素（TSH）、促肾上腺皮质激素（ACTH）均在正常范围中。

增强型磁共振结果提示：垂体瘤（11.53mm × 11mm × 10.35mm），轻微侵蚀海绵窦（见下图）。

叶医生看了检查结果，告诉朱女士，她的病基本可以确诊为“垂体瘤 – 生长激素（GH）瘤（肢端肥大症）”。朱女士心情很复杂，她问叶医生为何上次门诊还没有检查结果的时候，就推测自己可能患了垂体瘤。叶医生耐心地跟她解释说，因为垂体瘤 – 生长激素（GH）瘤（肢端肥大症）患者容貌改变特征较为明显，有经验的医生从患者的容貌特征往往就可推测。叶医生建议朱女士进一步检查：

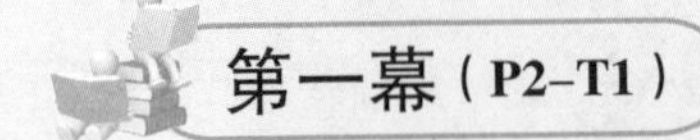

第一幕（P2–T1）

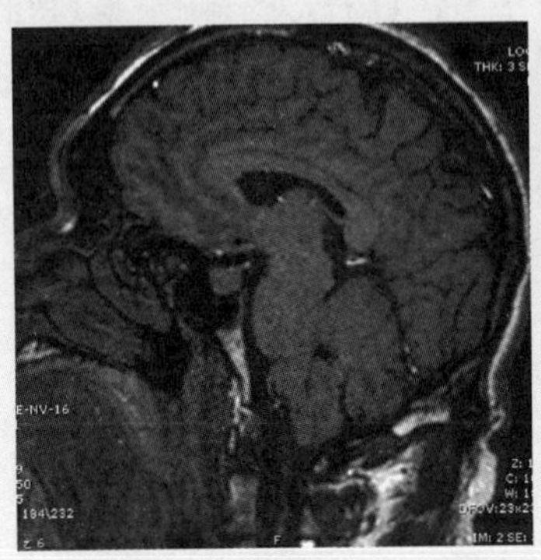

矢状面

冠状面 -1

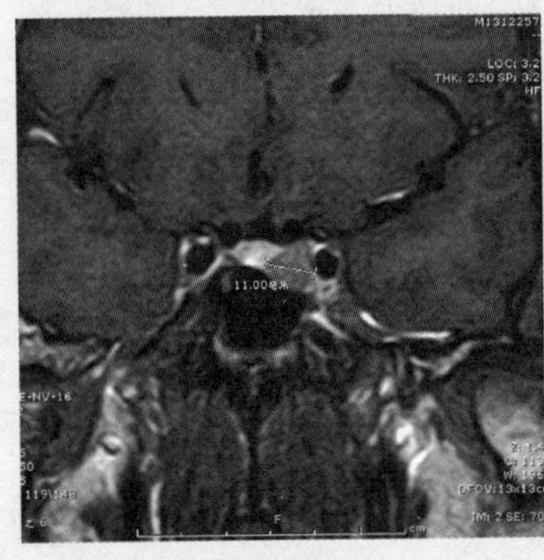

冠状面 -2

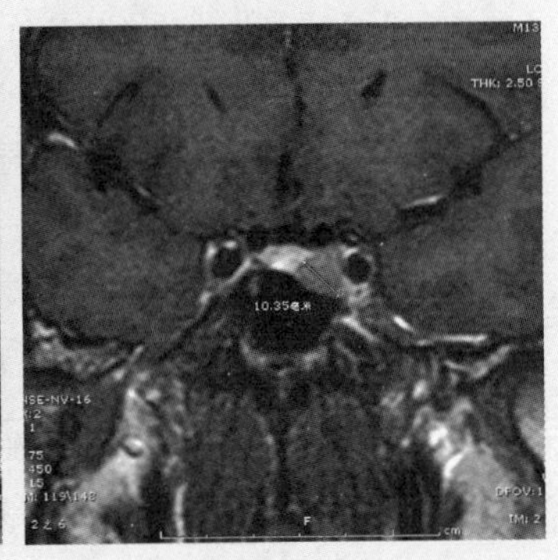

冠状面 -3

MRI 影像诊断：头颅矢状面示蝶鞍扩大，垂体瘤（11.53mm × 11mm × 10.35mm）

1. 胰岛素样生长因子（IGF–1）、胰岛素样生长因子结合蛋白 3（IGF–BP3）
2. 葡萄糖生长激素抑制试验
3. 预约眼科进行检查
4. 预约消化内科进行纤维结肠镜检查

请同学列出要点：

血清生长激素（GH）明显升高、增强型磁共振诊断垂体瘤、肢端肥大症的容貌体征、IGF-1 及 IGF-BP3 检查、葡萄糖生长激素抑制试验、眼科及纤维结肠镜检查

（此处重点引导学生理解垂体瘤确诊需要哪些指标检查，并且理解进一步的眼科和纤维结肠镜检查的意义）

1. 肢端肥大症的容貌体征有何特点？

2. 医生为何让朱女士进一步检查胰岛素样生长因子（IGF-1）、胰岛素样生长因子结合蛋白 3（IGF-BP-3）？有何意义？

3. 葡萄糖生长激素抑制试验的意义是什么

4. 叶医生为何要让朱女士到眼科进行检查？

5. 医生为何让朱女士到消化内科进行纤维结肠镜检查？

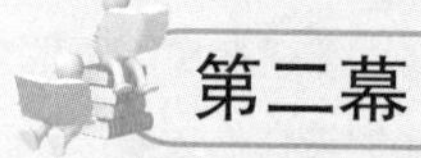

第二幕（T2–P2）

1 周后，朱女士的检查结果如下：

胰岛素样生长因子（IGF–1）1244ng/ml（参考值 55 ~ 490 ng/ml）、胰岛素样生长因子结合蛋白 3（IGF–BP3）15.9mg/ml（参考值 2.2 ~ 7.8mg/ml）；葡萄糖生长激素抑制试验显示 GH 呈自主性分泌且不受葡萄糖抑制。眼科检查及纤维结肠镜检查未见明显异常。

叶医生告诉朱女士可以确诊为“肢端肥大症”。根据朱女士的影像学诊断和临床表现，叶医生建议朱女士到神经外科进行会诊确定治疗方案。

朱女士听说需要手术治疗，显得非常紧张。叶医生建议她首先放松心情，并提醒她过度的紧张焦虑对疾病的治疗不利。而且告诉朱女士，“肢端肥大症”的治疗目前采用多学科协作（multiple disciplinary team，MDT）模式，即使手术无法治愈，后期依然可以采用内科用药、放射治疗等联合治疗方式。

请同学列出要点：

多学科协作模式、内科用药、放射治疗

（此处重点引导学生理解垂体瘤治疗的 MDT 模式并理解垂体瘤的治疗原则）

1. 多学科协作模式是什么？

2. 垂体瘤肢端肥大症的治疗原则和方式有哪些？

3. 肢端肥大症何种情况采用放射治疗？

4. 面对患者的紧张焦虑，医生可以给予哪些人文关怀？

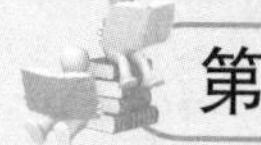

第三幕（T2–P3）

神经外科的沈医生给朱女士做了详细的会诊，告诉朱女士，她的垂体瘤可以首选内镜经鼻 – 蝶窦垂体瘤切除术的外科手术治疗方案。朱女士得知不用开颅手术后，稍微舒了一口气。在沈医生的指导下，朱女士顺利住进了神经外科病房。

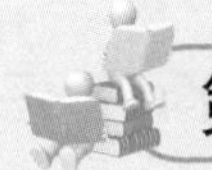

第三幕（T2–P3）

入院当天，沈医生给朱女士开了索马杜林注射剂。注射当晚，朱女士出现腹泻3次，感觉轻微腹痛和胃部不适。护士解释说这是药物常见不良反应。次日，朱女士的上述症状逐渐消失。朱女士做了详细的术前检查，没有发现手术禁忌证。

入院第三天，医生给朱女士经右鼻孔行经鼻－蝶窦垂体瘤切除术，手术过程顺利，手术室出来后进入ICU病房进行监护，当晚病情平稳后第二天早晨转入普通病房。医生查房嘱去枕平卧，避免屏气、用力咳嗽、咳痰等情况；观察记录24小时液体出入量。

请同学列出要点：

内镜经鼻-蝶窦垂体瘤切除术、索马杜林不良反应、去枕平卧、记录尿量和饮水量

1. 内镜经鼻-蝶窦垂体瘤切除术的发展历史和优势如何？
2. 索马杜林的药理作用及不良反应是什么？
3. 医生为何在术前给朱女士应用索马杜林？
4. 医生在术后查房中叮嘱朱女士的注意事项的原因是什么？

指导课3

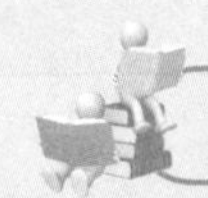

第一幕（T3–P1）

术后第2天中午，护士发现朱女士的小便量明显增多，1小时导尿量约为280ml，尿色淡如清水。朱女士家属也告诉值班医生，朱女士2～3小时内说过好几次口渴想饮水，家属考虑到手术刚刚过24小时，每次只给朱女士50ml的饮水量。值班医生嘱急查血电解质和尿常规。结果显示：血清K^+ 3.2mmol/L；Na^+ 165mmol/L，血浆渗透压320mmol/L；尿比重为在1.001，尿渗透压为150mmol/L。

医生临时调整医嘱，嘱立即增加盐酸去氨加压素静滴，一次2μg，一日2次，增加静脉补液5%葡萄糖氯化钠注射液2000ml，给予KCl口服液10ml（约1g），每日3次。

请同学列出要点：

尿崩症、低比重尿、低血钾、盐酸去氨加压素

（此处重点引导同学理解垂体瘤术后常见的并发症及处理措施）

1. 朱女士的尿液检查和血液检查结果提示什么？

2．盐酸去氨加压素治疗尿崩症的药理作用是什么？

3．中枢性尿崩症继发的水、电解质紊乱及处理措施是什么？

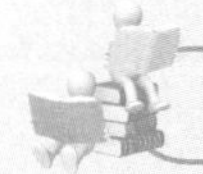

第二幕（T3–P2）

术后第 3 天，沈医生查房，朱女士诉口渴症状有所好转，每小时尿量降为 120ml 左右。医生调整医嘱：盐酸去氨加压素静滴，一次 1μg，一日 2 次，并嘱继续观察尿量，化验血清电解质。医生将朱女士鼻塞拔掉后，嘱朱女士可适当半卧位，适应后做起，避免抠鼻、用力咳嗽和擤鼻涕等动作；明日抽空腹血检测激素水平。

术后第 4 天朱女士的血清电解质恢复正常，尿量也逐渐减少至 80 ~ 90ml/h，停用盐酸去氨加压素。血清激素水平如下：血清生长激素（GH）1mg/L；胰岛素样生长因子（IGF–1）465ng/ml，促肾上腺皮质激素（ACTH）29.56pmol/L（7am ~ 10am 参考值：1.6 ~ 13.9pmol/L）。

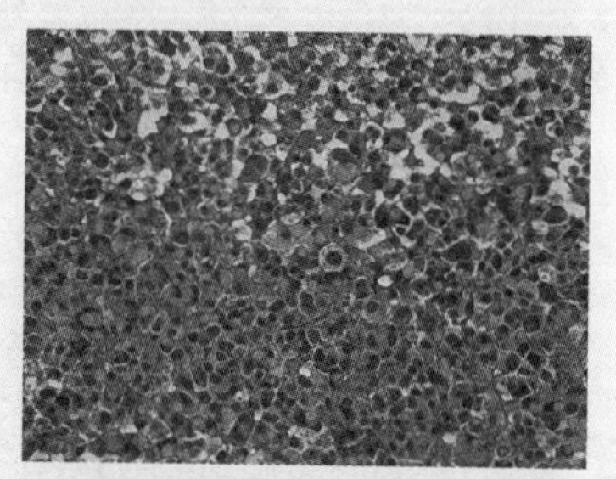

垂体瘤 HE 染色（×400）

垂体瘤组织中见大量大小不均一圆形细胞，细胞核圆而深染，细胞质多为粉红色，为大量嗜酸性细胞。细胞可排列成巢状或条索状，同时血管分布也较为丰富。病理诊断：垂体腺瘤

垂体 GH 腺瘤免疫组化（×400）

垂体瘤组织石蜡切片行 GH 免疫组化染色，视野中大量瘤细胞胞质呈深棕色阳性染色，提示瘤细胞分泌大量 GH。病理诊断：垂体瘤 GH 型

请同学列出要点：

一过性尿崩症、术后激素水平监测、垂体瘤病理分型

（此处引导同学重点理解垂体瘤的病理分型）

1. 朱女士的尿量恢复提示什么？
2. 朱女士术后激素水平提示什么？
3. 垂体瘤的病理分型是什么？

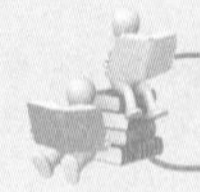

第三幕（T3–P3）

术后第 5 天，朱女士一般情况良好。医生开出院医嘱：①术后 1 个月和 3 个月复查 GH、IGF–1 等激素水平；②术后 3 个月查增强型 MRI；③注意休息，避免用力咳嗽、屏气等使颅内压增高的动作，避免抠鼻、用力擤鼻涕等动作。

门诊复查：

术后 1 个月复查：GH 0.3mg/L，IGF–1 424 ng/ml，IGF–BP3 5.8 mg/L，PRL 10.63 ng/ml，ACTH 10.4 pmol/L。

术后 3 个月复查：GH 0.3mg/L，IGF–1 389 ng/ml，IGF–BP3 5.1 mg/L，PRL 9.78 ng/ml，ACTH 11.4 pmol/L。增强型 MRI 示瘤体组织切除完全（见下图）。

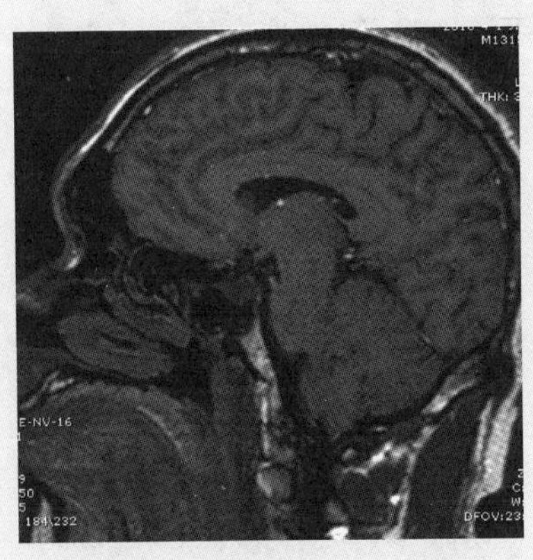

矢状面

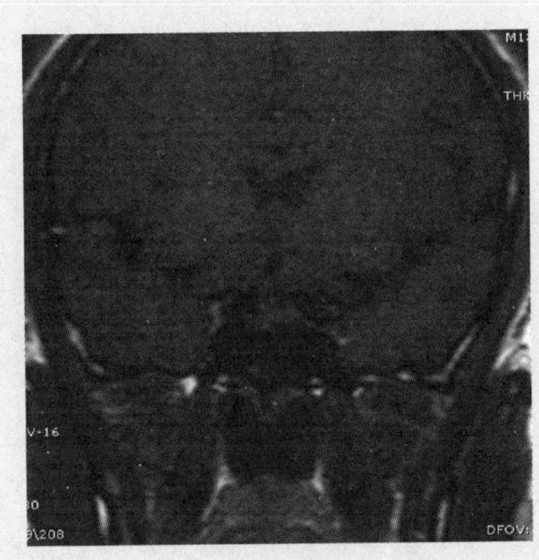

冠状面

朱女士开心地告诉医生，她目前觉得手、脚发胀的感觉明显好转，皮肤上的赘生物也明显缩小，朋友都说她变漂亮了，而且血压和血糖也基本恢复至正常水平。医生跟朱女士大概解释了这些变化的原因，并告诉朱女士目前手术效果非常满意，已经达到治疗目标，如果没有特别情况，以后每年复查一次上述指标即可。朱女士连连道谢，满意地离开医院。

请同学列出要点：

术后 1 个月、3 个月复查，垂体瘤 - 肢端肥大症治疗目标，治疗后患者症状改善，长期随访

（此处引导同学重点理解垂体瘤 - 肢端肥大症是一种要终身随访的疾病）

1. 肢端肥大症治疗的总体目标是什么？

2. 如何给朱女士解释她术后发生的这些变化?
3. 医生为何还要让朱女士每年定期复查?
4. 该病例的讨论学习对你有何启发？并谈谈你的收获。(开放性问题)

案例 8 突如其来的胸痛

宋德懋 王 宪

问题导向学习教师指导

Problem-based Learning (PBL) Tutor Guide

突如其来的胸痛

学习对象：基础医学单元二年级

撰 写 者：宋德懋 王 宪

审 核 者：王 韵 吴立玲 田新霞
王月丹 管又飞 关超然

前言

（一）进行本案例教学，学生应具备的背景知识

解剖学，组织学，生理学，神经生物学及生物化学。

（二）预期学习目标

1. 内脏疾病导致的牵涉痛及其机制
2. 正常心电图的产生机制及其意义
3. 心肌酶谱和心肌肌钙蛋白的变化及其意义
4. 血脂各项变化的意义
5. 冠状动脉的解剖特点及血流的调控
6. 心肌梗死的主要危险因素
7. 导致冠状动脉闭塞（或狭窄）的常见原因
8. 知情同意书的作用
9. 心肌梗死患者的健康指南

（三）教案摘要

李警官平日工作压力较大，作息不规律，嗜好吸烟，肥胖，喜进食高脂肪性食物。既往有高血压病史，但未进行规律治疗。有高血压和冠心病的家族史。因发作性胸痛 2 天，加重 9 小时来院急诊。医生询问病史后，为其进行心电图、冠脉造影和心肌酶谱等多项检查，诊断为“急性前壁心肌梗死”。

（四）关键词

①胸痛及牵涉痛；②心肌梗死；③心电图；④冠状动脉闭塞（或狭窄）；⑤知情同意书；⑥心肌梗死患者的健康指南

（五）课堂安排

课程	内容	大约时间
一	暖场，推选学生主席、记录人，相互介绍	15 分钟
	第一幕：展开讨论	45 分钟
	第二幕：展开讨论	60 分钟
二	根据第一次讨论中汇集的问题分别展开讨论	120 ~ 150 分钟
	第三幕：展开讨论	60 ~ 90 分钟
三	根据第二次讨论中汇集的问题分别展开讨论	120 ~ 150 分钟
	每个同学反馈学习心得	45 分钟
	主持教师对本案例学习过程及学生情况进行点评	15 分钟

（六）注意事项（specific issues of emphasis）

1. 因之前学生接触PBL还不多，他们相对还很陌生，学习的重点还包括让学生更好地理解PBL精神，掌握PBL学习方法，以便为今后大规模开展PBL学习奠定基础。

2. 因学生目前阶段尚不具备深入探讨相关的临床知识（比如临床表现、疾病的分型、诊断及鉴别诊断和治疗等）及基础知识（比如细胞内机制和途径等）的能力，当发生此类情况时，请教师注意及时纠正。

3. 注意引导学生讨论与案例相关的伦理学问题（知情同意书）及公共卫生问题（心肌梗死患者的健康指南）。

4. 教师手册请勿与学生分享。

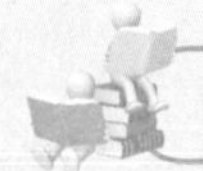

第一幕　李警官自述

我今年39岁，是个刑警。3天前我分管的辖区出事了，为了尽早破案，我带着几个人没日没夜地干，饿了就吃包方便面，累了就抽支烟提提神，这3天烟就抽了两条。前天下午突然感觉胸前像火烧似的疼，歇几分钟后慢慢就好了，后来又疼了3次，我以为是吃得不好引起的胃疼，也没管它。今天下午2点左右在和同事讨论案情时又疼了起来，这回比前几次严重，胸前像压了一块大石头，扯得左侧肩膀也很痛，当时出了一身冷汗，胃就像翻江倒海一样，恶心得不行，将吃的东西都吐了出来，人根本就动不了，同事将我扶到沙发上躺了半个钟头后疼痛才好些，但还是胸闷得厉害，喘不上气。大家建议我到医院看看，我最烦去医院了，不就是胃疼嘛，歇歇就没事了，再说还有那么多事情等着我呢。可是情况一直不见好转，没法继续工作。晚上十点多，几个同事把我送到医院急诊。

学习重点（learning issues）：

胸痛的原因及特点

提示问题（guiding questions）：

1. 李警官的主要临床表现是什么？（将学生的注意力引导到胸痛上，争取总结出“发作性胸痛3天，加重9小时”）

2. 李警官胸痛的特点是什么？（引导学生注意李警官胸痛的性质）

3. 导致李警官胸痛的可能原因是什么？（注意区别胃部疾患以及其他器官疾病引起的疼痛）

教师注意事项（tutor attention）：

1. 建议讨论时间为45分钟。

2. 引导学生对病案进行认真分析，将胸痛作为中心环节进行讨论，当学生过分关注于恶心、呕吐的临床表现时，注意纠正。

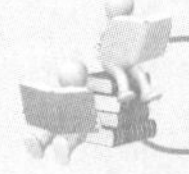

第二幕 急诊检查

李警官入院后，医生根据他的病情很快做了如下检查：

1. 查体：一般情况：T 36.5℃，P 80 次 / 分，R 14 次 / 分，BP 130/80mmHg。一般情况好，肥胖体型，神志清楚，平卧位，口唇无发绀，双肺呼吸音清，未闻干湿啰音；心率 80 次 / 分，律齐，心尖部第一心音低钝，未闻及杂音及心包摩擦音。腹平软，肝脾肋下均未触及，下肢无水肿。

2. 急诊心电图检查：心电图显示（见图）窦性心律，心率 75 次 / 分，V1 ~ 4 导联呈 QS 波，ST 段弓背样抬高，提示急性前壁心肌梗死。

3. 其他实验室检查

检查类型	检查项目	数值	正常值
血常规	血白细胞	12.5×10^9/L	（4 ~ 10）$\times10^9$/L
	血红蛋白	160g/L	120 ~ 160g/L
血脂	T-CHO	6.35 mmol/L	2.86 ~ 6.02 mmol/L
	LDL-C	4.42 mmol/L	2.07 ~ 3.12 mmol/L
	HDL-C	0.83 mmol/L	0.94 ~ 2.0 mmol/L
	TG	4.6 mmol/L	0.56 ~ 1.7 mmol/L
肌钙蛋白	cTnT	2.25 ng/ml	＜ 0.2 ng/ml
心肌酶谱	CK	1181 U/L	＜ 170 U/L
	CK-MB	194 U/L	＜ 10 U/L
	AST	86 U/L	＜ 40 U/L
	ALT	64 U/L	＜ 40 U/L
肝功能	正常		
肾功能	正常		
血清电解质	正常		

学习重点（learning issues）：

1．内脏疾病导致的牵涉痛及其机制

2．正常心电图的产生机制及其意义

3．心肌酶谱和心肌肌钙蛋白的变化及其意义

4．血脂各项变化的意义

提示问题（guiding questions）：

1．何谓心肌梗死？心肌梗死对心功能的影响如何？

2．为什么急性前壁心肌梗死会导致胸痛以及肩痛？（主要引导学生讨论牵涉痛、引起牵涉痛的机制是什么）

3．为什么心电图检查可以帮助诊断李警官是急性前壁心肌梗死？（主要引导学生了解正常心电图的产生机制及各波形所代表的意义）

4．为什么心肌梗死的患者白细胞数高于正常值？（引导学生讨论在疾病应激的情况下白细胞的变化）

5．实验室检查中哪些结果有助于诊断李警官是急性心肌梗死？（主要引导学生讨论心肌酶谱和心肌肌钙蛋白的变化及其意义）

6．血脂异常的意义是什么？

7．如果时间允许，可引导学生讨论，医生还应该收集哪些信息？进一步做哪些检查？

教师注意事项（tutor attention）：

1．建议讨论时间为 60 ~ 90 分钟。

2．教师不要直接提及“牵涉痛”这个名词，应启发学生自己寻找问题答案。

3．在讨论心电图的问题时，应注意控制问题深度，只停留在正常心电图产生的机制及各个波形所代表的意义即可，关于异常波形代表的意义及其产生机制留待以后的学习过程中再进一步深入。

4．在讨论过程中注意问题的顺序，循序渐进。

第三幕　完善检查及病史

由于心电图提示李警官是急性心肌梗死，实验室检查中的心肌肌钙蛋白及心肌酶谱增高，患者血脂也高，因此医生建议李警官做急诊冠状动脉造影检查。

李警官与妻子共同签署《心导管诊疗知情同意书》（见附录）后，李警官接受了冠状动脉造影检查，结果证实前降支（前室间支）闭塞（见下页图）。

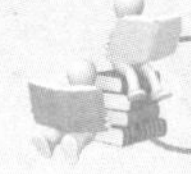

第三幕 完善检查及病史

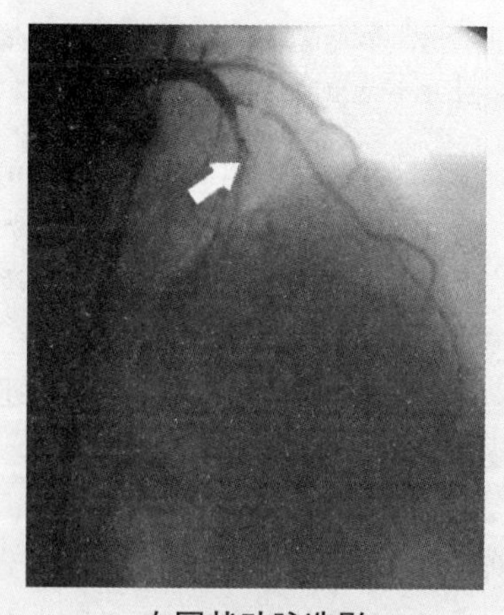

左冠状动脉造影
（箭头示前降支闭塞）

在医生的询问下李警官补充说：“我在刑警大队工作 15 年了，担任副大队长也有 5 年的时间。干我们这行的，由于工作的特殊性，生活很不规律，只要一有案子，那就什么都顾不上了，根本没有上下班和休息之说，直到结案才算完。我身体一向不错，能吃能喝能睡，爱吃肉，每顿饭可谓无肉不欢。从小就不算瘦，35 岁以后发福就更加明显了，我现在身高 1 米 78，体重 98 千克。平时抽烟，大概每天 2 包吧，但如果忙起来就不止这些了；酒喝的不多，偶尔喝些啤酒。5 年前身体检查时大夫说我血压高，血压最高到过 150/100mmHg，刚开始的时候吃过几天药，吃的什么药也记不清了，后来工作一忙也就没有继续看病和吃药。我妈患有高血压，我爸有高血脂和冠心病。他们二老身体都还行，现在还能帮我接送小孩、做个饭什么的。”

学习重点（learning issues）：

1．冠状动脉的解剖特点和血流的调控

2．导致冠脉闭塞（或狭窄）的常见原因

3．心肌梗死的主要危险因素

4．什么是知情同意书？在什么情况下应使用知情同意书？

5．心肌梗死患者的健康指南，注意总结生活方式和工作状态对本病的影响

提示问题（guiding questions）：

1．前降支闭塞为什么会导致前壁心肌梗死？（主要引导学生讨论冠状动脉的解剖特点和血流调控）

2．导致冠脉闭塞的常见原因有哪些？（主要讨论导致冠脉闭塞的各种可能性）

3．医生询问李警官的生活、工作及家庭情况对医生诊断和治疗有哪些帮助？［主要引导学生讨论吸烟、高血脂、家族遗传史对李警官的病情产生什么样的影响，从而讨论心肌梗死产生的高危因素。在讨论高血脂相关问题时，可以让学生讨论李警官是否属于肥胖，计算体重指数（BMI），并对数值进行相应的评估］

4．除了李警官以往的生活习惯以及家族遗传方面，能否结合第一幕中李警官对发病过程的自述，谈谈本次心肌梗死的主要诱发原因？除了这些诱发原因外，你还知道哪些？（引

导学生讨论过度劳累，应激、吸烟过量，生活极度不规律导致心肌梗死的发生）

5．为什么在李警官妻子签署知情同意书后，医生才给李警官做冠状动脉造影？（主要引导学生讨论知情同意书在医疗行为中的作用）

6．李警官在今后的生活中应该注意些什么？（引导学生为李警官提供健康指南，在讨论过程中可提示学生在今后的学习和工作中，对患者提供健康教育是非常重要的）

教师注意事项（tutor attention）：

1．建议讨论时间为 60 ~ 90 分钟。

2．注意控制讨论的深度及其涉及的内容，如果过深（例如：涉及细胞内传导通路等问题），应注意及时纠正。

3．在进行第二个问题的讨论过程中，可适当诱导学生更多地关注动脉粥样硬化在其中发挥的作用。

4．在讨论李警官是否肥胖时，教师不要首先提出 BMI 这个概念，但可以提示性询问，例如李警官胖吗、如何判断肥胖。

5．注意讨论临床伦理以及社区群体相关的内容，这部分问题学生容易忽视。

学习资源（learning resources）

一、图书及电子图书

1．陈灏珠 . 实用内科学 . 13 版，北京：人民卫生出版社，2009.

2．胡大一 . 心血管内科 . 13 版，北京：北京科学技术出版社，2010.

3．北京大学医学部图书馆 / 电子资源 / 电子图书 /MD consult 电子书 /Zipes：Braunwald’s Heart Disease：A Textbook of Cardiovascular Medicine

4．北京大学医学部图书馆 / 电子资源 / 试用数据库 / 欧洲心血管协会在线医学教科书

5．北京大学医学部图书馆 / 电子资源 / 试用数据库 / 牛津在线医学参考书 /Medical Handbooks. Ramrakha：Oxford Handbook of Cardiology

二、网络资源

1．U.S. National Library of Medicine

http：//www.ncbi.nlm.nih.gov/sites/entrez

2．北京大学医学图书馆电子期刊数据库

http：//library.bjmu.edu.cn/ejym/dzqk.htm

参考文献（references）

1．宋德懋，郭玲，王宪 . 生理学创新思维训练教师手册 .3 版 . 北京大学医学部生理学与病生理学系，2009.

2．宋德懋，郭玲，王宪 . 生理学创新思维训练学生手册 .3 版 . 北京大学医学部生理学与病生理学系，2009.

3．肖连城 . 问题导向学习教案（腹痛的李伯伯）. 台湾“中国医药大学”医学系 .

4. 郭丽芳 . 问题导向学习教案（周董心好痛）. 台湾“中国医药大学”医学系 .
5. 李孟智 .PBL 教案之撰写 . 台湾中山医学大学，2010.
6. 关超然 . 问题导向学习手册 2010. 台湾“中国医药大学”教师成长暨发展中心 .
7. 关超然 .PBL 教案撰写及审核 2010. 台湾“中国医药大学”教师成长暨发展中心 .
8. 王彬，黎晓新 . 北京大学人民医院医疗知情同意书汇编，2010.

附 录 心导管诊疗知情同意书

<table>
<tr><th colspan="4">北京大学人民医院心导管诊疗知情同意书</th></tr>
<tr><td>患者姓名</td><td>性别</td><td>年龄</td><td>病历号</td></tr>
<tr><td colspan="4">疾病介绍和治疗建议
医生已告知我患有____________，需要在________麻醉下进行
□ 冠状动脉造影　□ 左心造影（左室、左房）　□ 血管内超声
□ 冠状动脉介入性治疗（PCI）　□ 右心造影（右房、右室）　□ 冠状动脉内斑块旋磨术
□ 瓣膜成形术　□ 周围血管介入性治疗术
□ 周围血管造影（升主动脉、腹主动脉、支气管动脉、颈动脉、肺静脉、腔静脉、肾动脉）
□ 临时性起搏器安装术　□ 先心病介入性治疗　□ 主动脉球囊反搏
□ 右心导管检查　□ 肾动脉介入治疗　□ 颈动脉介入治疗
□ 其他（含直流电复律、除颤）：____________________________________手术。

冠状动脉造影是将特制的、有一定韧度且不透 X 线的导管，经周围动脉送至冠状动脉开口，推注造影剂，使心脏血管显影。介入治疗是在冠状动脉造影基础上，对需要干预的血管进行球囊扩张、支架置入，以缓解严重狭窄或完全闭塞病变，改善心绞痛症状或预后。
其他心导管检查，包括左、右心导管检查术，可以通过导管到达指定部位，测定心血管各部分的压力及血氧含量，计算心排血量、分流量及血流阻力，分析压力曲线的波形和数值，了解解剖结构变化，以帮助诊断和鉴别诊断，为治疗提供依据，并判断治疗效果。</td></tr>
<tr><td colspan="4">手术潜在风险和对策：
医生告知我如下心导管手术可能发生的风险，有些不常见的风险可能没有在此列出，具体的手术术式根据不同患者的情况有所不同，医生告诉我可与我的医生讨论有关我手术的具体内容，如果我有特殊的问题可与我的医生讨论。
1. 我理解任何手术麻醉都存在风险。
2. 我理解任何所用药物都可能产生副作用，包括从轻度的恶心、皮疹等症状到严重的过敏性休克，甚至危及生命。
3. 我理解此手术可能发生的风险及医生的对策：
（1）麻醉及造影剂并发症：造影剂过敏者轻度皮疹、恶心，严重者可致过敏性休克，危及生命；造影剂引起肾损害（造影剂肾病甚至肾衰竭需要长期血透治疗）。
（2）感染（包括局部及全身）。
（3）冠脉痉挛、穿孔、夹层、血栓、气栓引起的急性心肌缺血或心肌梗死甚至猝死。
（4）术中、术后可能出血及血肿形成，主动脉夹层、动静脉瘘、假性动脉瘤、腹膜后血肿，大出血需输血治疗，必要时需外科手术等。
（5）急性心衰、休克。
（6）急性、亚急性、晚期支架内血栓；血栓支架晚期贴壁不良，支架断裂，靶血管再狭窄等。</td></tr>
</table>

（7）心肌穿孔、血管穿孔、血管破裂及心脏压塞。

（8）严重心律失常（有室速、室颤、心室停搏、Ⅲ度房室传导阻滞，需要安装永久性起搏器及紧急电除颤等）。

（9）导管断裂、打结；介入器械的断裂需外科取出。

（10）导管推送过程中可引起相关动脉痉挛损伤、闭塞甚至无脉症（经肱动脉、桡动脉通路）；导管推送过程中动脉粥样硬化斑块引起全身动脉栓塞（包括脑栓塞、蓝趾综合征以及肠系膜动脉栓塞等）。

（11）术中损伤神经、邻近器官及相应的血管。

（12）下肢静脉血栓、肺栓塞。

（13）桡动脉径路介入操作并发症：桡动脉闭塞、周围神经损伤、骨筋膜室综合征、气胸、血胸、脑栓塞等。

（14）手术后封堵器伤口渗血、血肿、封堵部位残余瘘、假性动脉瘤或动静脉瘘。

（15）因病情需要行主动脉球囊反搏治疗。

（16）手术失败，效果不好。

（17）因病情需要紧急外科手术，或急诊外科搭桥治疗。

（18）有些患者，术中及术后发生全身及心脑血管意外，可能危及生命，甚至导致死亡。

（19）抗栓药物引起严重的内脏出血，包括脑出血、消化道出血等。

（20）其他（如 X 线机械或相关仪器故障、特殊介入器械引起的并发症）。

（21）除上述情况外，本医疗措施尚有可能发生的其他并发症或者需要提请患者及家属特别注意的其他事项，如____

____

4．我理解如果我患有高血压、心脏病、糖尿病、肝肾功能不全、静脉血栓等疾病或者有吸烟史，以上这些风险可能会加大，或者在术中或术后出现相关的病情加重或心脑血管意外，甚至死亡。

5．我理解术后如果我的体位不当或不遵医嘱，可能影响手术效果。

特殊风险或主要高危因素

我理解根据我个人的病情，我可能出现未包括在上述所交代并发症以外的风险：一旦发生上述风险和意外，医生会采取积极应对措施。

患者知情选择

- 我的医生已经告知我将要进行的手术方式、此次手术及术后可能发生的并发症和风险、可能存在的其他治疗方法并且解答了我关于此次手术的相关问题。
- 我同意在手术中医生可以根据我的病情对预定的手术方式做出调整。
- 我理解我的手术需要多位医生共同进行。
- 我并未得到手术百分之百成功的许诺。
- 我授权医师对手术切除的病变器官、组织或标本进行处置，包括病理学检查、细胞学检查和医疗废物处理等。

患者签名____________________ 签名日期________年________月________日

如果患者无法签署知情同意书，请其授权的亲属在此签名：

患者授权亲属签名_________与患者关系________签名日期______年___月______日

医生陈述

我已经告知患者将要进行的手术方式、此次手术及术后可能发生的并发症和风险、可能存在的其他治疗方法并且解答了患者关于此次手术的相关问题。

医生签名____________________ 签名日期________年________月________日

三、临床案例

案例1 睡不好觉的王女士

徐 平

问题导向学习
Problem-Based Learning（PBL）

上海中医药大学PBL案例

Problem-Based Learning（PBL）

针推专业三年级学生用（教师版）

课程名称：针灸医经选读
学习单元或系统：针灸治则
案例来源：曙光医院针灸科门诊

睡不好觉的王女士

编写者：虎力 徐平 张潮

审定者：徐平

上海中医药大学针灸推拿学院
编制：2016年4月20日

学生应具备的背景知识

中医基础理论、中医诊断学、经络腧穴学、刺法灸法学、针灸治疗学

案例摘要

张医生治疗睡不好觉的王女士。1年前王女士每天凌晨2时许就被楼上走动的拖鞋声吵醒，继而难以再次入睡。半年后虽然拖鞋声没有了，但王女士依旧会在凌晨2时许醒来，后来在精神卫生中心被诊断为“轻度抑郁”。服用抗抑郁药多塞平后出现疲乏、出汗、口干、视物模糊、便秘等不适，严重影响其工作及生活，进而寻求针灸治疗。张医生按照常规针灸治疗后效果不明显，后来在名老中医李教授“调气治神”原则的指导下，配合“呼吸补泻”等方法治愈。

关键词

调气，治神，守气，呼吸补泻，切诊

学习目标

1. 结合经典文献，归纳“调气”“治神”“守气”“呼吸补泻”相关经典原文。
2. 结合针灸经典原著对案例中张医生及李医生的针灸治疗过程进行分析评判。
3. 培养团队协作，共同开展研究的能力。
4. 善于思考，敢于发表个人意见，并通过彼此反馈与分享，协助学生了解与他人的互动模式，察觉自己的人际关系，建立情感支持及鼓励，提高正向表达技巧。
5. 针对抑郁症患者，能够建立基于家庭、社会等多方面的支持系统。

案例设计思路

本教案是《针灸医经选读》课程中针对“针灸治则”章节所设计的PBL学习案例。“针灸治则”是针灸临床实践和科学研究的纲领和准则，针灸临床施治的核心原则在于“调气治神”，唯有通过精心的“调气”方能达到有效的“治神”。然而，“调气治神”这一原则极为抽象，虽然学生在学习本门课程之前已经学习了针灸专业的基础课程，如经络腧穴学、刺法灸法学等以及针灸专业的临床课程如针灸治疗学，但是具体对于这一原则的理解和应用尚存在一定的困难。由于中医学的理论根基在中医经典，因此，从经典理论文献出发对这一问题进行深入探讨，是解决这一难题的有效路径。

本案例源于针灸临床门诊的真实病案，案例主人公王女士因为长期受到邻居半夜拖鞋的吵闹声而影响其睡眠，进而导致“轻度抑郁”，这给她的工作、人际关系、家庭生活等各方面造成了极大的负面影响。为了摆脱这一问题，王女士首先通过抗抑郁药物进行治疗，但效果并不明显，进一步她通过网络搜索发现有患者通过针灸能够有效地解决这一问题，进而辗转寻求针灸治疗。这里蕴含着几个关键问题：中医学的整体观念（特别是人与社会环境的统一性问题）在疾病发生过程中的作用是什么？为什么传统的抗抑郁药物治疗效果不明显？

针灸治疗本病的效果到底如何？

进一步接诊的张医生通过针灸治疗后效果也不明显，这里需要引起我们思考，影响针灸临床疗效的因素有哪些？对于初次接受针灸治疗的患者，医生应该采取哪些措施以避免其出现晕针等不良反应？紧接着，名老中医李教授在“调气治神”原则的指导下，配合“呼吸补泻”等方法进行治疗，取得了良好的临床疗效。这里需要引导学生思考，什么是“调气治神”？针灸治疗中如何操作？要解决上述问题，就需要引导学生回归针灸典籍，查阅相关文献，并针对本主题的文献进行归纳整理。

总之，本案例切入“针灸治则”这一章节的学习重点和难点议题——“调气治神”，以“问题”为引导，以临床真实病案为素材，病案涉及人文情感、知识、技能等多个维度，希望通过本案例的学习，能够让学生在归纳“调气”“治神”“守气”“呼吸补泻”相关经典原文的基础上，深入领悟“调气治神”的内涵及其应用。

时间安排

序列	主题	活动形式	时间
第一次	导学环节	导学与分组 建立学习小组	40 分钟
	第一幕案例呈现	头脑风暴、讨论	40 分钟
	第二幕案例呈现	头脑风暴、讨论	30 分钟
	小组归纳，明确学习任务		10 分钟
第二次	资料查找	个体活动	/
	讨论与交流	小组自组织	/
第三次	汇总查询资料	头脑风暴、讨论	20 分钟
	深度讨论	头脑风暴、讨论	20 分钟
	第三幕案例呈现	头脑风暴、讨论	20 分钟
	小组归纳		20 分钟
	讨论、反思	头脑风暴、讨论	20 分钟
	评价	自评、他评	10 分钟
	反馈	组间交流 教师反馈	10 分钟

Tutor 须知

1．本教案是《针灸医经选读》课程的 PBL 教案，针对“针灸治则”章节设计，应围绕“调气治神”“守气”等内容开展 PBL 学习讨论，如学生过多关注疾病的诊断分析，应给予适当引导。

2．案例分为三幕，第一幕在导学后下发；第二幕在前一幕讨论40分钟后下发，最后一幕在小组交流汇报后下发；学习结束之后，三幕案例都要回收。

3．若同一班级有不同小组，则在第三幕案例讨论结束后，安排不同小组之间进行组间互动交流。

4．考评重视学习参与度，注重学习者的自我认知而设计综合评价（详参“学习评价”）。

5．引导时应根据教案中提示的“关键议题”引导，但不能直接给出“关键词”或提出问题。

6．导学环节应达到的目标：①引导学生认识到PBL学习与一般学习有很大不同；②激发学生对PBL学习的兴趣和热情。

7．案例分幕讨论时应注重记录、评价，鼓励每一位学生参与到讨论中，小组长和记录员可轮流担任。

学习评价

1．评价内容及指标：PBL评价应围绕课程学习目标展开，评价指标应包括知识目标、技能目标、情感目标等，评价内容可以多元化，例如包含课堂讨论过程思维的表现、资料搜集质量、资料汇总提取的能力，以及对其他学习者的影响力、总结汇报内容及表达等。如果有网络支持，还可参照学生的网络日志、论坛发言等进行。

2．评价主体和评价形式

（1）评价主体：包括自我评价、相互评价、导师评价。

（2）评价形式：结合个体或团体访谈，进行“质性分析”研究。

3．评价物

（1）课堂讨论过程。

（2）资料搜集汇总提取。

（3）总结汇报。

（4）随机抽取学生围绕学习过程进行访谈。

4．评价指标

（1）知识目标：基本概念掌握及其应用。

（2）技能目标：分析提取归纳信息能力，解决问题能力，表达能力。

（3）情感目标：参与度，认真度，合作度。

教室、教材、教具

PBL教室；徐平《针灸医籍选读》；教案；案例（学生版，三幕）；评价量表。

参考资料

1．推荐书籍

（1）李鼎．针灸学释难．上海中医药大学出版社．

（2）赵京生．针灸经典理论阐释．上海中医药大学出版社．

（3）高树中．一针疗法．济南出版社．

2．推荐参考文献

（1）何金森．调气治神在针灸临床的运用——李鼎教授针灸临床论治思想探析．

（2）郝杰．溯《内经》、《难经》之“得气”——试析“治神”与“调气”．

导学

学习目标及学习方法（25 分钟）

提示：

1．Tutor 作自我介绍及教师团队情况介绍。

2．介绍 PBL 与传统学习的不同，强调 PBL 学习：

（1）“以学生为中心”（教师地位与学生角色发生变化）。

（2）“团队合作式学习”（不同于以往的“个体学习”）。

（3）“以问题为中心”。

（4）“多元化”“多主体”评价。

（5）注重知识、技能、情感，突出批判性思维能力。

3．简介 PBL 学习流程（可采用流程图形式）：

导学——第一幕 / 第二幕（头脑风暴）——资料查找——资料汇报交流——第三幕——组内 / 组间交流——解案——评价与反馈

4. 展示历届学生学习 PBL 的学习成果、学习体会（视频资料）等，激发学生对 PBL 学习的兴趣。

5. 说明本案例的学习目标和要求、学习方法、评价方式等。

分组（10 分钟）

提示：

1．分组：可按学生的学号进行随机分组，每组以 6 ～ 8 人为宜，男女生最好搭配开。

2．座位：座位可安排成“U”字形，尽量避免 tutor 与学生之间出现视线的“盲区”。

3．团队建立：首先小组成员做自我介绍，相互认识，记录联系方式，推荐小组长和记录员。

注意：成员介绍时，可适当引导每位成员展示其个性特点，以利于调动小组学习氛围；案例不同幕之间，小组长和记录员可轮流担任，争取让每位同学都有担任小组长和记录员的机会。小组成员协商和约定本小组的学习行为规则。

第一次讨论

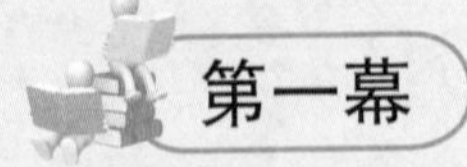

第一幕

王女士，38岁，上海某外资企业人力资源部主管。1年前每天凌晨2时许即被楼上“吧嗒吧嗒”的声音吵醒，醒后就难以再次入睡。她曾试图与楼上主人沟通，得知“吧嗒”声是楼上老太太半夜上厕所时穿的木质拖鞋发出的。王女士自己买了两双塑料底拖鞋送给老人家，试图劝说她半夜不要穿木质拖鞋，但遭到老人的拒绝，原因是这双鞋是她女儿特意从德国带回来的足底保健按摩鞋。

3个月前，楼上老太太要去国外照料生小孩的女儿，这对王女士来说是件求之不得的好事儿。不过，虽然半夜里没有了拖鞋的“吧嗒”声，但王女士仍旧会在凌晨2时左右醒来。听着一旁酣然入睡的老公发出的呼噜声，王女士内心越发急躁，白天工作也提不起精神。

1个月前她在精神卫生中心被诊断为“轻度抑郁”，并开始服用药物治疗。服药期间半夜偶尔也会醒来，并出现乏力、汗出、口干、视物模糊、便秘等不适。昔日谈笑风生、叱咤风云的王女士现在变得郁郁寡欢，同事都说她看上去比以前瘦了一些，而且与好朋友的关系也有些疏远了；昔日温馨和睦的家庭里也时常充斥着一股“火药味”。

为了尽快摆脱这种状态，王女士曾试图通过各种途径寻求帮助。一个偶然的机会，她在网上看到一位与她有相似症状的患者，通过针灸治疗效果很好，顿时一丝希望在王女士的内心燃起，她辗转来到了医院针灸科。

询问病情后，张医生便准备给王女士进行针灸治疗。看着张医生手里握着的几根长针，王女士便想起了自己打吊针的经历，就紧张地问：“医生，扎针疼不疼啊？”张医生亲切地说：“来，深吸一口气，不要紧张。”张医生为王女士做了第一次针灸治疗。

学习目标

1. 归纳分析中医对“郁证”病因病机认识的经典文献。
2. 归纳分析中医对“郁证”脏腑及经络辨证的经典文献。
3. 能够分析“郁证”的针灸治疗原则，初步确定选穴思路。
4. 能够认识抗抑郁药物的副作用。
5. 能够鉴别“轻度抑郁”与“失眠”。
6. 知道如何避免晕针及其处理方式。

关键议题

提示：

3～4个关键因素	学生已知道的常理	常理不足的方面	学生需要学习的经典和变易思维的内容
知识	郁证会引起失眠	如何鉴别“轻度抑郁”与“失眠”？	“轻度抑郁”与“失眠”的鉴别诊断是什么？
	紧张会导致晕针	晕针的急救处理是什么？	如何避免晕针？
	抗抑郁药有副作用	抗抑郁药副作用的具体表现是什么？	如何预防或减轻抗抑郁药的副作用？
	抑郁症的治疗有许多西药	抑郁症的中医治疗方法有哪些？	针灸治疗抑郁症的方法是什么？
	针灸治病有很多原则与规律	如何将针灸治病的机理与原则用于临床？	针灸治病机理在于“调”；针灸治疗原则是“调气治神”
技能	对疾病从八纲辨证、脏腑辨证等角度进行分析	从经络辨证的角度对本病进行综合分析	经络辨证
情感	人际关系不和谐（家庭/工作）会导致抑郁症的发生	职业与疾病的关系（人力资源部主管）；居住环境与疾病的关系（邻里之间）	中医整体观（人与社会环境的统一性）
	抑郁症患者需要人文关怀	如何对抑郁症患者进行人文关怀？	情志致病的机制“因郁致病”；《灵枢·师传》“告之以其败，语之以其善，导之以其所便，开之以其所苦”；《临证指南医案》“郁证全在病者能移情易性”

Tutor 注意事项

提示：

1．通过第一幕学习，引导学生归纳分析中医对“郁证”病因病机认识的相关经典文献。

2．引导学生归纳分析中医对“郁证”脏腑及经络辨证原则认识的经典文献。

3．引导学生认识“郁证”的中医治疗方法，突出针灸治疗原则及选穴思路。

4. 引导学生了解抗抑郁药物的种类及其副作用。

5. 引导学生树立对“郁证”患者的人文关怀。

6. 引导学生对初次接受针灸治疗的患者予以心理疏导，避免晕针。

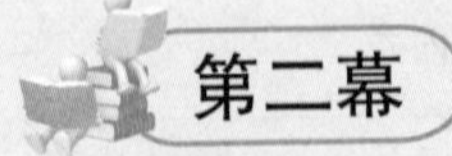

第二幕

张医生取穴百会、四神聪、风府、大椎、陶道、身柱、命门，配合心俞、肾俞。手法以平补平泻为主，留针30分钟，隔日一次。治疗3次后，患者自觉口干，便秘较前好转，但半夜易醒仍有发生。

名老中医李教授听了张医生的诊治经过后，发现王女士面色发红，有黑眼圈，舌质淡，脉弦，重按力减，李教授给她做了一次针灸治疗。李教授在患者头部和背部选穴与张医生一致，只是在针刺之前，李教授会在每个穴位上揣按一会儿，进针之时会让王女士轻咳一声，然后嘱患者静卧，均匀呼吸。30分钟后，李教授又嘱咐患者仰卧，针刺其水沟、印堂，并再次嘱患者静卧，调整呼吸，并搭了一下王女士的脉。

学习目标

通过案例针刺治疗的方法，对照学习经典原文能够：

1. 归纳总结并理解内经针刺治疗要点，如“调气”“治神”“候气”“守气”“押手”“揣穴”“呼吸补泻”。

2. 归纳总结并理解针灸治疗神志病症的督脉取穴。

3. 描述针灸临床如何“切诊”。

关键议题

提示：

3～4个关键因素	学生已知道的常理	常理不足的方面	学生需要学习的经典和变易思维的内容
知识	“凡刺之真，必先治神”，“治神”是针灸治则之一	针灸临床如何“治神”？	《灵枢》：“凡刺之法，必先本于神”；《素问·宝命全角论》：“经气已至，慎守勿失”。“专意一神，令志在针”
	“凡刺之道，气调而止”，“调气”也是针灸治则之一	针灸临床如何“调气”？	“以移其神，气至乃休”的移神行气作用

（续表）

	穴是气血输注出入之处	穴是“神气之所游行出入”之处，也是“卫气之所留止”	“故神气者，水谷之精气也”。“神气舍心”；“头者精明之府”；“脑为元神之府”
	针灸临床强调“刺手”的作用	对“押手”的重视程度不够	《灵枢·九针十二原》：“右主推之，左主持而御之”。《难经·七十八难》：“知为针者，信其左；不知为针者，信其右”
	针刺需配合呼吸	呼吸与“针刺补泻”的关系如何？	《素问·离合真邪论》曰：“吸则内针，吸则转针，以得气为故，候呼引针，呼尽乃去，大气皆出，故命曰泻。呼尽内针，静以久留，以气至为故，候吸引针，气不得出，大气留止，故命曰补”
	督脉“入络于脑”，常选督脉穴治疗神志病	“任督配穴”法在神志病中的应用如何？	督脉“上贯心”“入属于脑”，任脉“进入目系”“由胞贯脊”，二者与心、脑有一定的联系；《素问·五脏生成篇》云：“诸髓者，皆属于脑”
技能	诊断时除望、闻、问之外，还要“切诊”	针灸临床切诊的方法和意义是什么？	《灵枢·九针十二原》说：“凡将用针，必先诊脉视气之居易，乃可治也”；《灵枢·终始》说：“持其脉口人迎，以知阴阳有余不足，平与不平”“所谓气至而有效者，泻者益虚，虚者，脉大如其故而不坚也；坚如其故者，适虽言故，病未去也……”
情感	“随咳进针”是呼吸补泻的方式之一	“随咳进针”不仅可以宣散气血，还可转移患者注意力，减轻进针痛苦	属“以移其神”范畴

Tutor 注意事项

提示：

1．第二幕是本案例的核心部分，所有议题均应围绕针灸“调气治神”展开。

2．引导学生不仅要认识“调气治神”的重要性，还要理解“调气”“治神”“移神”“守神”“候气”等之间的关系。

3．引导学生认识判断针刺是否获效的重要依据，即可通过“切诊”来判断，这也是判断“气至而有效”的重要方法。

4．引导学生在“调气治神”原则指导下，配合“呼吸”进行针刺补泻的方法。

5．引导学生从督脉与任脉循行的角度，理解“督任配穴”法在针灸治疗神志病中的意义。

第二次讨论

第三幕

王女士当晚回去后一觉睡到了天亮。张医生继续按照李教授的治疗方法，治疗 14 次后患者再未半夜醒来。办公室里再次能够听到王女士的笑声了，家庭的气氛也融洽了许多。王女士深感是小小的一根针还给了她的睡眠。

虽然王女士现在的睡眠状况明显改善了，但她内心还有一点儿疑虑：“张医生，我现在是否可以停用多塞平呢？”“我是否需要再针灸一段时间呢？我担心一旦停止了针灸病情会反复。”张医生耐心地为她进行了解答。

学习目标

1．归纳中医对“郁证”患者调护的经典文献。

2．归纳分析针灸“量效关系”的经典文献及其现代研究近况。

3．建立对抑郁症患者的人文关怀。

4．能够认识抗抑郁药多塞平的副作用。

关键议题

提示：

3～4个关键因素	学生已知道的常理	常理不足的方面	学生需要学习的经典和变易思维的内容
知识	针灸治病需要一定的疗程	具体疗程及间隔时间如何确定？	《灵枢·终始》曰：“久病者，邪气入深，刺此者，深内而久留之，间日而复刺之”
	抗抑郁药多塞平有副作用	多塞平具体的副作用有哪些？如何预防或减轻抗抑郁药的副作用？	发挥不同治疗手段的“协同作用”，如针灸＋药物的作用可能大于单纯针灸或用药

(续表)

	针灸通过调节阴阳（气血）治愈抑郁症	针灸治疗抑郁症的现代机制是什么？	针灸能够调节神经、内分泌、免疫系统等功能
技能	医患沟通需要技巧	如何进行良好的医患沟通？	医生态度，耐心，责任心
情感	抑郁患者需要人文关怀——社会，家庭方面	如何从社会、家庭角度对抑郁症患者建立支持系统？	创建良好的环境；合理安排膳食；家属关注患者的消极言行；多与患者谈心；增加社会活动

Tutor 注意事项

1．引导时注意从社会、家庭的角度对抑郁症患者进行人文关怀。

2．引导时注意针灸的量效关系问题。

3．引导时注意医患的沟通问题。

第三次讨论

学习分享及反思（30 分钟）

提示：

1．组内小组反思与交流：从知识、技能、情感三个维度引导学生回顾学习的整个过程和体会，并列出案例学习后还可延伸学习和讨论的问题（如抑郁症的其他治疗方法）。要求学生填写“自我反思与体会表”（如下）。

注意：本表于下次上课时递交。

《针灸医经选读》PBL 课程学习——自我反思与体会

学号________ 姓名________ 性别________

整个学习过程反思
学到的知识
学到的技能
学习态度上的变化
碰到的困难
碰到困难后采取的策略
进一步的学习设想

注：本页写不下可续页

2．组间小组反思与交流：安排平行班不同小组进行组间互动交流，要求回顾小组学习过程及体会，组间可相互提问讨论，以便更多地交流分享。

3. Tutor 结合学习目标及小组讨论情况，决定是否进行“解案”。如通过小组学习已完成学习目标要求，则无需进行解案。

评价（10分钟）

提示：

1. 小组成员自我评价及相互评价：
   - i. 学生自评（5分）：反思个人的学习收获与体会，依据个人在小组学习中表现予以评分。
   - ii. 学生互评（5分）：结合每位成员对小组学习的贡献大小，将小组成员排序并评分。
2. Tutor 评价指标与分值（共 15 分）
   - i. 主动参与学习（4分）（不迟到、争取小组任务、分享学习体会）
   - ii. 积极联系现实（2分）（关注案例中社会信息，并能与现实生活联系）
   - iii. 发表个人观点（2分）（资料收集丰富、提出问题思考）
   - iv. 解决问题思路（4分）（分析问题有理据、解决方案清楚）
   - v. 善于组织协调（3分）（团队合作精神、促进小组学习）
3. 对指导老师做出评价：
   - i. 了解 PBL 的理念与流程
   - ii. 适当地引导小组活动
   - iii. 鼓励同学严谨地思考及努力地寻找资料
   - iv. 提供足够的参考资料及收集资料方法
   - v. 创造良好的学习环境与氛围
   - vi. 掌握小组活动时间
   - vii. 适时反馈与总结
   - viii. 小组老师总体表现良好

解案（10分钟）

提示：

【解案】

患者：王女士，38岁，某外资企业人力资源部主管。

主诉：凌晨2时许易醒半年余。

1年前王女士每天凌晨2时许就被楼上穿拖鞋走动的声音吵醒，继而难以再次入睡。半年后虽然拖鞋声没有了，但王女士依旧会在凌晨2时许醒来，后来在精神卫生中心被诊为“轻度抑郁”。服用抗抑郁药多塞平后出现疲乏、多汗、口干、视物模糊、便秘等不适，半夜易醒偶有出现，时而郁郁寡欢，时而急躁易怒，严重影响工作、家庭生活。为了解决这一问题，王女士寻求针灸治疗。

查体：T 37 ℃，P 78次/分，R 22次/分，BP 126/72mmHg。患者神清，形体一般，面色淡红，食欲欠佳，出汗，大便2日一次，小便调，凌晨易醒。舌红，苔薄白，脉弦。

中医病名：郁证

证型：肝瘀气滞，心神不宁

治则：调气治神（疏肝理气，宁心安神）

一诊处方：百会、四神聪、风府、大椎、陶道、身柱、命门，配合心俞、肾俞。手法以平补平泻为主，留针30分钟，隔日一次。

三诊后因疗效不佳。李教授取穴时头部及背部选穴未做调整。进针前揣穴，进针令患者咳，配合呼吸，治神守气。30分钟后，正面针刺患者水沟、印堂，并再次嘱患者静卧，调整呼吸。

继针14次，患者上述症状未再发。

【分析】

1．影响针灸临床效果的因素很多，诸如“取穴”“补泻”“得气”等，但“调气治神”是针灸临床治疗原则的核心。

2．针灸临床中需注重“押手”与“刺手”的结合运用。

案例 2 案例“分娩家庭”写作过程

李淑杏 李孟智

中山医学大学护理学系
问题导向学习教案

Chung Shan Medical University School of Nursing Case of Problem-based Learning

分娩家庭

教案科目：妇婴护理学

教案名称：分娩家庭

学习对象：护理学系三年级

课程负责老师：李淑杏 教授

（一）案例类型

这是一个医护临床课程教案，应用于护理系三年级“妇婴护理学”3学分的核心课程。学生修完课程后，再进入产房及产后病房临床实习，提供生产家庭照护。“妇婴护理学”课程教学目标为：

1. 认识怀孕妇女在产前、产时及生产后的生理心理变化与适应。
2. 提供以家庭为中心的护理概念，协助母亲及家庭成员胜任孕养育新生命的角色。
3. 认识常见的高危妊娠及护理。
4. 认识常见女性生殖器官疾病及不孕症的护理。
5. 重视与接纳文化对孕产家庭影响的意义，提供新移民或弱势家庭特别的照护需求。
6. 分享个人自我评价，体认照顾生育家庭的护理人员应该具备的专业理念。

本学系制订培育学生的核心能力，妇婴护理学课程目标对应核心能力如表1。

表1 中山医大护理学系核心能力与妇婴护理学课程目标

核心能力	妇婴护理学课程目标
尊重生命与伦理	1．以家庭为中心的护理概念，协助母亲及家庭成员胜任孕养育新生命的角色 2．认识传统文化对孕产妇影响的意义，并提供新移民配偶产科照护 3．同理个案心理，关怀尊重并保护个案
护理专业知识与技能	1．了解孕产家庭在产前、产时及生产后的生理心理变化与适应并提供照护 2．确认常见的高危妊娠及护理
批判性思维与解决问题的能力	1．依据知识，推论临床孕产家庭的健康问题及需要 2．了解疾病的症状、诊断及病理变化，判断孕产家庭的健康问题
终生学习能力	经由不断的思辨、学习行为及经验累积之自我提升
专业认同与承诺	分享个人自我评价及体认照顾生育家庭的护理人员应该具备的专业理念
身心健康与成熟人格特质展现 团队合作态度	1．运用沟通技巧评估孕产家庭问题 2．与其他医疗团队沟通合作，提供良好的照顾质量

（二）“分娩家庭”PBL 案例学习的目的

“妇女分娩历程及照护”在妇婴护理学课程中占重要比例；传统授课多由教师以讲授方式传递学习目标。教师积极传授学生如何分辨产兆、熟记产程定义及妇女在各产程的行为表现与照护需求等，然而学生们对于妇女分娩历程的概念是模糊的，经验是生疏的。生产并非疾病过程，在妇女分娩时间轴上，妈妈、新生儿及爸爸（家人）的照护需求特性动态且复杂，若单纯以讲授的方式，似乎仅在一个平面上，无法生动地传达待产、生产及产后每个阶段的时空场景。因此，探索以PBL案例来讨论，并强化学习者在照护过程中的专业角色与功能以达课程目标及核心能力。

（三）案例情境设计过程

1．撰写初版案例

本案例经由护理学系妇婴护理学组研拟、规划、设计及撰写。团队成员含专任教师及临床兼任教师4～6人，通过分工与合作以脑力激荡方式先拟定案例架构（framework），初步以待产、产中及产后为三幕的时序，并分别列出三幕的主要学习目标，再以实际的临床个案修改而成。

案例完成后进行外审，送请2位妇产科专科领域的教师及临床照护人员审查。初版案例如下：

【初　版】

个案基本数据

陈女士，38岁，G_3P_2，预产期4月24日。与先生一起经营商店，已有2个女儿，大女儿上中学三年级，二女儿小学六年级，家境小康水平，家人互动良好。住院期间母婴同室，白天主要照顾者是婆婆。夫妻信仰佛教。

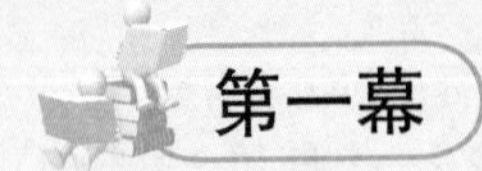

第一幕

陈女士怀孕39周，4月17日感觉有不规则宫缩，到门诊经医师评估后，又返家休息；4月19日因为现血，再度到医院产检，阴道内诊结果子宫颈扩张5cm，变薄程度50%，胎头高度 -1，故入院待产。

主要学习目标：

1．了解产兆。

2．了解妇女待产时的检查与意义。

3．了解妇女待产时护理人员提供的护理措施。

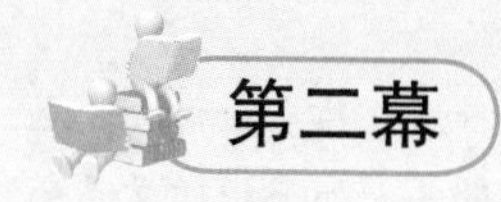

第二幕

陈女士 4 月 19 日 11：30am 到院待产，依医嘱每小时给予 PGE2（0.5mg）1#口服，持续 4 小时，并使用胎儿监视器监测胎心音与宫缩的变化，发现每 3 ~ 5 分钟子宫收缩一次，每次收缩持续 30 ~ 40 秒，偶尔发现子宫收缩后，胎儿心跳会下降至 108 次 / 分，护理人员给予产妇吸氧 4L/min，并要求产妇左侧卧。此时产妇显得疲倦，双眼紧闭，感到腰酸不适，随着宫缩变化，产妇尖叫并哭泣："啊！好痛！怎么还不进去生……"双手紧握床旁，身体不自主用力，肌肉僵硬，呼吸喘。护理人员在旁教导产妇"吸气……吐气……"并给予腰部按摩。于 2：20pm 阴道指诊子宫颈扩张 8cm，送进产房，在产房用力 30 分钟，终于于 2：50pm 以真空抽吸助产（Vacuum）产下一女婴，胎儿娩出后给予 Piton-S 1Amp，2：55pm 以希氏法娩出胎盘，胎盘娩出后给予 Methergin 1Amp。会阴伤口 2 度裂伤；女婴体重 3480g，Apgar 评分 8 → 10。

主要学习目标：

（1）了解分娩期间常见的药物。

（2）了解待产时产妇及胎儿的评估与护理。

（3）了解第一、二、三产程的评估及产妇情绪行为反应与照护。

（4）了解产房护理人员的角色与功能。

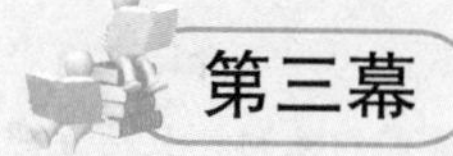

第三幕

产后第一天，婴儿室护士将婴儿推到病房，教导陈女士哺喂母乳并鼓励母婴同室，因前两胎没有喂母乳，陈女士很认真地学习并不断与娃娃说话："乖乖，赶快吃。"因不觉得胀奶，且娃娃常常号啕大哭，陈女士担心地问："是不是我还没有分泌乳汁？娃娃是不是没吃饱？"当婆婆来院时，看到娃娃哭得厉害，说："宝宝吃不饱，你也无法休息！先喂牛奶好了！"陈女士因此感到挫折。产后第三天，陈女士准备出院，护理人员给予出院卫生宣教时，陈女士询问如何避孕、回家后该吃些什么、有什么禁忌。

主要学习目标：

（1）了解护理人员教导哺喂母乳应有的知识、态度与行为。

（2）了解产后卫生宣教内容。

（3）了解产科护理以家庭为中心的护理概念、文化差异与应用。

2．修订初版案例

初版案例完成及使用后，课程负责老师在每学期课程结束后举行课程质量检讨会，召集各小组教师（tutors）进行案例检讨，建立自我审视及修订机制。另外，加上护理学系的外审制度，此“分娩家庭”案例已修订多次，兹将修订的概念分述如下：

(1) 落实课程目标

初版案例陈女士为高龄经产妇，但在学习目标中未特别针对此部分加以讨论，且此案例主要让学生了解正常分娩过程，在讨论的过程中学生容易因案例为高龄产妇以致讨论过程偏向高危妊娠及生产；另外，有感于台湾新移民产妇逐渐增加，且妇婴护理学课程目标设定“提供新移民配偶产科照护”，因此案例中产妇改为新移民产妇阮氏兰以呼应及落实课程目标。

(2) 延伸学习目标

Bloom的教育目标分类由简单到复杂，由具体到抽象的认知层次依序为知识（knowledge）、理解（comprehension）、应用（application）、分析（analysis）、综合（synthesis）及评价（evaluation）。旧案例的学习目标仅列“了解”层次，“了解”只是把握所学过的知识或概念，而PBL的精神更希望学习者能依据准则做判断（判断）、对所学内容分析各个构成部分并找出之间的关系（分析）或将所学应用到新情境（应用）的能力等，因此于修改过程中延伸及提升学习目标的认知层次，例如增加“判断”“分析”“应用”等认知层次于主要学习目标，提高学习的行动层次。另外，再补充次要学习目标于三幕中以增加案例的完整性。

(3) 拓展案例情境

分娩家庭及其护理在妇婴护理学是重要章节，且目前产科照护强调以家庭为中心、母婴亲善的照护模式，这些核心概念需由案例情境加以延伸。另外考虑案例的学习者还未有产科临床实习的经验，因此强化案例人物的对话、呈现过程中语言及非语言的互动，且凸显照护者的专业角色。若临床介入有改变，则案例亦随之修订，以期让学习者在学习过程中掌握最新情况。

【改进版】案例名称：分娩家庭

背景资料

阮氏兰23岁，中学毕业。王先生32岁，专科毕业。阿兰从越南嫁来中国台湾2年，汉语沟通可，虽然上过识字班，但中文阅读非常吃力。阿兰与先生一起经营商店，和婆婆同住，家人互动良好，家中事务均由先生与婆婆决定。

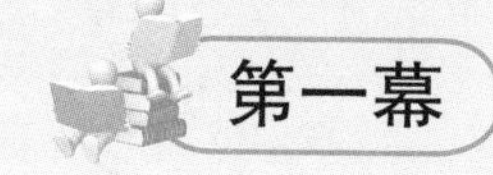

第一幕

阮氏兰，23 岁，G1P0，预产期（EDC）为 4 月 21 日。阿兰于 4 月 17 日感觉有不规则宫缩及阴道出现带血的红色黏液分泌物，故由先生陪同至妇产科门诊就诊。经医师评估后告知可先返家休息，若有规则阵痛再入院待产。4 月 18 日中午开始感觉有规律的子宫收缩，再度到医院产检，阴道内诊（PV）结果：子宫颈扩张（dil）3cm，变薄程度（eff）50%，胎头高度（st）–1，故入院待产。陈护理师见阿兰有些紧张。阿兰说："台湾医院的设备很好，医生和护士也很好，可是我进到医院里就很害怕，我听不懂的地方，麻烦你跟我先生说。"陈护理师说："阿兰，我们使用这个胎儿监测器，来看子宫收缩和胎儿心跳的状况。我先用手触诊来找一下胎儿背部的位置。你现在感觉如何？""哦！还好啦！肚子有时紧紧的，还没有很痛的感觉。你知道吗？想到可以很快看到宝宝，就觉得一切都值得。"阿兰语气中充满兴奋与满足。以胎儿监测器（fetal monitor）测得子宫每 15 ~ 20 分钟收缩一次，每次收缩 25 ~ 30 秒，宫缩压力为 25 ~ 30mmHg，胎儿心跳（FHR）140 ~ 150 次 / 分。陈护理师开始执行其待产的护理计划，并考虑不同文化背景个案的生产需求。

主要学习目标：

（1）判断产妇生产的产兆。

（2）分析产妇待产时的检查项目与意义。

（3）应用知识提供产妇待产时的护理措施。

（4）了解及尊重跨文化背景的产科护理需求。

次要学习目标：

（1）孕产史的收集。

（2）产妇待产时须准备的用物。

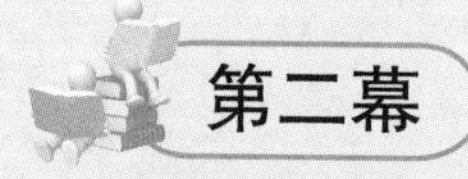

第二幕

依宫缩数据，王医师开立医嘱 Cytotec（200μg）2 # Vaginal Supp，使用胎儿监视器监测胎心音与宫缩的变化。4 月 19 日上午 8：30 阿兰主诉一股水从阴道流出，陈护理师检查后告知此为胎膜破裂，羊水流出。此后每 3 ~ 5 分钟子宫收缩一次，每次收缩持续 60 ~ 90 秒，宫缩压力为 80 ~ 90mmHg，偶尔发现子宫收缩时，胎儿心跳会下降至 108 次 / 分。护生林小美询问："学姐，请问这样的宫缩和胎儿心跳图形

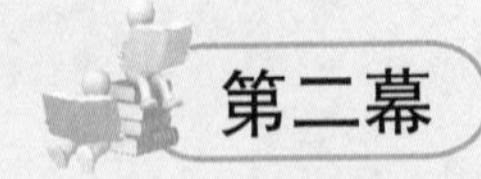

第二幕

有无异常呀？”陈护理师告诉学妹：“嗯！产妇待产使用胎儿监测器时，护理师须注意胎儿监测器呈现的讯息并学会判读！”经分析，护理师指导学妹给予产妇鼻套管氧气5～6L/min使用，并协助阿兰左侧卧，处置后胎儿心跳恢复至140次/分。此时阿兰显得疲倦，双眼紧闭，感到腰酸不适，随着宫缩变化尖叫并哭泣“啊……好痛……什么时候才生？……”双手紧握床旁，身体不自主用力，肌肉僵硬，呼吸喘，直到宫缩结束。先生手足无措，不知如何帮忙！陈护理师温柔地在旁鼓励阿兰，并且不断地引导阿兰“吸气……吐气……”的要领，同时教导先生随着生产机转的历程一起协助太太，例如给予腰部按摩以减少不舒服的感觉。中午11：40，阿兰主诉有很想解大便的感觉，阴道指诊结果子宫颈已经全开，于是护理人员将产妇送进产房，先生亦进入产房陪产。阿兰经护理人员指导，配合在宫缩时用力，宫缩时已可在阴道口看到胎头。于12：00以真空抽吸产下一女婴，胎儿娩出后给予Oxytocin 1Amp，静脉滴注。中午12：10以希氏法娩出胎盘，胎盘娩出后给予Methergin 1Amp肌内注射，会阴切开处伤口2度裂伤，Apgar评分8分转10分。婴儿经立即处理后，陈护理师将婴儿放在母亲怀里肌肤相亲，阿兰询问为何要这样，经说明后夫妻俩露出满足的笑容。婴儿室测量资料：女婴体重3380g，身长54cm，胸围33cm，头围34cm。

主要学习目标：

(1) 了解分娩期间使用的药物。

(2) 了解第一、二、三产程的评估，产妇情绪变化与照护。

(3) 了解生产机转。

(4) 了解产房护理人员的角色与功能。

次要学习目标：

(1) 描述分娩期间药物与非药物缓减疼痛、促进舒适的方法。

(2) 了解新生儿即刻护理。

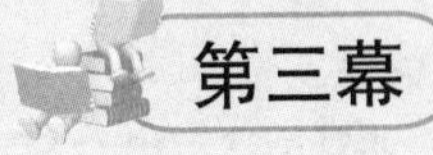

第三幕

阿兰转至产后病房，王护理师贴心地使用中越文对照的产后卫生宣教单教导阿兰有关产后护理的注意事项，包括子宫底按摩方法、评估子宫收缩是否良好、关注解尿时间等，阿兰满心感激。阿兰问：“按摩时阴道会有比较多的血液流出，须常换产

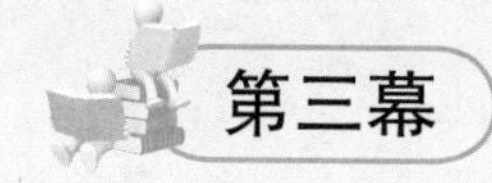

第三幕

垫，不知是否正常？”王护理师予以检查及告知恶露变化。医嘱给予 Ergonovin 1#，Panadol 1#，MgO 1# qid，口服。

产后亲子同室，王护理师教导阿兰哺喂母乳，阿兰很认真地学习并不断与婴儿说话："乖乖，赶快吃。"因不觉得涨奶，且婴儿常常哇哇大哭，阿兰担心地问："是不是我还没有分泌乳汁？娃娃是不是没吃饱？"当婆婆来院时，看到婴儿哭得厉害，直说："改喝牛奶好了，只喂母乳不够啦，况且你这样怎么休息？"虽然有挫折感，阿兰还是很坚持母乳哺喂："在我的家乡妈妈都哺喂母乳。"渐渐地，阿兰与婴儿形成哺乳默契，婆婆因此也较放心了，且炖了猪脚花生来，嘱咐媳妇多吃点，乳汁分泌才会多。产后第三天，王护理师指导阿兰出院护理注意事项；阿兰也询问自己的身材如何恢复、该如何运动、回家后该吃些什么、有什么禁忌、要如何避孕……

主要学习目标：

(1) 分析产妇产后生理、心理的变化与调适。
(2) 了解产后出血的定义与照护。
(3) 应用哺喂母乳卫生宣教内容。
(4) 了解产后运动内容。
(5) 了解护理人员在家庭计划中所扮演的角色与功能。
(6) 了解产科护理以家庭为中心的护理概念、文化差异与应用。

次要学习目标：

(1) 了解亲子同室的概念。
(2) 比较产后坐月子传统文化的照护与现代照护的模式。
(3) 能够说出小孩的性别对家庭的影响。

【学习资源】

(1) 高美玲总校阅．实用产科护理学．8 版．台北：华杏，2017．
(2) 余玉眉总校阅．产科护理学．8 版．台北：新文京，2016．
(3) 李淑杏等．产儿科护理技术．3 版．台北：华杏，2011．
(4) Lowdermilk D. L.，Perry S. E.，Wilson，D. Maternity Nursing. 8th ed. Elsevier，2010．
(5) 医护期刊及在线数据库
(6) 生产过程录像带
(7) 模拟产妇

(四) 结论

有别于教师以传统大班授课方式，应用“分娩家庭”案例实施PBL小组学习，学生们反映在过程中更能体会实际临床情境，且小组成员得以互动，互相分享经验与看法，并借由案例所传达的讯息凝汇成学习议题，因此学习变得有趣、有效。

案例是PBL学习的灵魂，也就是课程设计中希望达成的课程目标、核心能力借由案例情境的铺陈促进学生学习，因此教师有责任设计适合学习者学习的案例。依据笔者的经验，建议教师撰写案例时邀请不同成员且以小组讨论的方式勾勒案例架构与内容。另外，应建立定期的检讨机制，检视案例内容以使案例更趋于完善。

案例3 亲爱的，我把小牙变不见了

涂明君

前言

问题导向学习（PBL）最早期大都应用在医学领域中来融入学生的学习，但是近十数年来也广泛应用于各个领域的教学课程内，是各式各样教学（学习）方法中以情境、故事、阅读短文引起学生学习的兴趣、想深入探讨问题、寻找答案的一种自我学习法（self-directed learning）。这种学习是通过小组同侪的讨论沟通、彼此脑力激荡、异中求同、团队合作的方式。教师在开课的科目设定的教学目标、核心能力、专业素养等可以在课堂上以传统的单向式教学传授出去，但是若采用 PBL 学习法，则需要有一份精心设计的教案（案例），有结构地、循序渐进地、不着痕迹地将该节的授课单元——教学目标、核心能力、专业素养都写入几个剧幕的短文内！

在针对培训牙医医学生的课程领域有：①基础医学的口腔组织与胚胎学、口腔解剖学、牙体形态学、牙科材料学、牙科药理学、口腔病理学、牙科放射线学、牙科公共卫生学、咬合学及牙科麻醉学等；②临床牙医学则涵盖了牙体复形学、牙周病学、牙髓病学、口腔诊断学、儿童牙科学、齿颚矫正学、假牙赝复学（固定、活动、全口假牙等）、口腔颚面外科学及牙科植体学等；③将医学伦理、医患沟通、服务利他的课程融合在口腔医生的教育中是非常重要的。

因此在撰写口腔医学的 PBL 案例时，大都是采用整合或系统式的案例撰写而非单一课程的单元呈现，也必须顾及 P（population）、B（behavior）及 L（life science）三个基本元素，另外写出来的案例也必须符合以下的 6-R 原则：告知性（revealing）、趣味（refreshing）、相关性（relevant）、推理性（reasoning）、合理性（reasonable）与真实性（realistic）。

以下谨以一个在台湾“中国医药大学”牙医系采用的具趣味性与真实性的儿童牙科学的案例样本作分析。

案例简介

有一位 10 岁的小妹妹，因下颚左侧疼痛，经检查后发现小臼齿有牙小阜（central cusp），第一位医师未向家属告知清楚便擅自将牙小阜磨掉，之后长脓疱（gum boil），并有根尖病变；爸爸对第一位医师很生气，于是找第二位医师治疗，第二位医师告知该颗牙齿牙髓已经坏死（necrosis），须做根管治疗及氢氧化钙充填，帮助牙根长厚及促成牙根尖成形。

案例设定的对象：

牙医系四年级，整合型的儿童牙科学涵盖基础与临床牙医加上医患沟通与流行病学。

分幕：分 3 幕。时间分配：2 周（每次 100 分钟）完成一个案例讨论。

亲爱的，我把小牙变不见了

教师版 TUTOR GUIDE 内容

期望的学习议题：

1. 了解牙小阜之发生概率（属于P-牙科公共卫生学）、牙小阜之牙髓腔形态（属于L的基础牙医学——牙体形态学与解剖学）。
2. 牙小阜断裂造成的临床症状及根尖病变和治疗方法（属于L的临床牙医学）。
3. 髓坏死根尖形成的方法及材料（属于L的临床牙医学）。
4. 牙医师在口腔检查时应具备牙小阜之侦测并解释后续临床处理的能力（属于B-医患沟通及L的临床牙医学）。
5. 牙医师应给予家长有关牙小阜的认识与居家照护卫生宣教（属于B-医患沟通）。

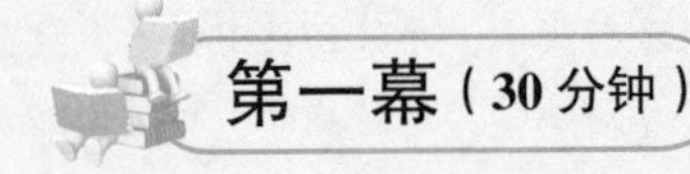

第一幕（30分钟）

10岁的陈小美因左颚下侧牙痛至邻近牙医诊所就诊，妈妈表示平常非常注重小孩的口腔卫生，定期做检查。上次检查时医师发现有牙小阜（central cusp）的产生，马上转介给儿童牙科专科医师。儿童牙科医师在看诊检查后发现两侧下颚第二小臼齿都有牙小阜，告知须马上将两侧牙小阜磨平，处置完即让陈小美返家。

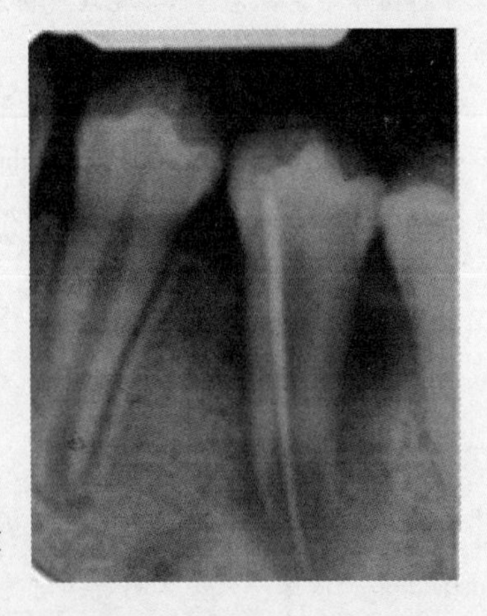

几周后陈小美告诉妈妈她的下颚左侧牙齿长了一个脓疱（gum boil），陈爸爸认为是儿童牙科医师没有处理好，很生气，就不再找原医师看诊，便自行换至另一熟识的李医师看诊。李医师告知这种牙小阜一旦被磨平，较易发生牙髓坏死，所以需要做根管治疗并放置药物长期追踪处理。

关键词：

左颚下侧牙痛，牙小阜，两侧下颚第二小臼齿，磨平，脓疱，牙髓坏死，根管治疗，药物长期追踪处理

学习重点（learning issues）：

1．脓疱的形成原因

2．牙小阜的发生率、处理方式。

3．药物的选择。

4．术前沟通

5．追踪处理。

6．医师如何扮演好角色向家长说明（针对原医师及病情）？

提示问题（guiding questions）：

1．牙小阜的磨平应如何控制?

2．有什么医师应注意而未注意的问题?

3．医师在手术前应与家长说明些什么讯息?

参考数据：

1．Oral and Maxillofacial Pathology，3rd edition

2．Contemporary Oral and Maxillofacial Pathology，2nd edition，2004

3．McDonald RE，Avery DR. Dentistry for the child and adolescent. 8th edition，Mosby-Year Book，Inc. 2004.

4．Pinkham J，Casamassimo P，Fields HW，Mctique DJ，and Nowak A. Pediatric dentistry：infancy through adolescence. 4th edition，Mosby-Year Book，Inc. 2005.

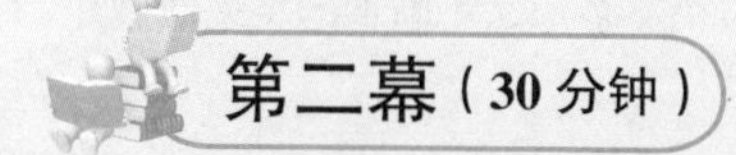

第二幕（30分钟）

李医师在照完根尖片后，发觉左下颚第二小臼齿牙根尚未长好且根尖区有根尖病变（radiolucent shadow），李医师小心地上橡皮布障（rubber dam）并施作牙髓腔开扩（access cavity preparation），仔细以药水冲洗并敷以氢氧化钙（$Ca(OH)_2$）糊剂，并在冠状区以复合树脂（composite resin）填补，之后定期追踪，希望牙根可以变厚及牙根尖形成。

关键词：

牙根；根尖病变；橡皮布障；牙髓腔开扩；药水；氢氧化钙糊剂；复合树脂；定期追踪；牙根变厚及牙根尖形成

学习重点：全是专业牙医的探讨（属于L）

1．X线片判读

2．橡皮布障的使用

3．充填材料的选择

4．冲洗药水的选择
5．牙根尚未长好且具有根尖病变的处理方式
6．根尖生成术（apexogenesis）与牙齿萌发顺序

提示问题（guiding questions）：
1．牙根尖尚未长好便有根尖病变该如何处理？
2．根尖形成术有什么方法？
3．根尖形成术应使用什么材料？

参考资料：
1．McDonald RE，Avery DR. Dentistry for the child and adolescent. 8th edition. Mosby-Year Book，Inc. 2004.
2．Pinkham J，Casamassimo P，Fields HW，Mctique DJ，and Nowak A. Pediatric dentistry：infancy through adolescence. 4th edition. Mosby-Year Book，Inc. 2005.

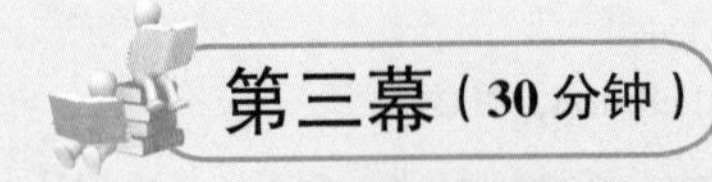

第三幕（30分钟）

陈小美1个月后回诊，X线片显示根尖病变有缩小，3个月后根尖病变几乎愈合，且根尖处有硬组织形成。半年后将临时填补物去除并使用根管挫针时，感觉根尖已形成，但X线片显示锉离牙根尖仍有距离，但评估仍可根管充填，因此便用马来胶充填，咬合面用复合树脂充填，之后便定期追踪。但陈小美的父亲仍不放心，不断询问将来做假牙及后续追踪的相关问题。

关键词：
根尖病变有缩小；硬组织形成；父亲仍不放心；假牙

学习重点（learning issues）：
1．根尖成形术
2．根尖形成术的最新材料MTA
3．医患沟通
4．根尖成形术后制作假牙的考虑

提示问题：
1．形成根尖有什么结构性变化？
2．根尖成形术后制作假牙时应当有什么考虑？

参考数据
Baumann. Endodontology. 1st edition. Thieme，2010.

案例 4　吃螺蛳也能治咳嗽？

徐　平

问题导向学习

Problem-Based Learning（PBL）

上海中医药大学 PBL 教案

Tutor 版

肺系疾病：中医内科学

吃螺蛳也能治咳嗽？

编写：沈若冰

审定：余小萍

联系人：沈若冰

上海中医药大学曙光临床医学院

编制：2015 年 10 月 18 日

课程类别、使用对象及前期课程：

必修课；七年制本科；中医诊断学、中药学、方剂学、西医诊断学

案例简介、议题范围：

青年女性，无明显诱因下出现慢性咳嗽，胸片、胸部CT、血常规等无异常，止咳化痰治疗无效，转投中医治疗。通过该案例学习引发学生对咳嗽病因病机、中医辨证论治方法、慢性咳嗽的诊治方法及现状以及疾病对社会、经济、家庭、工作、心理等方面影响的思考。

慢性咳嗽，胃食管反流，肺胃相关，清肝和胃，宣肺降气

学习目标

1. 引发学生对咳嗽病因病机、中医辨证论治方法、慢性咳嗽的诊治方法及现状以及疾病对社会、经济、家庭、工作、心理等方面影响的思考。

2. 以问题为核心、以学习者为中心来开展教学，激发学生的学习动机。

3. 提高学生理论阐述能力、提出问题能力、协作沟通能力、总结归纳能力。

4. 培养学生团队协作能力、共同开展研究的能力。

案例设计思路

本教案选择“咳嗽”这一临床常见、多见病证，通过向学生展现一位为咳嗽所困扰的患者的就诊过程，将学生引入具有情境中，引发学生脑力激荡，引起讨论，展开思考。借此提高学生分析、解决问题的能力，团队协作能力，信息管理能力，表达、交流和倾听的能力。这一案例源自真实病例，之所以择其而用，有以下目的：①咳嗽是临床常见症状，如要得出最终诊断，牵涉问诊技巧、中西医鉴别诊断等大量知识，符合PBL问题设计以点带面、以小见大的要求。②该患者曾经历反复就诊、检查、西药治疗但却无效的经历，而转投中医，可以激发学生一系列思索，例如“为什么这个患者的病难治？”“为何治疗无效？”“她的检查和治疗中有什么问题吗？”“抗生素是否必须要用？”“中医对这个病的认识如何？”“中医怎么治疗她的病？”“教科书的知识如何用于临床？”等问题，其中既包含有关中西医诊断、鉴别诊断、中医辨证、中医治疗等专业知识，还借此拓展学生的其他知识和能力，如对复杂的临床问题的临床思维方法、卫生经济学方面的知识、医患者沟通方面的能力、中西医病史采集中的异同、患者心理学方面的知识，以及如何学习老中医经验等。

本案例所涉及的知识显然超过了《中医内科学》的范畴，但也是学生稍加努力即可以达到的目标，所拓展的内容对一名学生来说可以提早面对真实的临床问题，学习和综合各方面的知识，学习利用多种方法探求知识、解决问题，逐步成长为一名合格的医生，这些是非常有意义的。

时间安排

序列	主题	活动形式	时间
第一次	第 1 幕案例呈现	讨论	20 分钟
	第 2 幕案例呈现	讨论	20 分钟
	第 3 幕案例呈现	讨论	20 分钟
	第 4 幕案例呈现	讨论	20 分钟
	归纳整理	讨论	20 分钟
	深度讨论	讨论	20 分钟
第二次	汇总查询资料	讨论	30 分钟
	深度讨论	讨论	30 分钟
	归纳整理	讨论	20 分钟
	讨论、反思	讨论	20 分钟
	评价	讨论	10 分钟
	小结	点评	10 分钟

Tutor 须知

1. 本案例通过一例慢性咳嗽病例，引发学生对咳嗽病因病机、中医辨证论治方法、慢性咳嗽的诊治方法及现状以及疾病对社会、经济、家庭、工作、心理等方面影响的思考。要求讨论尽量围绕目标，如学生过多关注其他内容，应给予引导。

2. 本案例分为两次讨论。第一次讨论分为四幕，每一幕按既定时间安排进行，不收回。

3. 参考资料必须放置于 PBL 教室内，随时可供取阅。

4. 本案例学习的评价指标应包括知识目标、技能目标、情感目标等，tutor 主要对学生以下几方面做出评价：

（1）主动参与学习（不迟到、争取小组任务、分享学习体会）

（2）积极联系现实（关注案例中的社会信息，并能与现实生活联系）

（3）发表个人观点（资料收集丰富、提出问题思考）

（4）解决问题思路（分析问题有理有据、解决方案清楚）

（5）善于组织协调（团队合作精神、促进小组学习）

5. 对讨论过程中的发言情况，可先列出学生名单，将学生每次发言做一标记，并对发言质量做出相应评价，讨论之后再归纳总结。

教室、教材、教具：

PBL 专用教室，电子白板，多媒体设备

参考资料

1. 诊断学 . 陈文彬 .5 版 . 北京：人民卫生出版社 .

2. 中医诊断学 . 王忆勤 . 北京：中国协和医科大学出版社，2004.

3. 中医内科学 . 陈湘君 . 上海：上海科学技术出版社，2004.

4. 中华医学会呼吸病学分会哮喘学组 . 咳嗽的诊断与治疗指南（2009 版）. 中华结核和呼吸杂志，2009，32（6）.

导学

学习目标及学习方法（20 分钟）

PBL 学习简介：基于问题的学习（PBL）作为一种学习策略，在国内外备受瞩目，很多教学实践已经证明它能较好地体现建构主义学习理论，能培养学生自主学习和协作学习的能力，发展学生高级认知思维和解决问题的能力。

分组（10 分钟）

简述分组形式，组织分组；每小组成员以 6 ~ 8 位学生为宜（最多不超过 10 人），打破班级、寝室、男女学生的界限。

小组成员自我介绍，相互认识，记录联系方式，推荐小组长和记录员（也可轮流承担）。

协商和约定本小组学习行为规则。

第一次讨论

第一幕

刘小姐近 2 个月来为咳嗽所扰，没感冒没发热，突然就咳得很厉害。听说“复方甘草片”止咳效果很好，便自己去药店买了点，服用几天却不见效，怕有别的啥毛病，刘小姐去了家附近的社区医院就诊。

医生为刘小姐做了血常规和胸片检查，结果都正常，给刘小姐开了些止咳化痰的药片，并告诉她注意休息，按时服药，咳嗽马上就会好。

刘小姐回家一顿不拉地吃药，咳嗽症状却有增无减，白天还相对好一些，每天夜晚来临对她来说可就难熬了，睡不了两三个小时。躺下后就咳嗽，想睡都睡不着。刘小姐着急了：“父亲因肺癌过世，自己别也生了坏毛病。”

左思右想，刘小姐准备去家大医院，做个全身检查，看看到底是什么病。

关键词：

咳嗽　夜间加重　肺癌家族史　血常规　胸片正常

3 ~ 4个关键词	学生已知道的	学生不知道的	学生需要学习的
P（population）	肺癌家族史	咳嗽发病率	慢性咳嗽多发于哪些人群?
B（behaviour）	焦虑	焦虑原因	同理心
L（life science）	咳嗽，夜间加重，血常规，胸片正常	咳嗽的其他伴随症状	咳嗽问诊与诊断流程

学习目标

1．围绕已知症状，引导学生思考如何对咳嗽进行诊断与鉴别诊断，鼓励学生用简表来体现诊断思路。

2．了解咳嗽的西医治疗方案，探讨咳嗽治疗现状。

3．体会咳嗽对患者身心造成的双重影响。

讨论要点

1．你还想要了解刘小姐的其他情况吗?

2．你觉得刘小姐还需要做什么检查?

3． 慢性咳嗽的常见病因是什么?

4． 咳嗽的发病机制是什么 ?

Tutor 注意事项

第一次的小组讨论是整个 PBL 中的最重要部分，案例要求真实、结构合理，有循序渐进的空间，有使学生产生脑力激荡的动力。讨论过程除了关注学生的讨论内容外，也要关注学生使用白板的情况，学会使用白板也是非常重要的学习手段，从中可以反映他们是否能关注学习目标、发现问题和提出问题，是否能在讨论过程中不断补充和修正前面讨论的结果，对所需解决的问题更加集中，便于下一步的学习和讨论。另外 tutor 要引导讨论节奏，关注每个学生的表现，观察学生是否都参与了讨论。

参考资料：同前

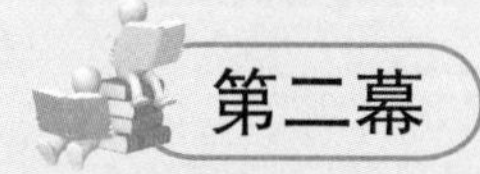

第二幕

刘小姐去了大医院的呼吸科，直接向医生表达了自己的顾虑，家里有人因肺癌过世，自己咳嗽老不好，怕也有肺部的毛病。医生仔细问了刘小姐的病情，她没有发热、流涕，干咳为主，没有痰，没有胸闷、胸痛，也没有潮热盗汗与比较明显的体重下降。没有过敏史。肺部听诊正常。

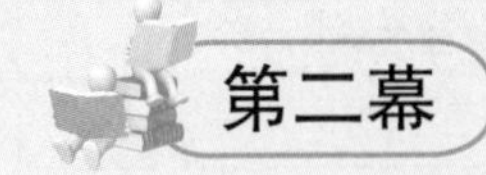

第二幕

为了打消刘小姐的顾虑，医生为刘小姐开了胸部CT检查和肺功能检测，2小时后报告出来了，未见异常。医生对刘小姐说，她的咳嗽可能不是肺部疾病引起的，建议她去别的科室看看。刘小姐非常纳闷，难道咳嗽还可以不关肺的事?

临走前，刘小姐要求医生给她开点抗生素备着，万一咳嗽厉害了可以服用，但被医生婉言拒绝了。没有查出病因，没开到抗生素，排队看病检查又花了好多时间，刘小姐又累又气，不知道下一步该怎么办。

关键词：

干咳　肺部CT正常　肺功能正常　抗生素

3～4个关键词	学生已知道的	学生不知道的	学生需要学习的
P（population）	要求开抗生素	滥用抗生素的现状	抗生素使用指征
B（behaviour）	气恼心理		医患沟通技巧
L（life science）	干咳，胸部CT，肺功能正常	咳嗽的其他伴随症状	咳嗽的诊断与鉴别诊断

学习目标

1. 围绕已知症状，进一步思考如何对咳嗽进行诊断与鉴别诊断。
2. 医患沟通的技巧。

讨论要点

1. 你认为刘小姐下一步该怎么办？她可能患了什么病？还需要做什么检查？
2. 医生为什么拒绝给刘小姐使用抗生素？如果你是医生，如何与刘小姐沟通劝其不服用抗生素？

Tutor 注意事项

这一幕主要引导学生思考咳嗽的肺外致病因素，鼓励学生利用教学资源查找答案。可通过角色扮演让学生体会与患者沟通的要点。

参考资料：同前

第三幕

经导医推荐，刘小姐来到了中医内科门诊，她有点顾虑，光看看舌头、搭搭脉，不用做检查，中医医生就能找到病因了吗？医生询问了刘小姐就诊的过程、之前用药的情况，还问了许多其他问题，他了解到刘小姐平时工作繁忙，三餐常不定时，胃不太好，有胃灼热感，常常反酸、嗳气，喉咙又痛又痒，心烦易怒，小便正常，大便比较干燥，2 ~ 3 天一次。咳嗽夜间加重，醒来时口干口苦。舌脉诊显示刘小姐舌红、苔薄黄，脉弦。

医生说刘小姐的咳嗽可能是“胃食管反流”引起的，可以服用中药治疗。刘小姐不解，为什么胃的毛病会引起咳嗽呢？自己从没服用过中药，也不会煎煮，怪麻烦的，但考虑之前吃了那么多药也没效果，刘小姐准备吃中药试试。

回家后刘小姐尝试起中药治疗，虽然开始浓浓的中药味让她不太习惯，但几天后刘小姐的咳嗽真的明显减轻了，胃里的烧灼感也缓解了很多。她好奇地翻看医生的处方，有好多奇怪的药名，其中有一味药她倒是认识——白螺蛳壳，她暗自好笑，自己顽固的咳嗽竟然吃螺蛳壳吃好了。

关键词：

反酸　嗳气　胃灼热感　胃食管反流　中医辨证施治

3 ~ 4 个关键词	学生已知道的	学生不知道的	学生需要学习的
P（population）	看了呼吸科	还要看什么专科	中医优势
B（behaviour）	服用中药的顾虑		医患沟通技巧
L（life science）	反酸，嗳气，胃灼热感，胃食管反流性咳嗽	肺胃相关理论	辨证论治

学习目标

1. 要求学生掌握中医咳嗽问诊要点，训练从众多症状中提炼关键点的能力。
2. 掌握肺胃相关理论，了解胃食管反流性咳嗽的中西医病机。
3. 为患者制订中医治疗方案。
4. 了解胃食管反流性咳嗽的中医治疗进展。

讨论要点

1. 通过收集四诊信息，你如何为刘小姐辨证论治？

Tutor 注意事项

引导学生从肺胃相关理论讨论制订该患者的治疗方案，让每个学生表达自己的观点，注意比较和归类。学生处方可待自主学习后于第二次讨论时给出。

参考资料：同前

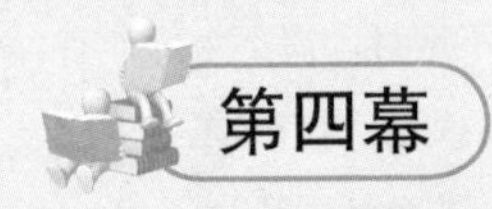

第四幕

1 周后，刘小姐的咳嗽基本缓解了，复诊时她高兴地和医生说没想到中药效果那么好，本以为中药专门用来调理身体，没想到治疗疾病也有立竿见影的疗效。

刘小姐还想继续服药巩固疗效，她问医生平时生活起居需注意些什么；服用中药有什么饮食忌宜；这咳嗽能否治断根；家里还有些虫草，听说吃了对肺好，能不能服用。

面对刘小姐连珠炮似的提问，医生微笑着娓娓道来……

关键词：

饮食起居调护

3 ~ 4 个关键词	学生已知道的	学生不知道的	学生需要学习的
P（population）	百姓对中医“慢郎中”的误解		
B（behaviour）			
L（life science）	饮食起居调护		胃食管反流性咳嗽的中医调护

学习目标

1. 要求学生掌握胃食管反流性咳嗽的饮食调护。
2. 了解名贵中药材在疾病调护中的作用及使用指征。

讨论要点

1. 刘小姐生活起居中应注意些什么？
2. 刘小姐适合服用虫草吗？

Tutor 注意事项

引导学生讨论制订该患者的调护方案，让每个学生表达自己的观点，注意比较和归类。具体方案可待自主学习后于第二次讨论时给出。

参考资料：同前

第二次讨论

注意点：第二次的讨论课面临的挑战是要学生把他们查阅的信息整合并进行分析，要保证对问题的理解达到一定的深度；学生需要学会批判性地学习，学会倾听、沟通的技巧，学习归纳、总结的方法。每个学生所交的学习心得不是所查资料的堆积，而是经过思考、筛选、归纳，带有自己的观点；所关注的问题不只是教科书内容，还应涉及医学、人文、心理、社会等方面。评价也要考虑上述内容给予综合判断。Tutor 则就本小组成员的表现、本教案的讨论情况进行反思和反馈，而不只是案例的解谜。

末次讨论

学习分享（100 分钟）

1．学生讨论：应该引导学生回顾学习到的主要内容和学习的过程，分享与反思学习经历及体验，活动形式可多样。

2．学生围绕本次学习经历，列出案例学习后还可延伸学习和讨论的问题。

延伸学习参考：

（1）慢性咳嗽的诊治现状。

（2）疾病对社会、经济、家庭、工作、心理等方面的影响。

（3）慢性咳嗽的研究进展。

（4）中医对久咳、顽咳的用药经验。

评价（20 分钟）

1．小组成员自我评价及相互评价。

2．对本次学习进行总结。

附：参考评价指标举例（30 分）

1．Tutor 评价指标与分值（共 15 分）

（1）主动参与学习（4 分）（不迟到、争取小组任务、分享学习体会）

（2）积极联系现实（2 分）（关注案例中的社会信息，并能与现实生活联系）

（3）发表个人观点（2 分）（资料收集丰富、提出问题思考）

（4）解决问题思路（4 分）（分析问题有理有据、解决方案清楚）

（5）善于组织协调（3 分）（团队合作精神、促进小组学习）

2．主讲教师巡视评分（5 分）

巡视每个小组的讨论情况，根据小组学习总体打分，以平衡各小组间评价。

3．学生自评（5 分）

反思个人的学习收获与体会，依据个人在小组学习中的表现予以评分。

4．学生互评（5 分）

结合每位成员对小组学习的贡献大小，将小组成员排序并评分。

第八章

跨专业领域间教育与循证医学的学习案例

■ 关超然　撰

引言

PBL 案例的内涵与目的要能从学校拓展到职场

PBL 除了异于传统医学教育，加强 PBL 小组讨论必须成为医学教改方针的实际策略，使学生了解学涯、职涯与生涯的关联性，自己对学习的态度负责，也对建立良好的学习环境负责。所以，PBL 必须是一种**情境化**的学习。医者的职业情境不只是对疾病，更重要的是对患者；而且不只是对患者个人（people），而是对社区群体（population）。儒家亦云："道不远人，人之为道而远人，不可以为道"。医有医道，也可以说"医不离人，医离人则不可为医"。医护教育一定要**"以人为本"**，就是"顾及自身及他人"，自身就是自知、自学与自律，他人就是尊重与关怀。PBL 就是以此为依据。因此，PBL 的精神涵盖了 **P**[代表 **population**，（家庭，群体，**专业**，小区，国家，全球）]、**B**[代表 **behavior**（行为，心态，**伦理**）] 和 **L**[代表 **life sciences and living**（**生命**科学，**生活**艺术）] 的学习领域。做学生时若养成**"自主学习"**的精神与习惯，执业时就懂得"自我成长"而能"终生学习"。做学生时若有机会去体验**"以学生为中心"**的学习精神，执业时才会懂得应用**"以患者为中心"**的医疗理念。这几点都在前面各章节中（尤其第三到第六章）已详细地论述过。所以，作为一个医护人员，光是有广博的专业知识（**to know**）及解决患者问题的医学技巧（**to do**）是不够的，还要先会做人（**to be，仁者，爱人**），也就是培养出人文素养，能够及物、及人，团队合作，具有沟通技巧及**专业伦理操守**等基本素养。PBL 也就是为了贯彻以上的宏观教育目的而设的，它的宗旨是以培养一以贯之的整合心态及能力为主，有了正确的心态（正心，诚意）并能持之以恒，则可通晓修身之道，知识当唾手可得，水到渠成；即古语所谓“予之鱼，不如予之渔”。

这一章在以上的基础上创新，通过几个案例延伸出额外的概念超越学习基础医学的**“自主求知”**，并能进展到高一层次的**“自主求证”**。到了临床更要会懂得应用再高一层次的“循证医学”（evidence-based medicine，EBM）。为什么 McMaster 大学医学院继 1969 年始创 PBL 之后，于 1992 年又能再度创新推展出 EBM，引起医学教育的第二度轰动？因为 EBM 与 PBL 来自相同的**“穷其理，而知其知”的求证求知的**概念，且能将其精神从学校延伸到职场。这才能贯彻“终生学习”的目标，而不至把 PBL 沦落为一般空谈的口号教育。据我了解及审查过的两百多个 PBL 案例，我很少见到案例中引用 EBL（evidence-based learning）或 EBM 的概念。

由同构型的 PBL 延伸到异质性跨专业间的学习

目前在中国台湾或大陆，教育主管部门对各高等院校进行较严格的考核评鉴奖励制度以促使多元化改革，例如，初入大学通识教育的引入、医学课程之重新规划与整合、人文素养之注入及落实、伦理概念之倡导与培训，都是为了加强基础和临床及智能和心态之间的衔接。这些医学教育改革之目标并非各自分区独立而是相关紧密串联。PBL 的角色功能不外于给予学生在学涯中的一个模拟职涯与生涯的学习平台。在医护教育领域的 PBL 教案就是模拟医护人员的职场情境，使之尽量生活化、人性化、趣味化及具有真实感。

在现实生活里，智能、力行、仁心都应能在异质性的群体中表现得出来才有意义，若从个人的学习角度来看，老师在传统的大堂授课是个缺乏特色、千篇一律、枯燥的“同质现象”，因为每位同学（同年纪、同年级、同教育背景）从老师教学接受的内容都是一样的（同讲义、同笔记、同科目、同书本），与同学间背景、素质、能力、兴趣及需要的差异全然无关，老师对所有同学之所学也有同构型的期望，也就是答对了老师的考卷问题。PBL 却是利用异质性的互动擦撞迸发出来灿烂的火花，因为 PBL 允许且运用同学间背景、素质、能力、兴趣及需要的差异转换成学习的自主动力——这是有冲击力、多元性、建构性的“异质效应”。以上是从个人学习的角度所做的思维。若从专业学习的角度来考虑，我们目前在医学院所做的 PBL 医学教育都是专业背景上同构型很高的学生，医学生做医学 PBL，护理学生做护理 PBL，口腔学生做口腔 PBL，药学生做药学 PBL，这与他们真正进入社会的医疗职场全然不同，因为在职场上的学习是依靠专业中异质性的互动在推动的。我们也许应该意识到很多的医院人事纠纷及引申出来的医疗纠纷与诉讼的问题往往就出在医疗体系执行（systems-based practice；医学教育六大核心能力之一）层面上不同专业（professions）的专业人员（professionals）缺乏跨专业领域学习（inter-professional learning，IPL）。因此，PBL 应可以发展到跨专业领域的学习（IPL），可以见到医学生、护理学生、药学生、中医学生、公共卫生学生在不同 PBL 模块中一齐进行脑力激荡，在不同专业背景下异质性的回荡碰撞中对同构型的概念产生共同学习的火花，互相尊重，分享专业智能，并能有效地沟通共事。如此更能帮助基础与临床的衔接及增强医疗专业间的尊重与合作。然而，IPL 是个新兴的医学教育概念，在国外有些 IPL 的课程还是以传统的教学方式呈现的。有些学校与职场所执行的其实是组合性的多专业领域的学习（multi-professional learning）而非整合性的专业间的学习（IPL）。根据我的观察与经验，在中国台湾及大陆的医学院会有效地利用 PBL 案例来进行 IPL 非常少见。

在以下的段落，我介绍涵盖 IPL 及 EBM（或者两者都有）两个层面的各两个 PBL 案例。这类的 PBL 案例可以利用在基础医学课程的末期或在临床医学的初期进行。在执行 IPL 或 EBM 时，学生必须已经熟悉 PBL 的理念与流程，而且善于提出有效的问题。

案例 1 森子奶奶的腿……要不要留？

辛幸珍

学习者的专业：医师、护理师、社工师、个案管理师、居家照护
学习者的阶段：毕业前医院实习期间或毕业后第一年训练（PGY1）①

问题导向学习

Problem-Based Learning（PBL）

◀ 教师指引 Tutor Guide ▶

——人文通识：生命伦理

森子奶奶的腿……要不要留？

撰写者：辛幸珍

审查者：关超然、吴礼宇、杨令禹、李孟智

2012 年 5 月 初稿 2014 年 2 月完稿首用

①编者按：台湾目前各医疗专业于毕业后第一年进入医院后必须再度接受一年临床训练，称之为 PGY 1（post graduate year 1）

前言

跨学科、跨领域的案例（inter-disciplinary/inter-professional cases）

人口老化以及疾病慢性化的转变，造成复杂的医疗体系与工作负担，极需跨专业合作，以控制成本与提高效能。跨专业间学习（IPL）就是利用团队中不同专业互动学习，成就更好的合作而达完善之病患照顾。

PBL 的培训即试图将真实场域中的情境与问题带到学习中，借由案例的设计，将真实情境中隐含的多重讯息传递给学生，并赋予专业间互动的故事，以诱发学生在互动中彼此学习。于是，学生除了知识的概念、如何应用与应用知识的时机外，也学会了如何整合知识、如何接纳多元角色的观点，以及如何与跨领域专业共同合作，以达成未来在真实场域的应变与任务。尤其是在人文伦理的学习中，医、护学生以跨专业互动学习进行可以分享多元专业价值观，增进彼此了解，为将来合作种下基础。

以下介绍一临床伦理与跨专业合作照护之 PBL 案例：

案例设计缘由与目的

一、课程概念（concept mapping）：在写作前整个构思的内容

本案例设定为学习临床伦理之案例，对象为医学相关（含医学、护理、社工等）专业之高年级学生或职场新进工作者，案例内容要反映的是目前台湾老年人口急遽增加，面对失智、年长的长期照护及老年末期医疗抉择时的两难处境。这是很典型的老年末期医疗难题，非常符合现今医学伦理学习的内容，更是跨领域合作学习（IPL）的典型。在案例撰写时，首先确定并时时审视以下项目：

■ 宏观标靶

对于末期医疗决策，目前台湾医界倾向采用医患共同决策模式（share decision making），然而失智老人的自主能力欠缺，如何在医疗专业的伦理思辨与家属的代理表达意愿下，做出符合老人心愿与老人最大利益的决定，则需要由法律、人文、伦理与医疗观点来审思此严肃之议题。

至于失智老人之长期照护服务，更是目前社会上的重要议题，其必须结合包含内政、卫生福利与经济各方的考虑。在家庭与机构密切配合下，一旦有突发身体状况，送入医院后，则要启动包括医师、护理师与社工师等专业人员，共同处理患者问题。并且，衔接长期照顾机构先前的处置，除了以回归长期照顾机构或家庭照护为目标，亦能以善终为前提，时时为老人的最后一里做好准备。以上两点为本案例之主轴，也是学习最大的目标。

■ 特属目的

要能帮助失智老人达到善终，专业间必须有高度的人文意识与跨领域的合作。本案例之设计即是希望借由所勾勒起的这幅活生生画面，揭开失智老人末期医疗决策的话题。在各

领域专业的共同思索、讨论与分享下，能共同研拟出解决方案。是故在特属目的上，还是以临床“解决问题”（solving problems）为前提，而非仅仅以教育的目的在做深入的“探讨问题”（exploring problem）。寄望在教案情境下，以伦理之观点探讨出如何处理此等失智老人的医疗问题。

■ 案例本体

故事中的主角是现实生活中常出现的长者，配合其时代背景、社会环境与医疗制度来做整体性叙述，说明极重度失智老人在风烛残年之际的遭遇。森子奶奶疾病进入失智末期，在意识丧失、卧床多年后又因肢体严重感染不愈，而面临截肢的命运。

■ 诱发学习

案例所述的局面也可能是以往或将来家里长辈或照顾的患者之际遇。学习者经由案例阅读体会，对剧幕中家人心中的纠结感同身受后，其同感心油然而生，除了极欲澄清故事内容与所述的各环节外，也会试图解决家属与医疗所面对的难题。

跨领域的学习（IPL）与跨专业的合作（IPP）是本案例的另一意图。面对如此议题，生死概念、人文价值、医疗专业、家庭结构、社会支持、长期照护机构缺一不可。而投入此等末期老人照顾的，除了医师（骨科、老年科、重症末期专科）、护理师（急性外科病房、慢性长期照顾）外，长期照护人员、社工师、机构管理者、义工与家属亦应对此案例非常有感，正好启动共同学习之契机。

■ 符合课程统整

案例为临床医学伦理的学习，属第三阶段之伦理学习（第一阶段 - 通识伦理、第二阶段 - 专业伦理、第三阶段 - 临床伦理）之重要主题，针对学校内即将到临床学习之医护学生以及毕业后第一年的临床生手，预计将可统整其在以往一、二阶段中伦理理论原则与分析推理等学习成果，而进一步将临床难题做伦理推论，并在内化过程中建立起专业的价值观。

二、整合学习收获（利用归纳性思维），以及可继续再延伸（采用演绎性思维）的概念

本案例偏重于人文伦理学习，以老年失智为例，述说其失智历程与医疗照护难题，故案例内容可归纳为失智长期照护、老年末期医疗伦理，借此讨论长期照护过程中的末期生命价值、末期生活质量以及尊重患者自主等重要人文伦理议题。

全球人口快速老龄化，随之而来的老年人口之健康、赡养与医疗照顾问题则是大家普遍的关注。本案例内容亦伸展至此等医学科学与社会议题。因此，“森子奶奶的腿……要不要留？”虽是针对末期、完全卧床之失智老人的医疗决策问题，但讨论内容可涵盖医学科学层面，如失智和失能与生理功能退化，卧床、失用引发之各种问题，骨折伤口与感染之医疗处置，败血症之医疗处置等。而在老年人口的社会议题层面，对于这样的生命末期老人的最佳利益、家人情感、生命价值、社会氛围以及国家政策、长期照护制度等都是群体社会（population）层面的学习内容，亦是当前社会极需要厘清并力行的重要事项。

老年末期的问题可以很多元化，尤其是失智末期引发的生理、心理、家庭、社会议题更是丰富，借由此案例的思考与学习成果，可推广至将来面对所有老人、末期与长期疾病、失能的个案。

整体案例的教师指引：

学生用本教案应具备的背景知识

本教案适用于临床照护相关职类之PGY（毕业后训练）学员，或各职类之医院实习最后阶段，尤以医师、护理师、社工师、个案管理师以及居家护理师等职类更适合共同参与此教案。学习对象应具备各职类之基本专业知识，并具备长期照护与末期医疗之基本概念，以及伦理思维的基本概念。

案例目的

本教案旨在以目前台湾社会高龄化的现象，模拟一份末期失智老人之医疗处境，让从事临床医疗之医师、护理师与社工师在理解此教案life science、population及behavior三方面议题后，依此情境共同研拟出符合病患最佳利益的医疗处置。在经历此问题解决的学习过程中，同时引发专业间学习（IPE），学习成员能够理解其他职业类别在照护团队中的角色，熟练专业间之合作沟通，感受到不同职类多元思考于团队照护之帮助。

伦理决策部分，能够运用四项主题（医疗适应性、病患偏好、生活质量以及情境特征）做临床伦理分析，在认同以病患与家属为中心的照护价值下，熟练以团队合作方式协助家属进行伦理两难情境之医疗决策。

案例简介/摘要

89岁女性患者因老年失智，长期住养护之家，病情已至完全无法言语、认人并对事物全无反应。近因照顾问题造成小腿及膝盖骨骨折，在地区医疗院就医后数周却发现处置并不成功，不但骨折未愈，且伤口感染严重。于是，送至医学中心做骨骼外固定（两支固定之钢钉裸露）。然而在两次清创手术及静脉注射抗生素后感染问题仍未能解决，考虑其后续照顾问题，医护共同建议截肢。患者无子女，然其遍布海内外的亲人却对她很关心，因认识到其脑部器官病变不可逆，失智状况已至末期，在不刻意延长生命之前提下，早已签署末期不急救同意书。然而亲人对于目前施行截肢的建议犹豫不决。在医疗、照护需求与不违背伦理与法律的考虑下，究竟如何做才符合患者最佳利益？又如何运用医疗团队的合作，让此伦理两难议题有效率而适当地与家属达成共识？

课堂安排

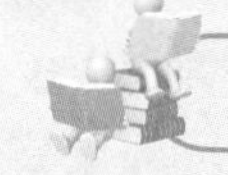

第一幕（15 分钟）

89 岁的森子奶奶因老年失智，被安置于长期照护机构已达十余年。奶奶未曾结婚，也无子女，虽为独自居住，但其遍布海内外的兄弟与妹妹及侄儿侄女多人经常探视，亲情无限。奶奶失智历程久远，早在 20 年前即有妄想症，给亲友们造成莫大困扰。由于膝下无子女，曾据病况辗转，从自费护理之家、赡养院，转到目前免费入住之政府补助的养护中心。该机构环境宜人、照顾质量良好，奶奶的亲人们皆感满意与欣慰。

奶奶进住养护之家后状况逐渐恶化，至四五年前即完全无法言语、无法行动而且终日卧床。最近 2 年来，不但完全不认人，对事物也全无反应。由于吞咽困难，喂食常被呛到，而于半年前即采用鼻胃管喂食。近 3 个月更因时而尿潴留，而采用留置导尿。

2 个月前奶奶在照顾服务员予以翻身、换尿布时屡屡发出呻吟甚至哀嚎，护理人员评估后怀疑是照护员在进行被动运动时用力不当或摔伤造成其下肢伤害，连忙送至附近医院检查。X 线证实为膝盖骨及小腿骨折，当下复位并打上石膏后返回养护中心。3 周后，照顾人员却发现石膏与皮肤接合处不断有分泌物流出。怵然惊觉前次处置并不成功，不但骨折未愈，肌肉与皮下组织发炎化脓，原来是骨折之外的伤口，当下未处理完善而有严重感染。

关键词：

老年失智，养护中心（护理之家、赡养院），肢体被动运动、进食管、留置导尿

学习重点：

1．老年失智之疾病历程，对照其历程所需之身心照护及养护安置。

2．长期照护机构（护理之家、养护中心、赡养院）的等级、功能及主管单位。

3．在长期照护体系与赡养服务中具有重要角色之职类，各职类间合作照护之模式与机制。

4．年老患者长期卧床之肢体活动与照护，伤口与骨折后之预后。

5．晚期（end-stage）失智老人生理功能下降所需之维持生命治疗（life sustaining treatment），如进食管与导尿管长期使用所产生之医疗与伦理议题。

提示问题：

1．奶奶所经历之各种照护机构，其专业的分工与功能有所不同吗？

2．从医院回归照护机构如何衔接？各职业类别如何合作以促进病患之最佳照护？

3．长期卧床（不动）老人一旦骨折或发炎，康复与预后如何？

4．医疗应否全力介入重度失智照护？

5．长期放置进食管与导尿管符合患者意愿或患者利益吗？

注意事项

第一幕建议尽量引导学生进入情境，理解老人失智后长期照护的漫漫长路。并思索这样的情况并非急性病房第一线医护人员可以独立提供最佳照护，其他职类如社工师、个案管理师、居家护理师甚至职能治疗与物理治疗师之功能如何发挥。

第二幕（15分钟）

养护中心此时一点都不敢掉以轻心，立刻将奶奶送至医学中心，医师诊视发现炎症严重，肌肉溃烂深可见骨，此时的奶奶虽然心肺功能尚属健全，却因感染严重出现败血症而有喘的现象。随后赶到的家属，除了坚决表示不愿因任何理由做插管与使用呼吸器外，对于医师截肢的建议也不认同，总觉得不应让生命到达尾端的奶奶再承受任何手术，其中更有亲友谈及若死亡在即，现在截肢造成无法全尸，是否值得。

既然家属如此表示，医师旋即在家属认可下执行了另一种选择：将骨折处以两支钢钉做骨骼外固定（钢钉裸露），并在下肢发炎溃烂处做伤口清创。两次的清创手术以及静脉大量注射抗生素后感染问题仍未能解决。奶奶虽意识不清，然而在每次换药过程中都会因疼痛流泪哭泣。家属不忍，一再要求以舒适为要，医护人员则解释因为奶奶肠蠕动降低已引起腹胀，不能再增加太多吗啡的剂量，同时透露足部血管已有坏死迹象，感染即使清除，组织修复再生之机会也不高。望着饱受煎熬的奶奶，亲友们你来我往，讨论商量，不知如何是好。

这时养护中心也派人与医院社工师一齐来探视，家属强烈表达仍寄望奶奶在有生之年还能回归养护中心。考虑其后续是否能在养护中心接受照顾，养护中心护理长与医院护理人员讨论后皆积极建议截肢。

关键词：

败血症、插管与使用呼吸器、截肢与全尸观念、骨骼外固定、伤口清创术

学习重点：

1．失智末期病患医疗目标的设定。

2．外科伤口与各种骨折之处置。

3．末期患者插管与呼吸器使用之伦理议题。

4．生活质量（针对生理障碍与医疗辅助设施的选择）与病患舒适（针对伤口处置与疼痛控制）。

5．老年末期生命态度与末期伦理。

6．善用团队中各职类不同角色以促进医疗与家属之沟通理解。

提示问题：

1．面对如奶奶一般的极重度失智老人，医疗目标应设在哪里？
2．如何让医疗人员与家属对“医疗目标”的设定有所共识？
3．如何用医疗团队成员之不同角色以促进医患沟通有成效？
4．除了予以止痛药外，针对剧中患者之处境，如何达到舒适？

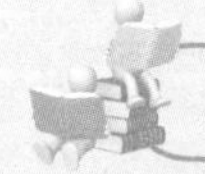

第三幕（20 分钟）

奶奶早年为单亲家庭的长姐，年轻时又逢第二次世界大战，与母亲一同扛起家计，养活五位弟妹。虽然家境困难，然而一家人在困苦中相依相伴，早已形成不可分割的情感键结（bounding）。战后弟妹相继成家，然而长姐却在维持家计中耽误了自己的婚姻，独身至今。

奶奶的几位家人中以同居南部的二弟与奶奶最为亲密，不但每日到医院探视，而且对奶奶任何身体状况的相关讯息皆非常在意，常表现出极度焦躁。由于二弟年岁已高，又有重听，必须花费心神沟通才能有所理解。除此，来自外县市及岛外的亲人也经常陆续出现，并且频频询问，令医院医师与护理人员不堪负荷，埋怨家属状况复杂又难以沟通。主治医师于是申请临床伦理咨询，进行四象限伦理分析，并照会社工，共同加入照护团队。

目前患者的健康问题在于慢性、不可逆、非紧急的末期脑部病变。奶奶历经多年的失能，家人认识到其脑部器官病变不可逆，失智状况已至末期，在不刻意延长生命之前提下，早已签署末期 DNR 同意书。对丁目前施行截肢的建议，家属犹豫不决，然又坚持要让奶奶保持最大舒适，在不违背伦理与法律下，医疗上究竟如何选择才能维护患者的最佳利益？

关键词：

末期脑部病变、失能、情感键结、医病沟通、末期 DNR 同意书、伦理分析

学习重点：

1．末期老人的医疗与照护之相关问题（含家庭成员的角色与如何整合亲友间的动力）。
2．医患沟通与医患关系的建立。
3．社工师、个案管理师、居家护理师在老人照护与亲属协调上之功能是什么？如何启动跨领域合作照护之机制？团队中的各职类如何合作分工？
4．练习运用四象限临床伦理分析，分析“长期失智老人伤口严重感染不愈，截肢与

否”之伦理议题。（关于四象限临床伦理分析之参考范例附于参考资料中）

提示问题：

1．依森子奶奶之情况，目前医疗之目标应设定为什么？

2．侵入性截肢手术（invasive amputation）是改善目前照护与病患生活质量之最有效方法吗？

3．如何整合医疗各成员之角色，以协助启动家庭动力与鼓励亲人间的合作？

4．亲人迟迟无法决定，其情感与认知上的纠结如何纾解？

5．在伦理两难决策中医疗团队如何合作？有何系统资源以促进以患者为中心之照护？

6．面对奶奶目前的医疗两难处境，医疗团队目前最重要的工作为何？

7．试做四象限临床伦理分析（译者：辛幸珍，2014 年 10 月 30 日）

<table>
<tr><td colspan="2">范例　伦理议题
长期失智老人，腿部骨折外固定后伤口感染、愈合不佳，是否截肢？</td></tr>
<tr><td>医疗适应性：行善与不伤害原则</td><td>病患意向：尊重与自主原则</td></tr>
<tr><td>1．患者因老年失智，长期住养护之家。近因腿部骨折处置不成功以及发炎，住进成大医院做外固定，两次清创手术及静脉注射抗生素后感染仍未能控制。目前足部血管已有坏死迹象。除上述外，目前患者的健康问题在于慢性、不可逆、非紧急的末期脑部病变。
2．此次住院治疗目标是减少因骨折后伤口不愈、感染发炎造成之疼痛，改善局部生理状况与照顾难题，但仍极力避免治疗造成额外的伤害。
3．截肢手术有麻醉、手术本身、输血、术后伤口照护种种成本与风险。不截肢继续使用抗生素治疗虽无麻醉及手术的风险，然因足部血管已有坏死迹象，伤口不易愈合，亦可能因感染太严重或有抗药菌种产生而无法控制感染。
4．进一步医疗处置可达到局部控制之生理目标，减少疼痛与造成全身感染的机会。但对患者的根本问题——失智并无帮助。患者在截肢下有可能受惠于医疗或护理照护，并延长生命。</td><td>1．患者因老年失智，完全无法理解与沟通，无法在理解的情况下同意接受治疗。
2．患者失能以前并未表达过任何治疗偏好或意愿。然而在每次医疗措施（换药、翻身甚至放氧气面罩）中都会哭，家人认为其在表达她不要这一切。
3．患者未婚且无子女，最亲近的家人是其弟弟与妹妹。一致主张医疗应以患者舒适为前提，且不应有任何延长寿命之作为。</td></tr>
</table>

5．患者除脑部病变，心肺功能尚好，若无额外因素，短期内生命不会走到尽头。	
生活质量：利益行善、不伤害与自主原则	情境特征：守信与公正原则
1．接受截肢手术虽无法改善本患者之根本问题——老年失智，但截肢可切除感染部位，让感染得到较好控制，可能不需再住院，甚至回到原先之养护中心。 2．患者先前已长期卧床，无法行走，截肢并不会对生活或照护造成不便。 3．若截肢仍无法控制感染、伤口愈合出现问题或手术后呼吸机无法移除，而需长期依赖呼吸机，则甚至降低其生活质量。 4．患者常在执行照护措施时哭泣，表示其对痛觉仍十分敏感。目前已使用强效止痛剂积极减少疼痛。 5．侵入性截肢手术有机会提升或改善病患的生活质量。	1．手术与否，没有来自专业、专业间、商业上的利益冲突。 2．亲人社会及经济地位良好，且愿意承担开销，经济因素不大，然而患者在意识不清下住在养护中心多年，长期照护健康资源分配问题亦应考虑。 3．亲人曾提及目前已面临疾病末期，若死亡在即，截肢造成将来无法全尸，是否值得。 4．患者之兄弟姐妹及侄儿侄女多人关系密切且皆关注治疗决定，其中一位弟弟更是对患者有情感负载，对任何患者相关讯息皆非常在意、常表现出极度焦躁，由于其严重重听，必须花费心神沟通才能有所理解。 5．安宁医疗条例中不施行心肺复苏术之同意书已签妥。在病况持续恶化下，医疗法、民法中代理决定之相关规定与文件有待更完备。

计划	以侵入性截肢手术改善目前照护与病患生活质量之方法，应仔细评估以免造成伤害，除此亦应考虑医疗资源分配之公平正义问题。老人失智虽属末期，但患者心肺功能尚可，下肢感染积极处置后仍可在不仰赖医疗先进维持生命设施下（如呼吸机等）延续生命。 截肢手术可去除感染伤口与坏死血管，若处置成功可回归养护中心，则解决后续照顾问题，为目前最能接受之做法。若感染控制失败威胁生命，则因患者失智已至末期，应考虑放手，勿再做进一步治疗。 患者之兄弟姐妹及侄儿侄女多人，皆关注治疗决定，亲人间之意见必须整合，并留下法律文件，以供医疗机构遵循。

参考资料：

1．辛幸珍，等译．临床伦理学．(Jonsen A. R.，Siegler M.，Winslade W. J.. Clinical Ethics-A practical approach to ethical decisions in clinical medicine. 6th ed. New York：McGraw Hill，Medical Pub. Division)．合记图书，2011.（前言与第 1 章医疗适应性 p1-44，第 4 章情境特征 4.2 其他关系人 p170- 174）

2．周致丞，辛幸珍，关超然．临床 PBL 培训就是职场跨领域专业间的学习（IPL），

p71-92．自关超然，李孟智．问题导向学习之理念、方法、实务与经验——医学教育之新潮流．增订二版．台北：爱思唯尔，2013.

3．周致丞．跨领域团队合作照护教育的内容结构与教案规划概念．医疗质量杂志，2011，5（5）：67-73.

4．临床伦理四象限分析说明 // 辛幸珍，许正园，陈汝吟，等译．临床伦理学．台北：合记图书，2011. 表格内容出自于前言 p444．（见附表）

附表：临床伦理四象限	
医疗适应性： 行善与不伤害原则	**病患意向：** 尊重与自主原则
1．患者的医疗问题是什么？问题是急性、慢性、可逆、危急还是末期？ 2．治疗的目标为何？ 3．在什么情况下治疗并无适应性？ 4．各种不同治疗的选择，治疗成功的机会如何？ 5．总而言之，患者能否受惠于医疗或护理照护？如何避免伤害？	1．患者是否已被告知接受治疗的好处与风险？并在理解的情况下，同意接受治疗？ 2．患者的心智状态及法律上是否具备行为能力？是否有证据显示患者已经失能？ 3．如有行为能力，对治疗偏好的表达为何？ 4．若已经失能，患者之前是否曾表达过其意愿？ 5．谁是最适当的代理人，可为失能患者做决定？患者是否不愿意或无法配合治疗？原因为何？
生活质量： 利益行善、不伤害与自主原则	**情境特征：** 守信与公正原则
1．接受治疗与否，患者能否回到正常生活？即使治疗成功，患者可能仍会面临何种身心及社会功能障碍？ 2．基于什么理由可以评断，某些生活质量对无法表达意见的患者是不符合其心愿的？ 3．提供照顾者对患者生活质量的评估是否因成见而有偏颇？ 4．提升或改善病患生活质量会引发哪些伦理议题？ 5．以患者目前或未来的状况判断，是否不应期待延续生命？ 6．放弃延长生命治疗的计划及理由为何？ 7．自杀的法律与伦理立场为何？	1．是否有来自专业、专业间及商业上的利益，在临床治疗患者上造成利益冲突？ 2．是否有临床人员与患者以外的一方（如家属）关注治疗决定？ 3．对患者的保密是否因法定或第三者的利益会有所限制？ 4．是否有经济因素造成临床决策上的利益冲突？ 5．有无健康资源分配不足影响临床决定的情况？ 6．是否有宗教的问题影响临床决定？ 7．影响临床决定的法律问题为何？ 8．是否有临床研究与教育考虑影响临床决定？ 9．是否有公共卫生与公共安全影响临床决定？ 10．是否有组织与机构（医院）之利益冲突会影响临床决定与病患福祉？

案例 2　邵小妹的枉死

关超然

医疗纠纷案例，取材自新闻报道：

12 岁的邵小妹因胃炎住院却以心肌炎猝死，疑医院沟通渠道出问题。家属控诉医院误诊及延误。

注：因空间所限，组成案例的其他部分从简，仅直接显示案例情景内容及有关的重要部分。

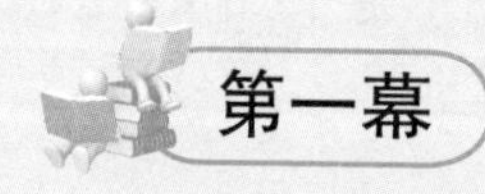

第一幕

一名 12 岁邵姓女童于 12 月 7 日晚因为肚子疼痛、泄泻、呼吸不畅，家人赶紧送她到台中大甲某区域医院就诊，医师初步诊断胃发炎，建议女童（以下称邵小妹）住院观察治疗，但住院到翌日凌晨病情突然转恶。

邵小妹的父亲说，8 日凌晨 4 时多女儿病情恶化，突然呼吸困难、四肢冰冷，他们按急诊铃，却只有一位护理人员前来回应。护理人员表示医师回去睡觉，天亮才来，因家属一再反映邵小妹状况不对，院方才提供氧气。到凌晨 6 时左右，孩子陷入昏迷，才有急诊医师到病房急救，家属指控医师误诊，护士延误治疗，已经向医院提起诉讼。

邵小妹的妈妈泪流满面地哭诉："我一直叫护士，护士为什么不理睬我，不帮我的孩子？简直连基本的护理观念都没有，一个医院这么大，半个医生都找不到吗？空等了一两个小时，这样小孩子能撑得住吗？"邵妈妈回想女儿当时好痛苦，她急得一心只想找医生，没想到从凌晨 4 时多等到 6 时多，2 个多小时，最后等到的却是孩子猝死在医院里。邵妈妈又说："那时候我的孩子已经昏迷过去，也快没心跳了，她（护士）才赶紧去通知楼下的急诊救援小组上来。人都快死了才肯采取行动吗？这是哪一门子的医院？"

关键词：

胃炎，昏迷，猝死

可学习讨论的议题：

1. 什么是胃炎？12 岁的儿童晚间发生胃炎的可能原因是什么？
2. 住院后到凌晨 4 时邵小妹病情恶化，突然呼吸困难、四肢冰冷，这意味着什么？
3. 这间医院晚上没有值班的护士或医生，这可能吗？还是患者家属的片面之词？
4. 这是患者家属对法院提出诉讼的案子。可能的关键问题会出在哪里？

教师指引：

这个案例是让已有基础医学知识初入临床学习的学生进行临床推理。这是急诊住院的情境，患者的病情在几个小时内会有很大的变化。时间短促，人手不足，还没有得到很多医事检验数据的时候，医护人员必须要依赖精细的观察与当机立断的判度来判断病情。病情转变的时间与医疗制度的严谨往往会决定医疗的成效。鼓励学生用基础医学的所学做临床的推理。

要学生注意医疗的思维一定要考虑患者年纪的影响。在一般情况下，儿童胃部发炎会引致死亡吗？在什么情况下，胃炎很可能会致命？（可以是“EBM”的议题）

请学生做一些思考及查阅，本地区不同的医院在医护人员及患者（病床）数目之间的比例是否有法定的要求。当然，并不是所有的医院都会遵守伦理与法律，所以会受到病患诉讼。鼓励学生思考如果案例中的医院在晚上真的没有值班的护士或医生，是因为什么可能的原因呢？可以用“实证”的方式讨论它们的合理性及合法性。

第二幕

邵妈妈说，医师初步的诊断是胃发炎，要女儿立即住院观察，做了血液检查。2 小时后，医生说血检没问题，无大碍。但翌日凌晨 4 时多，邵妈妈发现女儿突然呼吸困难，喘不过气，她至少按了 3 次床边急救铃，却都没有医师到场。等到孩子昏迷了，才有急诊室人员出现帮忙急救。之后 1 小时主治医师也到了，但到场后不久，孩子的瞳孔已放大，宣告不治。邵小妹的奶奶痛心地呢喃着：“没医生，一间这么大的医院，居然说没有医生……”

到场医师认为孩子可能罹患急性心肌炎，但医院强调，凌晨 5 时 55 分才通过护士接到家属通知，6 时 20 分院方派急诊室医师到场协助插管、打强心针及电击，并进行 CPR，但却已回天乏术。6 时 49 分主治医师也赶到了，他气急败坏地向护士怒吼：“你为什么不叫我？你为什么不赶快叫我？”值班护士一脸惊吓，泪流满面，不敢回应。

结果医师认为孩子可能不幸罹患了急性心肌炎而猝死。家属很不满医生如此搪塞的回答，孩子如果是因胃炎住院，怎么会因心肌炎猝死？并指控医院法定医护人员不足，医生误诊，护士还延误治疗。邵小妹的伯父说：“护士小姐说要我们等着，因为太晚医师都回去睡觉了，要等到他们早上睡醒才会来。”家属质疑，护士是不是怕影响医师睡觉被骂，不敢呼叫医生，而延误治疗时间。

关键词：

心肌炎，瞳孔放大，插管，强心针，电击，CPR

可学习讨论的议题：

1. 患者呼吸困难、喘不过气有着什么生理意义？瞳孔放大又有着什么生理意义？
2. 什么是急性心肌炎？哪种人群对心肌炎有高危险性？
3. 邵小妹因胃炎住院，怎么会因心肌炎猝死？两者是独立事件，还是有因果关系？
4. 在医院急诊室，护士、值班医师与主治医师对急诊患者是如何分工的？
5. 在现实的职场里，护士真的会怕影响医师睡觉被骂，而不敢呼叫医生吗？可以“循证教育”的方式来讨论。
6. 医生是否误诊？护士是否造成延误治疗？医院本身应当为邵小妹的死负责吗？

教师指引：

这一幕引进了第二个重大的故事冲突事件——邵小妹患了心肌炎而死亡，把一群医护人员、一群家属带入了复杂的情绪、行为与责任归属的漩涡。跨专业领域间的议题这时特别凸显了出来。老师要注意学生在这个议题上的敏感度，在适当的时机给予提醒及协助。鼓励学生查阅学术及医疗网站，对一些问题可以用循证的态度去寻找最好的证据。跨专业领域间的议题可以反映在案例情景本身所提到的医护专业人员（护士，值班医师，主治医师，甚至医院管理人员）的态度、沟通与行为，也可以反映在学习该案例的护理专业学生（如护理学生、医学生、义务管理学生等）的反馈及心得。

第三幕

媒体曝光后，医院表示，医疗过程有无误诊或延误，将交由医疗委员会及司法鉴定。某心脏科专家指出，心肌炎主要是心脏受到滤过性病毒感染而导致心脏肌肉发炎，主要症状就是心跳急速、喘不过气，有时候会通过肠胃症状来表现，如果罹患流感或感染肠病毒更要特别注意，一旦并发急性暴发型心肌炎，致死率甚至可高达50%。

台中市卫生局对此不幸事件表示，这间医院属于区域级医院，既然提供住院治疗，就应该24小时都有医师和护理人员提供医疗照护，依照医疗机构设置标准，急性一般病床每10床就要配置1名医师，每4床配置1名护理人员，就算是凌晨，也实在没理由用“没医师”为借口耽误住院患者治疗。台中市卫生局局长表示，医疗纠纷通常是无心引起的，没有充分沟通与尊重是造成医疗纠纷的最大原因。台中市2011年医疗纠纷受理调处案，截至10月底统计共68件，调处成功25件、调处不成功37件、调处前撤案6件，和解比率约36.7%。卫生局表示，医疗纠纷包括医疗、用药、延误治疗、急救不当等；引起原因通常有服务不周、态度不佳、医疗和手术有疏失不当之处。

关键词：

医疗委员会，病毒感染，区域级医院，医疗纠纷，司法鉴定

可学习讨论的议题：

1．什么是医疗委员会？它在医疗纠纷中扮演什么角色？具有什么功能？

2．司法鉴定有什么法律程序？

3．“缺乏充分沟通与尊重是造成医疗纠纷的最大原因”有没有合理的证据？

4．当下我们的医疗体系每年平均有多少医疗纠纷的诉讼？

5．医患关系在我们的社会异常紧张，除了民众与医疗单位缺乏沟通与信任之外，医疗系统内多元专业间彼此欠缺相互的了解与尊重也是重要的一环，在这个案例情境中是如何显示出来的？

教师指引：

这一幕其实给予了整个案例核心问题的部分“答案”。不过这些所谓的答案并不是标准答案，因为根据不同的国家或医疗体制可以有很大程度的差异。因此，“循证教育”（寻找最适当的科学、法律与民情的依据）在这个案例中也具有一定的地位。虽然这个案例的情景并没有大量的生命科学的知识或临床技巧的应用（主要也不是为了这些目的），它却涵盖了相当重要并具有临床意义的医疗要素，也是医护领域各专业学生将来职涯中必会遭遇到的现实情境。

后记：

有些医疗专业人士的独断自大与其他医学专业的人士（或患者及其家属）沟通不良往往会造成医疗错误与医疗纠纷。过去（甚至于现在），这些日常生活中团队医疗的负面事故，一方面由于缺乏 IPL 的培训，另一方面又碍于专业自身的颜面与形象，往往不会被临床教师选为临床教育的材料。多年来，媒体对这类医疗错误事件或纠纷的报道与追踪逐渐让一般社会大众开始意识到医学教育里可以增加新的面貌，为 PBL 案例选择的内容开了一个新的源头。不过，尝试撰写这类案例的老师也必须要意识到媒体有可能缺乏专业素养的叙述，甚至于有欠真实（或捏造）的报道（媒体也一样会为了取宠大众而触犯新闻专业伦理），应该以客观及专业的批判性思维来看待这类新闻报道。

以下是一条多年前的新闻摘录，与上述的**“邵小妹的枉死”**有异曲同工之效。读者可以自己尝试将这篇新闻报道做一些根据自己的了解进行的修改及润饰（或合理的添加），使之转化为可以学习 IPL 内容（也可用于医学伦理学习）的 PBL 案例。读者可借此分辨病历、新闻稿与 PBL 案例不同的原则、目的与技巧。

新闻网（2011 年 7 月 12 日）

误诊胆囊炎病患死　××医师判刑 6 个月

×××医院的医师，因误判高血压病患是胆囊炎，延误治疗时间，导致病患隔天因主动脉瘤出血死亡。法院审理后，认定医师触犯业务过失致死罪，因此判医师 6 个月。判决书指出，夏姓病患的家族，有高血压病史。4 年半前的清晨，他因为上腹疼痛，被送到×××医院急诊室检查。不过，消化内科的王医师并没有在检查报告中发现病患有血压过高、主动脉剥离等病症，而他自己的专业分析诊断是胆囊炎和胆结石。随后，王医师和接班的高姓护理师交接，院方也都没有再进一步替夏姓病患做检查，使得他的病情持续恶化。

直到隔天凌晨，夏姓病患从原本的腹痛难忍到后来吐出红色呕吐物，甚至到最后意识不清，护理师才赶紧通知加护病房的值班医师前来支持。但急救近 8 小时，夏姓病患仍因主动脉瘤破裂出血合并心脏压塞而死亡。最后，医师被检方依业务过失致死罪嫌提起公诉。

法院审理时，王医师辩称，他是根据病历资料和检查，做出正确判断，绝对没有业务过失致死的罪行。但专业调查后发现，病患的死因并非胆囊炎和胆结石，而且患者内出血已超过 1 天，医师却始终没有诊断出来，因而判决王医师的辩称不可信。法院审酌，无前科的医师已与病患家属达成和解，因此减刑，但仍判牢狱 6 个月，缓刑 2 年。

案例3 小心葡萄柚与药共舞！

林香汶

问题导向学习案例

Problem-Based Learning（PBL）

◀ 教师指引 Tutor Guide ▶

药学系三年级（选修课）

小心葡萄柚与药共舞！

议题：实证药学

撰写者：林香汶

审查者：辛幸珍，关超然

台湾“中国医药大学”药学院

College of Pharmacy，China Medical University，Taiwan，China

案例设计缘由与目的

本案例之设计为药学系选修课“实证药学”PBL案例所改编，设计目的主要是想要引发药学系学生循证医学应用及患者用药咨询的讨论。由于网络信息来源很广，民众的用药信息可能会造成因为片面的理解而影响其个人用药的行为，因此，需要药师具备足够的沟通与循证查询和逻辑判断内容的能力，来协助民众相关用药问题，以减少不当的药物相互作用所产生的用药副作用。

这个案例所发生的用药及相关问题在日常生活中非常常见，也有越来越多相关循证数据产生，甚至医疗院所已经很明确地将其写在药袋的注意事项上。但因为葡萄柚相关产品很多，甚至衍生的其他如柚子产品与西药甚至中草药内容物相互的影响，民众会自主地通过各式网络或纸本卫生宣教数据来获得相关信息，可惜的是其内容不见得有持续精进并更新相关循证数据，设计者希望参与同学借由此案例的讨论，可以了解药物与食物交互作用的机制及后果、练习病患用药咨询及其问题背后的原因、运用循证医学手段查询相关用药数据，并讨论药师在以患者为中心的照护中，当遇到药物与食物交互作用时应该扮演的角色及卫生宣教的重点，经过此案例的讨论也预期将协助药学生具备未来执业时知道如何协助自己持续更新相关用药循证及卫生宣教信息的能力。

涵盖之课程概念

这个案例是在药学系学生于大二下学期上完药物信息分析必修课后，于三年级选修“实证药学”时，在上完实证药学理论、临床试验之设计要点及其所得资料之分析统计方法和相关查询及文献判读技巧后所练习的案例。类似的案例预期同学在未来职场上都会遇到，借由此案例让同学了解民众从网络获得葡萄柚减肥及后面衍生药品与并服葡萄柚汁或同类水果的相关用药问题，预期可以让正在同步学习药学专业科目如药物化学与药理学的药学系同学，借由这个案例分析葡萄柚的作用及对用药的影响，再由相关循证数据库查询这些药物如与葡萄柚汁并服可能会发生什么问题。借由此案例也让同学了解为了让后续查询循证数据有所聚焦，有必要善用其他课程所学之用药咨询反问技巧，才能给予民众最佳的用药咨询与辅导。

整合学习收获（利用归纳性思维），**以及可继续再延伸**（采用演绎性思维）**的概念**

循证药学与循证医学的精神一样，包括：①临床决策应取决于目前所能取得最佳之科学证据。②要寻求哪一类科学证据取决于临床问题。③鉴别何者为最佳科学证据主要依赖流行病学与生物统计学。④经由循证医学所得之结论必须能真正落实于诊治患者的临床医疗决策（即它应该要能改变医师诊治患者的行为）。⑤它的执行状况要不断地被评估。而其间的差异在于聚焦医学诊断与药物治疗的不同。此案例的设计除了包含这样的循证医学精神外，也提醒学生重视民众对用药问题的反应及家人问题的延伸。从这两个剧目的深入讨论，对学生练习药物问题分类、查询信息及相关循证及回答将会有很大的帮助。因为使用此案例的药学系学生都尚未学到药物治疗学或临床药学的课目，经此案例之PBL讨论，预期对于后续以患者为中心的药学专业学习将有很大的帮助。

反思探索

案例讨论最后半小时，案例编写老师都会将各组同学聚集起来进行整体讨论。同学总是反映经过案例讨论及相关循证查询后，对于查询相关药物相互作用数据库及患者相关用药交互作用咨询（特别是与葡萄柚相关交互作用议题）有更深入的了解，由于案例编写老师也是这些同学后续大四上药物治疗学及临床药学必修课及临床药学病例讨论的授课老师，从同学的上课讨论确定这个案例的讨论对于药学系同学后续的学习有很大的帮助！

前言

学生应具备的背景知识

药学导论、生物统计、药物信息分析、药物学、循证药学的前导课程

学习议题：

以药学生角度（未来的药师），借由个案之情境：

1. 了解药物在人体器官的代谢及与食物交互作用的机制及后果。
2. 练习病患用药咨询及其问题背后的原因。
3. 运用循证医学手段查询相关用药资讯。
4. 讨论药师在以患者为中心的照护中所遇到药物与食物交互作用时扮演的角色及公共卫生教育的重点。

教案简介：

陈太太由博客找到用葡萄柚减肥的信息并开始以葡萄柚代替早餐来减肥。与邻居聊天发现葡萄柚好像会与药物有交互作用的问题。因为感冒到药局买感冒药，顺便询问专业药师葡萄柚汁与药物相互作用的问题及后续她先生使用慢性疾病用药与葡萄柚汁及其他相关水果的交互作用的考虑。

课堂安排

本校药学院循证药学及病患咨询实验室、PBL 教室或学生与小组讨论老师共同决议之任何合适之场所。

讨论课的安排

第一次讨论：100 分钟

每一剧幕研读后讨论 5 ~ 10 分钟后再进行下一剧幕，三幕皆完成后，最后再做整体讨论，设定学习主题

第二次讨论：100 分钟

分享各个主题内容，并持续回顾剧幕，整合学习的主题

注意事项

- 由于选课学生已于二年级第二学期上过 1 学分的药物信息分析必修课，对搜寻药物信息的技巧有基本的训练，也因此查询 google 的机会可能变小，前导课程中建议同学多查询较可信的网络资源（如 Google scholar，Cochran Library，UPtoDate）及二级文献数据库（如 Pubmed、Micromedex）等以协助回答问题，但因为练习文献判读的机会较少，学生在这方面的训练请 tutor 多留意与提醒！
- 请 tutor 引导学生思考在进行循证医学查询之前应留意从咨询者的角度着想并多询问可帮助查资料的相关问题，还有咨询者的资料及资源判断能力也是可以学习并加以反馈的部分。
- 学生若对剧幕中的临床情境有所不解，可鼓励与编写教材的老师或药学系临床药学组的学长学姐，或临床人员请教与讨论。
- 若有情境可以建议学生可以先提出假设（如患者独居或有慢性疾病等），才不会使问题一直无法解决。
- 最后一次讨论请留 30 分钟让案例设计者与同学进行 wrap up 与案例的总讨论。

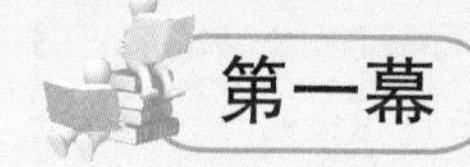

第一幕

陈太太是位 65 岁的家庭主妇（身高 / 体重：153cm/76kg），从朋友口中知道吃葡萄柚可以减肥，于是也在网络博客（http：//www.blogmarketing.com.tw/?p=253）上找到相关的资讯。为了维持健康并控制体重，陈太太开始以吃葡萄柚代替每天早餐的面包来帮助减肥！

有一天，陈太太在路上遇到邻居张小姐刚从医院回来（手上拿着药），在聊天谈话之余，张小姐也和陈太太分享说医院给的资料有“使用本药品并服葡萄柚或葡萄柚汁时，应注意可能产生的药物相互作用”的标志，这让陈太太有点吃惊，虽然的确有点担心，但是心想这“应该只有少数的药品才会有什么交互作用的问题吧！”

这几天都下了午后大雷雨，有一天陈太太外出办事情忘了带雨伞，淋雨后回家时开始感觉头痛、打喷嚏及流鼻涕，想着症状不严重，就到药局买感冒药。和药师说了症状后，药师介绍了综合感冒药，陈太太随口问“那这些药可以和降血脂的药一起吃吗？还有，吃了葡萄柚后可以吃这些感冒药还有降血脂药吗？”她又说“我每天早上都以葡萄柚来代替早餐的面包，其他餐后也会喝葡萄柚汁，因为这样会让我的肚子比较舒服。”“我记得我的朋友说某些药与葡萄柚一起吃时要小心什么交互作用之类的话！因此，我很纳闷我吃降血脂药及感冒药也会有问题吗？”“哎！网络上实在有太多的信息了，有的实在太难了，我看不懂，有的好像又说没关系，有的又说有关系，我只好请教你们专业的人……”

关键词：

体重控制／减肥；葡萄柚；交互作用；副作用；降血脂药；感冒药

学习重点：

1. 了解民众询问用药交互作用的咨询技巧。

2. 了解葡萄柚汁与降血脂药及感冒药等之交互作用机制及结果。

3. 了解葡萄柚汁减肥的功效及其减缓胃肠不舒服的作用之原因。

4. 了解一般民众从网络或从专业人员口中获得药物信息的动机、内容及衍生的问题。陈太太找到的网络博客有些什么可以探讨的有关资料？

5. 练习回答民众用药问题循证药学的步骤及回应民众问题的技巧。

提示问题：

若你是遇到这样状况的药师：

1. 你会问什么样的问题来协助你了解民众实际的个人化用药问题？

2. 你要如何运用循证药学的方法来回答这个民众个人化的用药问题？

教师指引：

这个案例提到葡萄柚对人体的两种影响：其一是控制脂肪的囤积，因而帮助减肥；另一种是干扰药物的代谢，因而影响药效。鼓励学生对葡萄柚的正负两面作积极的循证医学的讨论。真需要学生去找相关的文献以兹查证。以下是给 tutors 的一些额外资料。Tutor 请斟酌学生的实际学习进展与背景需要，才可按照需要给予适当的协助。

现代人寻求减肥的方法有很多，其实在您的身边有很多食物也可以帮助减肥。美国约翰·霍普金斯医学中心提出最新的研究，就是一天吃一颗葡萄柚，不仅对健康有帮助，而且减肥效果出奇地良好。因为实验证明，葡萄柚里含有天然的减肥成分。据报道，葡萄柚酸性物质可以帮助消化液的增加，借此促进消化功能，而且营养也容易被吸收。葡萄柚是帮助减肥的好水果，是因为葡萄柚含有丰富的维生素 C，一颗葡萄柚大约就有 100mg，不仅可以消除疲劳，还可以美化肌肤。重要的是葡萄柚的糖分少，减肥食用来补充维生素 C 最适合不过了。如果害怕葡萄柚的酸味，可以滴一点蜂蜜在葡萄柚上。

葡萄柚的优点，不只是低脂、高纤维素等，还有无钠、高钾、高叶酸。新鲜的葡萄柚汁含有丰富的维生素 C，具有抗氧化作用、防止血液凝块作用及抗病毒作用，其中葡萄柚的果肉含有独特的果胶，可降低胆固醇，也有抗癌的作用，尤其对预防胃癌、胰腺癌特别有效。

吃葡萄柚还有助于降低患糖尿病的风险，因为研究人员发现葡萄柚组成年人体内胰岛素和葡萄糖水平均有所下降。研究人员相信，葡萄柚中的酶影响了人体利用和吸收糖分的方式，使糖分不会轻易转化为脂肪贮存。

以葡萄柚代替一天中的某一餐可以帮助减肥。葡萄柚富含维生素C，糖分也不高，如果以吃一颗葡萄柚来代替一餐，热量当然低，假使其他餐的热量控制得宜，一段时间后自然会瘦下来。

参考资料

1．Tsuruoka T，Yanagihara H，Sugimoto KI，et al. Effects of grapefruit juice on the pharmacokinetics of pitavastatin and atorvastatin，British Journal of Clinical Pharmacology. Br J Clin Pharmacol. 60（5）：494-497.

2．Dahan A，Altman H. Food-drug interaction：grapefruit juice augments drug bioavailability-mechanism，extent and relevance. European Journal of Clinical Nutrition.2004，58：1-9.

3．Stump AL，Mayo T，Blum A. Management of Grapefruit-Drug Interactions. Am Fam Physician 2006；74：605-8，611.

4．Tatro D. Drug Interaction Facts. The authority on drug interaction. St. Louts ：Facts and Comparisons. Wolters Kluwer，2009.

5．Hansten PD eds. Horn’s Drug Interactions Analysis & Management，2009.

6．Gelman CR，Hess AJ & Rumack BH（eds）：DRUGDEX® information system. Micromedex，Inc.，Englewood，Colorado.

7．Applied Therapeutics. The clinical use of drugs. 7th edition. Baltimore. USA. Lippincott Williams& Wilkins，2001：1-1 ～ 1-21.

8．Drug Information：strategies for information Management. Vancouver Canada. Mitra Millares，1998.

9．Dipro JT et al，eds. Pharmacotherapy. A Pathophysiologic Approach. 4th. Stanford U.S.A. Appleton & Lange，1999.

10．The Merck Manual of Diagnosis and Therapy. Rathway ；Merck，Sharp & Dohme Research Laboratories.17th ed.1999.

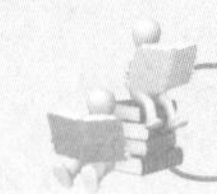

第二幕

经过药师给予适当建议，几天后陈太太又来到了药局，带了医师为她的老公开的慢性疾病用药，包括 felodipine（Plendil®）、digoxin（Lanoxin®；0.25 mg/tablet）1 tablet qd、furosemide（Uretropic®；40mg/tablet）1 tablet qd、atovastatin（Linpitor®；10mg/tablet）1 tablet qd。她的先生因为她自己早餐习惯的关系，也已开始在早餐喝葡萄柚汁，他想问药师这样会不会使葡萄柚汁与他的药也有交互作用。由于她先生家里种植橘子及柚子，她也问是否这一类的水果与他的药一起吃也会有问题呢。"万一不小心喝的混合果汁里有葡萄柚汁，那她自己还有他的先生要等多久才可以吃药而不会与果汁互相影响呢？"你若是这位药师，如何回答可让陈太太满意呢?

关键词:

1. 慢性疾病用药 [案例中提到的 Felodipine（Plendil®）、Digoxin（Lanoxin®）、Furosemide（Uretropic®）、Atovastatin（Linpitor®）、Cholesterol lowering drugs]
2. 橘子类水果（包括橘子及柚子等），混合果汁
3. 药物与食物交互作用的处理

学习重点（learning issues）:

1. 了解回答患者或顾客所咨询的用药问题之技巧。
2. 了解患者慢性疾病药的代谢与葡萄柚汁在体内之交互作用的机制、结果及处理方式之循证查询。
3. 判读并解释葡萄柚与慢性疾病用药相关的循证等级。
4. 了解一般民众对于食物与药物相互作用的考虑及衍生问题的背景。
5. 练习回答民众用药问题循证药学的步骤及回应民众问题的技巧。

提示问题:

若你是遇到这样状况的药师:

1. 你还需要问更多什么样的问题来协助你了解民众实际的个人化用药问题？
2. 你要如何运用循证药学的方法来回答这个民众个人化的用药问题？

参考资料:

1. Tsuruoka T，Yanagihara H，Sugimoto KI，et al. Effects of grapefruit juice on the pharmacokinetics of pitavastatin and atrovastatin. British Journal of Clinical Pharmacology. Br J Clin Pharmacol. 60（5）：494-497.

2. Dahan A，Altman H. Food-drug interaction：grapefruit juice augments drug bioavailability-mechanism，extent and relevance. European Journal of Clinical Nutrition.2004，

58：1-9.

3．Stump AL，Mayo T，Blum A. Management of Grapefruit-Drug Interactions. Am Fam Physician. 2006，74：605-8，611.

4．Tatro D. Drug Interaction Facts. The authority on drug interaction.St. Louts：Facts and Comparisons. Wolters Kluwer，2009.

5．Hansten PD eds. Horn’s Drug Interactions Analysis & Management，2009.

6．Gelman CR，Hess AJ & Rumack BH（eds）：DRUGDEX® information system. Micromedex，Inc.，Englewood，Colorado.

7．Applied Therapeutics. The clinical use of drugs. 7th edition. Baltimore. USA. Lipincott Williams & Wilkins，2001：1-1 ~ 1-21.

8．Drug Information：strategies for information Management. Vancouver Canada. Mirta Millares，1998.

9．Dipro JT et al，eds. Pharmacotherapy. A Pathophysiologic Approach. 4th. Stanford U.S.A. Appleton & Lange，1999.

10．The Merck Manual of Diagnosis and Therapy. Rathway；Merck，Sharp & Dohme Research Laboratory. 17th ed. 1999.

案例4 徐先生的人参经验

关超然

前言

此案例可以给初接触PBL学习的医学、护理、中医、药学的学生进行**PBL的流程练习**，也可给稍有PBL经验的高年级同学进行**“循证医学”的练习**。所不同的不是在于案例的情境，而是在于学生阅读案例情境后所需要探讨的问题。因此教师指引部分就显得相当的重要。

前者着重于用PBL精神与流程来汲取基础医学的一般知识，而后者着重于汲取最佳、最先进与最具说服力的证据。前者让学生建立基础知识的磐石（一般医护药学学生），而后者是让学生在一定的专业知识基础上（如中医、中药、药理的学生）提出适当的问题，并从资源库（如可信赖的相关学术网站）寻找出目前对研究或医疗最佳的证据来支持或驳斥问题里的假说。此案例及其浓缩版，在过去的十年内被采用在中国台湾与大陆很多的中、西医护的PBL培训工作坊及学生学习PBL流程中。

这是一个以练习“循证医学”为目的的案例，而且可以让不同的健康教育专业的学生一起学习，故也可以用于高年级“跨专业领域间”的学习。因此，以下的案例是给将进入临床的医、护、药学的学生或中医中药专业的学生使用的案例。期望学生学习的议题超过一、二年级的学生的能力。这个案例中的设计对学生知识层面的期望较高，而且期望学生们有利用教育技术自行上网查询资料及批判性思维的能力。这是tutors要特别注意这个案例与其他案例不同的地方。

案例情境

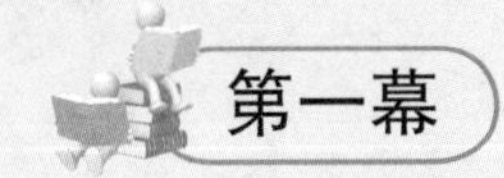

第一幕

徐先生，58岁，是一位住在新加坡的华侨，承接父亲的事业做进出口批发贸易。已婚，妻子贤淑，婚姻称得美满。育有一子，现年23岁，目前在美国Wisconsin州立大学攻读经济学博士。近年来，亚洲金融并不景气，徐先生常要在东北亚地区出差招揽更多的生意。饮食较以前缺乏规律，烟酒宴请应酬活动也较往常为多。

这几个月来，徐先生感觉很易疲倦，力不从心，腕脉浮而快，舌质干中带黄，肠胃也不佳，食而不知其味，又易腹泻，睡眠质量不好，6小时的睡眠总会梦醒2～3次，对房事更是“性趣”不大。最近在家附近西医诊所体检时，医生测出徐先生有轻微高血压（145/89 mmHg）。医生说需再观察一阵子，暂时可以不吃药，没开降压药处方，但要徐先生忌烟酒及咸食，并要多休息。但在目前拼生意的情况下，徐先生对医生的叮咛似乎不太容易忠实地去遵循。

关键词：

应酬活动，腕脉浮快，舌质干黄，高血压

学生可能提出的学习议题：

- 徐先生面对的健康影响因子。
- 徐先生身体不适的状况如何用中、西医的理论来解释？
- 高血压的定义是什么？诊所医生觉得徐先生的高血压不需要服药是正确的医疗行为吗？
- 为什么常会有患者不依从医生嘱咐的情况？

第二幕

徐太太说："听说吃降压药要吃一辈子，而且药量会愈吃愈大，又都会有副作用，不如喝些降压茶或吃点中草药吧！"打听之下，他们的韩国客户朋友介绍他吃"韩国红参"，说可以补气补血，又可增强性功能。他的日本客户建议徐先生试用日本北海道出产的"西伯利亚参"，这种寒带参活血解劳又御寒，据说俄罗斯西伯利亚的驻兵军队都将其带在身上；俄罗斯、日本及中国大陆也都做了不少的研究。当徐先生告诉了他在美国读书的儿子，他的儿子马上寄来了 2 千克的"西洋参"（又称"花旗参"）。

他的儿子说 Wisconsin 州是美国著名的西洋参出产地，虽然价格较昂贵，却很受华人的青睐，是当地华侨返乡回国必购赠送亲朋好友的高贵礼品。徐先生在中国云南省的亲戚则告诉他可以食用云南的田七，田七又名三七，是云南白药的重要成分，有活血化瘀、止血止痛及降血压之功效，价钱很合理，有"穷人的人参"之称。有如此多种药参可选择，徐先生反而不知何取何从。

关键词：

降压药，降压茶，韩国红参，西洋参，田七／三七，活血化瘀

学生可能提出的学习议题：

- 徐太太指的降压茶可能是什么产品？举例目前市面上所谓的降压茶。
- 韩国的红参真的有增强性功能的作用吗？有何等级的科学证据？
- 中医中药称人参有"补气活血"的功效，尝试用西医的理论来解释"补气活血"。
- 什么是西伯利亚参？什么是田七／三七？一般人相信它们有些什么功能？有什么样的研究支持这些大众化的假说？

第三幕

儿子的孝心感动了徐先生，他采纳儿子的建议食用他寄来的西洋参。每天食用 2 ~ 3 枝全参，或泡茶水，或炖鸡汤，或切薄片含在口中。1 个星期后，徐先生果然感到精神振奋不少，于是把每天食用的分量加至 4 ~ 5 枝全参。1 个月下来，徐先生非但没有感觉到预期更佳的效果，反而渐渐产生头痛、腹痛、无端出冷汗、睡觉初醒时指尖麻冷、脚部沉重水肿的感觉。

他开始感到不安，就回到附近西医诊所检查，发现血压居然增加到 166/96 mmHg。医生仔细为徐先生做了体检后，告诉徐先生他所患的是原发性高血压，需要开始每天吃一颗 β 受体阻滞剂类降血压药，并且以后千万不可以自己乱买中药吃。医生也说他过去有一位女患者为了减肥，不去看专业医师，却自行购买网站上推售的草药产品，长期服用后引发了肾衰竭，如今要靠每周三次肾透析维持生命，也因此患了抑郁症，无法正常生活，非常悔不当初。不过，徐太太还是很不希望先生长期服用西药，嘱徐先生去看名中医，也许中医师可以开出几帖中药秘方，服后可能就根治了高血压，而无副作用。

关键词：

血压增高；降压药；中草药，肾衰竭；肾透析，抑郁症

学生可能提出的学习议题：

- 人参有什么活性物质可以解释它对人体的正面功能效应？
- 服食人参过多会有副作用吗？有这个方面的研究吗？服食多少人参才是适当的分量呢？
- β 受体阻滞剂是什么类型的降压药？其降压机制是什么？
- 长期服用或误食中草药会引起肾衰竭的有哪些中草药？知道这些影响肾功能的机制吗？
- 台湾是全球肾透析率非常高的地区，与民众乱服中草药的习惯是否有关联？
- 徐太太不希望先生服食西药，而要先生用中药的根据是什么？

学生对整体案例可以考虑到的 P、B 与 L 层面的学习议题：

群体、制度的议题（population）

- 本国 / 地区人对人参的需求量有多少？
- 食用人参的人群都是些什么类型的人？
- 人参到底是以药物还是以食物做管制？
- 本国 / 地区市场上的人参都来自何处？

行为、伦理的议题（behavior）

- 为什么有些人要服用人参？
- 男性服用人参真的可增强性功能吗？可能的机制是什么？

- 昂贵的人参质量功效真的会更好吗？为什么？
- 你对电视上常见的中草药宣传有什么看法？那种宣传犯法吗？
- 原发性高血压可以一劳永逸地根治吗？

生命、经验的科学（life science）

- 西洋参或花旗参、韩国参或长白参及西伯利亚参从植物分类层面考虑有何不同？
- 韩国的“红参”很出名，那是什么样的参？是不是也有“白参”“绿参”呢？
- 韩国红参谓称可助男性雄风，有科学研究证据吗？
- 各种人参中，主要活性成分是什么？有什么已知的对组织细胞的功能作用？
- 以上所述人参中，中医谓有“补气补血”“活血化瘀”之效，如何以现代生理生化的知识语言去解释？
- 天然草药都安全，很少有副作用吗？人参服用过多会有什么副作用？
- 血压的升降有什么生理功能？为什么血压会持续升高？高血压有什么不好之处？

后记：

在中国台湾，学习西医的学生都要经过一年中医教育的洗礼，也许这个案例很适合在某一个阶段，让西医的学生在一起学习医学，借此机会消弭这两个医学专业间的偏见与无知。这一点 tutor 在带教的过程中要保持个人的专业中立，也要注意学生的沟通与行为，以维持学术的素养及对不同专业思维的了解与尊重。另外，也利用“循证医学”鼓励中医学者进行医疗的科学实证化。

第九章

PBL案例的典型审核实例与反馈

这些案例是已经通过审核，且应用过的案例，或是公开竞争下得到优良奖项的案例。**这些案例所显示的是设计思维、改善过程及反馈要点。**

案例 1　贾小弟游泳后瘫痪了

林常敏

一、我切入 PBL 案例写作的第一次经验

2013 年，汕头大学医学院的教学改革正在如火如荼地进行中。7 月暑假的一个晚上 9 点多，我还在和基础医学模块内一位老师讨论怎么开始基础学习的第一个 PBL 案例的撰写，最后决定用 *Case file：Physiology* 里面的一个周期性高血钾性瘫痪的案例为蓝本（**因为学习离子转运是传统基础医学的开端，但在 PBL 案例又要与临床情境有密切的相关性**），由我将这个只有 200 多个英文字的病例改编成 PBL 案例。在此之前，我见过的真正的 PBL 案例只有关超然教授撰写的《小华烧伤了》，除此之外，就是几场 PBL 的培训，其中还不包括案例撰写的培训；更何况，远离临床 6 年了，我连什么是周期性高血钾性瘫痪都没有概念。可想而知，当时接下这项任务时我的心里是非常忐忑的；另一方面，我又像一个得到新玩具的小孩，对这项充满挑战性的任务跃跃欲试。

一直到那天晚上 11 点多，我阅读百度、教科书各种渠道的资料后，总算对周期性高血钾性瘫痪有了一些认识。可是，"怎么才能将这些教科书性的症状、特征、实验室检查变成一个吸引学生的故事——案例呢？""临床上这样的患者就医时通常是什么样的场景呢？"阅读时，我的脑子里不断浮现这样的问题，当时的我还没有意识到，这些有意义的问题，将引导我走向 PBL 案例的写作之路。

比较幸运的是，我先生是一名资深的急诊科医生，还有着心血管内科、ICU、创伤外科等工作经历，而且他感受力非常细腻，擅长讲故事，这些特质对于案例书写者而言是巨大的福音。随着问题的积累，我自然而然地与他讨论起来。

"你见过这样的患者吗？""当然，但不多。"

"患者来的时候通常在什么时候？什么样的场面？""哪个时间段都可以有啊，

一般是在吃饱饭后吧，这个病经常在饱餐后发作嘛。”

“来了之后诊断会有困难吗？”“典型的症状、体征一般问题不大，抽血检查血钾后就可以明确诊断了。”

这样啊，那病例写起来就显得平淡无奇了。为了制造一点悬念，我又开始发问：“通常这样的患者会有什么冲突？”看到他迟疑了一下，我意识到这个问题没有提好，又换了一种方式问：“比如小孩需要抽血，家属会有意见吗？”

说到这点，我的先生黄医生一下子来了精神，滔滔不绝地讲述临床上各种与小孩抽血相关的情景，比如农村来的患者经常对小孩抽血表示不理解，认为抽血会损伤孩子的元气，会贫血，尤其是需要反复抽血的小孩，家属经常出来阻挠，非常难办。这让我想起当时在临床工作时，确实是经常有家属问为什么“要抽这么多的血啊，小孩身上就那么一点点血，这么抽哪受得了”。

于是，我们有了案例中第一个“医患冲突”。受这个场景的启发，我又继续发问：“你刚刚说农村的患者比较容易不理解，为什么？是与他们的知识水平有关吗？”“很多时候，是有关系的；另外，汕头地区的农村重男轻女还比较严重，一般男孩子生病家人会更重视，送到市区来，这样的患者，经常一来就一大家族，人多口杂，最麻烦了！”

在黄医生的叙述中，我脑子里各种与农村、重男轻女、家族等相关的信息迅速交织，形成了这样的就医场面：傍晚时分，爸爸抱着小孩冲到急诊室，请医生救救他的小孩，后面紧跟的妈妈叔叔婶婶们一大群人，妈妈、姐姐哭哭啼啼，因为生了6个女孩才盼来这个男孩子，宝贝得不行，突然得了这样的“重病”，一下子六神无主了。医生问病史和检查时一大堆家属七嘴八舌地报告病史，等到护士要抽血的时候，娇生惯养的小孩一定会吓得哭起来，家属们这时候一定会有意见，甚至冲突……

担心灵感消失，随着场面逐渐丰满，我快速地在电脑中形成了案例前面的场景——周日下午6点半，儿科值班大夫、年轻的纪医生正在医生办公室吃饭，听到一阵惊慌失措的哭叫声：“医生啊，快救救我的孩子！”纪医生丢下筷子，快速走出办公室，看到一个农民模样的人抱着一个小男孩从门口冲进来。“怎么了？”小孩的妈妈拉着纪医生的手：“医生，求求你一定救救我的孩子！我家就这么一个孩子，无端地就瘫了，我……”妈妈泣不成声。

接下去的疾病发生的过程，由教科书经典的发病诱因和症状扩展出来，包括“好发年龄，运动后，甜食后，从下肢开始”等，在设置“甜食”这个环节时，我们杜撰了一个“随手抓起桌上一瓶大可乐一下子就喝光了”，两个人都觉得非常符合现实，没想到在学生使用时带来了许多的歧义，这是后话，也是后来案例反复修改的原因之一。

当思路陷入一个活生生的场景时，各种相关的信息自然而然地就整合进来了：

这样的患者通常入院时对医生非常恭敬，但一旦病情没有按他们预期的发展，他们就会显示出“彪悍”的另一面。他们对于年轻的医生经常不信任，对于这样的就医群体，有不一样的沟通模式，就是我们经常说的“见人说人话，见鬼说鬼话”。想到这里，我心里一下子兴奋起来，这不就是一个很好的“沟通技巧”的切入点吗！于是，有了第一幕的“年轻的纪医生”和第二幕“资深的、善于沟通的言主任”作为沟通的正反例子。

对于如何把握患者和医生对话的尺度，在急诊工作经验丰富的黄医生又派上用场了，我们反复推敲着每一句对话、每一个场景的发生，在凌晨时分，形成了3幕案例的雏形。

小结：第一次尝试案例书写，让我意识到有经验的临床医生介入的重要性，这样才能将教科书式的信息转化成符合临床实际的场景，搭建起适合学生学习的整合性的知识框架。另一方面，虽然临床医生擅长重现各种临床场景，但对于如何将这些场景整合起来、如何取舍、形成适合学生学习的案例，则需要作者的把握。所以，作者要知道如何“提问题”，得到案例需要的信息，不能由临床医生牵着鼻子走。

二、有经验的专家进行案例审核就是不一样

与所有的写作者一样，我们很难发现作品中的漏洞和毛病。尤其对于一个PBL案例写作的新手，有了临床医生帮助构建临床情景，很容易形成一个生动、让自己和读者喜欢的案例，但这对于好的案例，仅仅是第一步。这是我经历了几个案例的写作后感悟到的。

2012年9月，关超然教授已在汕头大学教师成长中心担任主任半年。在一次培训后，我请关教授帮忙修改这份案例。当时与关教授已经比较熟悉，我知道他对于PBL教育的推广是专业而不遗余力的，但教授的点评是出了名的“毒舌”，我做好了被狠批的心理准备。

第2天，我就拿到了关教授的修改手稿。教授没有直接在电脑上修订，而是打印出来在稿纸上修改的，用的是台湾竖行的书写习惯，笔迹一如他的人，漂亮而锋芒毕露。密密麻麻的批注中，我先被封面的批注和签名吸引了，读完内心满满的喜悦和感动。

“写得不错，构思很好，也与学生上课课程吻合。应当可以引起学生兴趣，不过第一、二幕可以稍微简洁一下，我也提出来以下建议可做参考。 关超然”。

翻开第2页，满满的批注。从第一段情景的引入关教授即提出：“像如此情境是否应当以‘急诊室’为背景，而不是以医院儿科为平台？一般人怎么可以随时随地就闯进医生的办公室？医院诊所应有自己的制度吧！”

我们知道，因为各种原因我国很多医院没有设立儿科急诊，休息时间段儿科的患者都是直接到儿科住院病房就诊的，写案例的时候我的脑子里都是现实的场景，并没有思考这样的场景有什么不合理的，经关教授这么一点评，我发现这其实也是我们“医疗制度”还需要改善的地方。

教授在第 2 段关键的诱发因素描述中，改了几个细节，包括“回家直嚷嚷饿了，一下子吃光了桌子上的 3 个肉包子”。教授**也质疑**：“吃肉包子可以补充 Na^+ 及 K^+ 吗？有必要加入吃包子吗？如狂饮白开水更有效吗？它会使得血清离子降低。”结果我改成“回家直嚷嚷口渴，一下子喝了一升多的水”。

写案例的时候根据教科书典型的“剧烈运动、饱餐后、进食高糖食物易诱发”的描述，杜撰了这个场景，表面看起来都符合教科书的描写，但实际上，在几次带教中，我们发现学生对于场景的细节非常关注，反复纠结于“是否因肉包子不新鲜引发食物中毒？”之类的讨论，对于头脑风暴的展开非常不利。经过教授的启发，我们改成“喝了桌上的一大瓶可乐”，这下学生的引导比较有方向性，但又纠结于一大瓶究竟是“375ml 还是 2L、3L 的？”实际上在撰写的时候我的脑子里真是浮现 3L 的大瓶子，无法想象讨论中学生对于描述准确性的要求。

通过这样反复的修改，我们注意到对于关键目标相关场景的描述一定要非常准确，反复请不同的读者阅读，指出可能出现误导、歧义的用语和场景，在使用前尽可能修改完善。当案例使用了 4 年后再回顾关教授的点评，方始感受到一位有经验的案例审核专家的功力。

除了案例剧情的修改，教授的批注给我印象最深的是他对“学习目标和参考文献”部分的修改。案例作者可能有感受，剧情是给学生学习的，会特别花工夫去修改，但到后面的“学习目标和参考文献”感觉是给老师看的，稍应付一些。

学习目标方面的修改，一直是关教授的重点。第一次修改中，他对于教师手册中一些笼统的目标进行了细化，如：

—案例目标：低钾对肌肉和心脏的影响（注重生理钾离子通道的知识点）

<u>教授点评：</u>这是罗列低钾的原因，如饮食、基因、疾病；其实，K、Na 及 Ca 是环环相扣的关系，不能只注重 K。

—案例目标：低钾对肌肉、心脏的影响

<u>教授点评：</u>先了解钾在细胞功能上的角色及重要性，才能谈低钾对组织的影响。

以上两点，作者都存在“重临床、轻基础”的问题，关注学生对临床诊断、治疗的引导，忽略了对深层次医学基础知识、疾病发生分子层面学习目标的制订。这是很多具有临床背景的作者容易出现的问题，解决这个问题，我们需要改进模块的内容，与相关的基础学科老师共同修改案例学习目标，而后再回顾案例，看是否有足够的素材引导学生进行对基础知识的探讨，尤其这个模块本身就是“基础医学”的模块。

参考文献方面，当初第一次写贾小弟的案例，查阅了很多参考文献，最后自然而然罗列上来，当时还特别认真地标注了参考网站、教师指引资源，介绍了临床和基础与病例相关的专家。

关教授评价“非常好！”“This is excellent！”同时在第2次修改中又指出“Be careful that too many materials and references can pose pressure and also become directive.”教授的话在实践中不幸被言中了，中文班的学生很少主动去看英文文献和资料，参考文献的效果并不理想。专业教师引导资源，在后期我们实施的过程中实际上发挥了很大的作用，我们的做法是将专业教师介绍到学生的学习群（微信）中，学生有问题随时可以咨询。在McMaster大学，这类老师被称为“Resource persons”。

课程实施过程中，我们收集了很多案例，特别是对于作者非常熟悉的内容，往往都没有附上参考文献，学生提出反馈后我们才再次意识到参考文献的重要性，重新请专业老师列了一些教科书的章节，对于初学者而言非常有效，帮助他们快速找到知识点并内化。

另外，在第一个案例的书写，我还非常仔细地罗列了各个讨论环节的时间安排建议、教师总结反馈的时间，甚至安排了小组长，这些关教授都一一指出其中的问题，总结起来最根本的就是“以学生为中心”的理念仍未真正内化。如：

—案例表述：时间安排6小时

教授点评：整个case花6小时会长些，不过学生经验不足时，多花点时间是合理的，有经验的学生可能会“不耐烦”。

—案例表述：读病例10min；分析、提出问题40min……

教授点评：这些单独的项目所需的设计不必写出，免得形式化，应灵活处理，每组的能力及效率会不一样。

—案例表述：教师总结反馈50min

教授点评：Student-center的原则，不要靠老师给标准答案（也就是总结），最好由学生总结，由他们绘出“概念图concept map”，由细胞（K及Na等离子的浓度、转运及通道、pump等）至组织（肌肉、心脏，也是肌肉）及器官异常。

—案例表述：分配角色：组长、记录员、时间控制员，让每个角色知道自己的责任

教授点评：组长有必要吗？需要培训吗？若要，tutor与组长的职责必须清楚，以免误解或导致推卸责任。

以上都是教师指引中的问题，初写案例时对PBL的课程模式、理念的理解只是皮毛，教授的很多批改我们并不理解，甚至感觉难以接受。比如最后一点，组长角色的设立，在以往小组讨论中我们已经习惯了组长的存在，帮助tutor带动同学讨论的积极性等，效果很好。但我们忽略了，一个模块中1～2个案例讨论和PBL

课程不同，在 PBL 课程中，学生非常成熟，参与度高，同学之间、师生之间关系亲密，组长的角色其实是多余的。但这已经是案例完成后第 4 年的事情了，再回顾教授对案例的修改，我明显看到当时自己和很多同事对于**“以学生为中心”**的理念存在多大的偏差；但如果没有这 1 年课程的历练，这些偏差可能很难纠正。这应该也是教授一直要传授的 PBL 精神原因之一吧！

小结：好的教案审核专家，必须对 PBL 理念和课程运作流程有非常深厚的积累，对于临床医学、基础医学乃至课程设置也有一定基础，这样可以从“理念 - 学习目标 - 案例细节 - 可能出现的问题”等方面进行审核和修改。如果没有这样的专家，那么请不同专业的、具有一定 PBL 理念的老师参与，也可以避免个人思路上的局限和 PBL 认知上的偏差。这点会在另一部分（唐阿姨的难言之隐）内容中详述。

三、课前带教老师会议可以澄清案例仍存有的不足

贾小弟案例写完之后，很快就投入传统课程学习的使用。当时我们 PBL 小组老师的培训还没有正式启动，小组老师课前会议很不规范，就是简单交流下案例的学习要点。课后会议一般是在校车上完成，但也没有规范，老师们想到什么聊什么，也没有记录，当时觉得挺有收获的，但对案例的改善作用很微小，经常讨论完就忘记了。直到小组老师培训时，我们才体会到带教老师课前、课后会议对案例完善的重要性，并将这个形式一直保留下来。

记得 2015 年秋天，10 多位参加培训的老师同时参加了这个课前会议，关教授请作者介绍了案例，包括内容、关键学习目标、之前使用时学生出现的问题等。然后请老师们看看案例是否有需要改善的地方，本来认为几经修改和使用的案例问题应该不大，没想到参加会议的临床、基础老师一下子提出了很多中肯的意见，弥补了案例中的很多漏洞以及不合理的地方，让一旁做记录的我惭愧不已。**意见修改包括 3 方面：**

第一是关于临床情景方面：

—基础老师提出，“第一幕中，小孩家属对于抽血的反应会不会太强烈了？”临床医生认为，临床确实存在这样的场景，加上家长教育水平的问题，生过什么病，越紧张会讲得越多。

—临床医生指出，案例中的措辞如“不做检查”“偷偷地”这样的话不能用，临床上也不能这么说，这不符合伦理；可以改成“有可能是什么常见的病分析出来，这个病需要抽血才能做，如果定了其他的就可以不做”。

—案例的学习目标宜简化，沟通技能的目标建议放在第二幕，以免重复。

第二是案例和教师指引的细节：

—背景：学生需要最基本的化学、离子知识，可以增加在参考文献中，作为自学内容。

—第三幕的内容偏少，建议并在第二幕。

—最后一次讨论的总结具体要做什么？建议请学生总结对案例本身的意见、对PBL过程的意见，收集反馈意见。

—“完善的社区医疗”的学习目标对于2年级的医学生太大、要求太高了，建议改为“意识到中国社区建设的重要性”；或者在提示学生提出学习目标时对目标进行提升，改为“为中国社区建设提出建议”。

—对于低血钾性瘫痪，2年级的学生也可以将“该病的发病机制”作为学习目标，这对于该模块的学习是必要的。

—钾离子的转运机制，是什么类型的通道？通道的特性是什么？当讲到钾离子时，钾离子、钠离子、钙离子与肌肉瘫痪的关系是什么？神经递质释放，最重要的是钙离子，钾离子到钙离子和钠离子，解释3种离子与肌肉瘫痪的关系。

—建议加入概念图：包括瘫痪、肌肉细胞、收缩、钾离子、钙、神经传递、动作电位、钠钾钙的关系。

第三是学习目标方面：

—案例的目标：以临床的情景为基础。

—学习目标中的“阐述可以引起医患矛盾的原因”也可以放在population中。

—学生需要掌握的目标比较杂乱，如医患沟通的、钾钠钙的，需要突出想让他们学习的重点。

—知识问题：简洁，不能造成学生困扰，学习的东西应该多一点，学习查资料。

—行为问题：是重点，情景描述，瘫痪只是其中一个部分。案例最重要的是考虑学习目标，再设计案例；总之，知识、人群、行为3个层面都要考虑，关注一个或两个，有些案例可以设计为必须考虑伦理和行为。

根据课前会议的意见，案例又进行了一次细节的修改。此后，课前会议形成了一个传统，几乎每次课前会议我们都会根据学生情况、之前案例使用情况、专业老师意见进行细节的修改，这种精益求精的精神，也就是PBL精神之一吧。

小结：利用课前会议，请不同的老师从不同的角度阅读案例，往往能收集很多被作者乃至案例审核者忽略的问题，因此，这样的会议对于案例的完善是非常必要的。

四、带教老师和学生对案例的反馈非常重要

这次进行的案例同时在90人的本科生教学中使用，分个10个小组，结束后又

进行了带教老师的课后反馈会议。以下是两次课后反馈的细节：

第一次使用后小组老师的反馈：

去除多余的干扰因素，如咽红、血压和体温轻度异常；

如何引导学生思考 Population 和 Behavior 层面的问题？

如何形成思维导图？

学生表示很喜欢这个课程，希望课前可以先学习文献检索。

第二次使用后小组老师的反馈：

学生能够深入地讨论基础知识、形成思维导图；

去除无关因素后学生讨论的效率提高；

目标明确，学生在 Population 和 Behavior 层面上发散讨论的时间缩短，留了时间做“角色扮演”，加深了学生对沟通技巧的理解；

教师指引非常重要。

可以看到，反馈的部分细节问题是我们课前反复进行案例审核、讨论都无法完全排除的，没有学生的使用，以及小组老师带教后的反馈，无论是作者还是富于经验的审核者都无法完全想象使用者的感受。实际上，这个案例已经经过几次使用，反馈收集到的问题并不严重，后来大批量 PBL 案例使用过程中，我们经历过课前讨论“自我感觉良好”，学生使用后感受很差的案例，在课后会议讨论时我们才意识到问题何在；甚至同一个案例，在不同的年级、不同课程背景、不同带教老师下学生的感受和学习效果可能有很大的差异。作者需要根据所有这些因素进行案例内容、目标的调整。因此，每次课前会议作者的参加很重要，作者熟悉案例的灵魂，可以进行灵活的调整。

小结：没有使用体验、没有用户反馈的案例是不完善的，重视课前、课后会议，强调作者参加会议并根据实际情况及反馈进行案例的修改，是案例趋向成熟的必要条件。

五、没有完美的案例，只有不断趋向成熟的案例

至此，贾小弟的案例已经经过了 10 余次大的修改，小修版本已经无法记清了。贾小弟在我们学校也算“家喻户晓”，带教老师都非常熟悉并喜欢这个案例，算是一个比较理想的范例吧。但是，整理资料的时候，我仍然看出案例中许多还可以继续完善的细节，也可以想象如果给目前对于小组讨论驾轻就熟的学生使用的话，我们还应该进行什么样的大修。这样的想法并不会让我沮丧，实际上，在不断的修改中，我体会到的是 PBL 的精神——“终生学习，反思、改进，精益求精”。

六、案例情景

以下展示的是 2013 年秋季学期使用的 PBL 案例教师版：

贾小弟游泳后瘫痪了

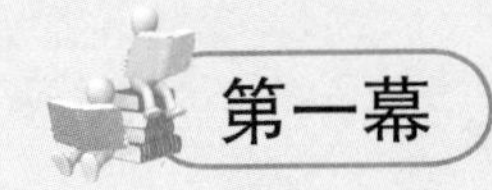

第一幕

周日下午6点半，儿科值班大夫、年轻的纪医生正在医生办公室吃饭，听到一阵惊慌失措的哭叫声："医生啊，快救救我的孩子！"纪医生丢下筷子，快速走出办公室，看到一个农民模样的人抱着一个小男孩从门口冲进来。"怎么了？"小孩的妈妈拉着纪医生的手："医生，求求你一定救救我的孩子！我家就这么一个孩子，无端地就瘫了，我……"妈妈泣不成声。纪医生安慰家属："先到治疗室，我们看看。"

男孩的妈妈断断续续地说："贾小弟今年10岁，下午2点多和邻居去河里游泳，玩了两个多钟头才上岸，回家直嚷嚷口渴，一口气喝光了一大瓶可乐，刚喝完喊着腿麻，随后就摔倒在地上，说他的脚没法动了，乡亲说这么重的病我们乡卫生院一定不会看，必须到大医院看才行，所以就马上送到汕大附二院。"纪医生暗想，这是今天那里送来的第5个患者了，其他4个都是常见病。

纪医生一边吩咐护士做"四测"并准备抽血查急诊生化和血常规，一边快速给孩子做了体格检查。体格检查：T 36.4℃，P 85次/分，R 25次/分，BP 130/75mmHg，神清，被动体位，呼吸平稳，无失语，双肺呼吸音清晰，心率85次/分，律齐，心音有力，未闻及额外心音及杂音，腹平软，无压痛反跳痛，四肢深浅感觉存在，四肢肌力0级，肌张力降低，腱反射消失，病理征未引出。医生有了一个初步的判断。遂问贾小弟的妈妈："家里还有人有这样的病吗？"妈妈口气不善："我们全家都壮着呢！从来不生病！"纪医生又问："孩子以前生过什么病吗？手脚有什么不舒服的吗？什么时候会出现这样手脚无力的现象？"妈妈没等医生说完就说："你这医生怎么这么说话呢！我们家就这么个男孩子，从来没病过！"

这边贾小弟见护士拿着针过来，顿时吓得直哭。家属一下子围了过来，七嘴八舌地阻止护士操作，理由是孩子这么小，还刚刚大病，为什么一来就要抽血，不是来看病的吗，还没看就开始抽血！纪医生和护士怎么劝都不合作。纪医生想了想，先开了心电图的检查单要家属去交钱。家属不干了："医生啊，我们是脚痛，你怎么开了这么多无关的检查，什么又是抽血又是心电图的，孩子这么小怎么耐得了！"一边还有家属嘀咕着："这医生一定是这个月奖金少了，拼命开检查赚钱呢，要不就是嫌我们没给红包！"

纪医生越解释家属越激动，没有办法只能红着眼圈打电话找二线的言主任。

学习要点：

下肢麻木发展至瘫痪的原因

社区医疗的建设

急诊生化，血常规

可能导致肌力、肌张力下降、腱反射消失的原因

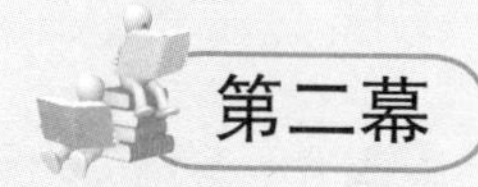

第二幕

言主任匆匆赶来，一进治疗室，纪医生委屈地简单说明情况。言主任没说什么，只走过去观察孩子膝盖摔破的伤口，轻轻地帮孩子把伤口包了起来，关切地问孩子痛不痛、刚刚摔倒时哭了没有，孩子很自豪地说："我没哭！我脚麻从来都不哭！"言主任掏出一颗牛奶糖："真是一个男子汉！这是伯伯奖励你的！来，你告诉伯伯，你的脚经常麻吗？麻了摔痛了真的从来不哭吗？"孩子抹了一把眼泪，说："我上次去河里抓鱼的时候脚麻后摔得比今天还厉害呢，我都没哭。那次姐姐还奖励了我一个大橘子，姐姐说脚麻吃橘子就好了。"言主任看了纪医生一眼，微微一笑："是你亲姐姐吗？姐姐这么厉害啊！"妈妈在旁边说："教授啊，你一定要救救我儿子。我生了 6 个女孩才盼来这个男的，他要有什么事我就活不下去了！"言主任这才转过去和妈妈说："你的心情我很理解！我家孩子小时候也怕抽血，更怕做检查，来，让我们一起看看有什么可以少做一点。"言主任随后和家属解释，按医院的规定，入院的患者有一些常规的检查是一定要做的，比如血常规、尿常规等，言主任拍拍孩子父亲的肩膀说："孩子他爸，我们挑那些能明确诊断病因的检查先做，其他的明天补上也行。比如这抽血，我们只抽 2ml 查孩子的血里面的钾和钙，因为现在怀疑是低钾导致的瘫痪，如果钾太低，会影响心脏跳动，那样对孩子很危险的！"

在言主任的劝说下，患者家属的情绪逐渐平息下来。当言主任问及家中是否有其他孩子、是否难带、是否经常喊手脚酸痛时，家属面带愧色地和言主任说，家里还有 6 个女孩，其中有一个从 11 岁开始也经常喊脚麻，因为是女孩也没怎么去管她们，她自己吃点东西对付下就过去了，也没大碍。

急查血生化显示：K^+ 1.4mmol/L。心电图也显示低血钾的相应表现。言主任和纪医生根据症状、体征、病史和实验室检查结果，诊断为低钾型周期性瘫痪，让贾小弟顿服了 10% 氯化钾 20ml。贾小弟喝了一口就吐了出来，说太难喝了，哄了好久才喝完，并且说什么也不肯再喝了。他的爸妈也束手无策。纪医生建议家属榨大量的橙汁给贾小弟慢慢喝。

学习要点：

取得患者信任的医疗行为和语言

橘子为什么可以缓解患儿的症状？

低钾对肌肉、心脏的影响

重男轻女的现象与医疗的关系

低钾型周期性瘫痪的发病特点、治疗方法

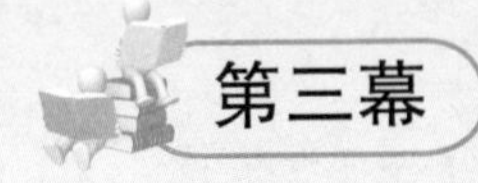

第三幕

第二天上午8点查房时，贾小弟已经能自己上卫生间，蹦蹦跳跳地吵着要回家了。他妈妈高兴地直夸言主任是神医！言主任告诉家属，这是一种遗传性疾病，家中那个女孩很可能也是同样的病，如果可能，下次发作时及时带过来看看，免得孩子太难受，而且发作起来可能影响心脏正常工作，很危险。同时，言主任建议家属不要让孩子太劳累，或者玩得太疯，不要一下子吃得太饱，甜食、甜的水果、饮料都不能多吃喝，也不能吃得太咸，这些都可能引起这个病发作。万一发作了不要紧张，马上给他喝几口药水(10%氯化钾)，再送到医院来，"这个病啊，等你孩子20几岁后慢慢就好了。"

患者出院后，言主任和小纪医生总结了这个患者的情况，纪医生惭愧地承认："原来除了会看病，会说话也一样重要，这医生要不会说话连病都看不下去的！我要好好和师傅学习人际沟通这一课了！"

学习要点：

防治低钾型周期性瘫痪发作的方法和原理

教师指引

1. 病例介绍

本病是低血钾型周期性瘫痪，为常染色体显性遗传性疾病，在同一家族中数代均可有患者，中国散发多见。本病男性多于女性。患者常因运动、高糖和高钠饮食而诱发。

2. 学习目标

Population 层面：

重男轻女的现象

社区医疗建设的重要性

Behavioral 层面：

导致医患沟通失败、医患关系紧张的原因

取得患者信任的医疗行为和语言

Life science 层面：

低钾型周期性瘫痪的发病特点、防治发作和治疗的对策（知道大原则即可）

低钾对肌肉和心脏的影响（着重于生理钾离子通道的知识点）

3. 学习要点

第一幕：

- 下肢麻木发展至瘫痪的原因
- 社区医疗的建设
- 急诊生化、血常规
- 可能导致肌力下降、肌张力下降、腱反射消失的原因

第二幕：

- 取得患者信任的医疗行为和语言
- 橘子为什么可以缓解患儿的症状
- 低钾对肌肉、心脏的影响
- 重男轻女的现象与医疗的关系
- HOPP 的发病特点、治疗方法

第三幕

- 防治 HOPP 发作的方法和原理

4. 时间安排

第一阶段：2h

总结和反馈 15 ~ 20min

第二阶段：2h

讨论第一幕问题 50min

病案情景 2　35min；总结和反馈 15min

第三阶段：2h

讨论第二幕问题 55min

病案情景 3　25min；总结和反馈 20min

参考资料：

1．Fontaine B. Periodic paralysis. Adv Genet，2008，63：3.

2．Elbaz A，Vale-Santos J，Jurkat-Rott K，et al. Hypokalemic periodic paralysis and the dihydropyridine receptor（CACNL1A3）：genotype/phenotype correlations for two predominant mutations and evidence for the absence of a founder effect in 16 caucasian families. Am J Hum Genet，1995，56：374.

3．Miller TM，Dias da Silva MR，Miller HA，et al. Correlating phenotype and genotype in the periodic paralyses. Neurology，2004，63：1647.

4．Venance SL，Cannon SC，Fialho D，et al. The primary periodic paralyses：diagnosis，pathogenesis and treatment. Brain，2006，129：8.

5．Ptácek LJ，Tawil R，Griggs RC，et al. Dihydropyridine receptor mutations cause hypokalemic periodic paralysis. Cell，1994，77：863.

6．Wang Q，Liu M，Xu C，et al. Novel CACNA1S mutation causes autosomal dominant hypokalemic periodic paralysis in a Chinese family. J Mol Med（Berl），2005，83：203.

7．参考网站：

http：//www.uptodate.com/contents/hypokalemic-periodic-paralysis?detectedLanguage=en&source=search_result&translation=hypokalemic+periodic+paralysis&search=hypokalemic+periodic+paralysis&selectedTitle=2 ~ 17&provider=noProvider

案例2 唐阿姨的难言之隐

林常敏

前言

本案例缘于基础学习模块中“糖代谢”的概念，与此最相关的临床疾病莫过于糖尿病。该病在临床上属于常见病，若直接由“三高一低”的症状入手，学生难免觉得缺乏挑战，故设计了由该病多发年龄、女性在妇科常见的症状“50岁女性、外阴瘙痒”作为切入点。

> 案例摘要：唐阿姨，50岁，寡居。因“外阴瘙痒、尿频、体重下降1个月”到妇科门诊就诊。门诊医生未充分尊重患者隐私和感受，未进行有效的病情说明，造成了冲突。后来转诊专科，而得知患上糖尿病。

一、案例与课程的关系

首先介绍我们的课程和模块。汕头大学医学院采用基于器官系统的整合课程，2年级学生将学习基础学习模块，包括细胞生物学、生物化学和分子生物学、遗传学、人体生理正常调节等医学基础课程。作为这个模块的负责人，我对模块的内容非常熟悉。在选择案例主题时，最先考虑的就是以“糖尿病”这个常见病切入“糖代谢”的学习内容。糖尿病是普通人都比较熟悉的疾病，对于低年级的学生，容易引起他们的学习兴趣，他们会渴望探寻这些常见病深层的机制，带来学习的成就感。这点对于低年级的学生非常重要，学生对于常见病的兴趣和讨论时思维的扩展都优于罕见病，更容易激发学习兴趣。

下图显示的是模块中与糖尿病相关的知识点，可以看到，这是一个非常理想的切入点。首先，这个选题将基础学习模块几大块的内容都逻辑性地串了起来。

包括细胞生物学、形态学、生理学、代谢性乃至基因调节、遗传病，学生可以通过这样的案例理解模块不同学科内在的联系，帮助他们建立知识点的应用和连接，也可以帮助学生举一反三地学习其他类似的案例，如水通道蛋白相关疾病、脂代谢等。

另外，对于基础学习模块的案例讨论，带教老师最大的挑战就是如何避免学生过度关注临床议题。本案例医学知识方面重点的概念是“糖代谢、血糖调节机制、糖的跨膜转运”，与这些内容相关的还有“脂代谢、能量代谢、酶学、胰的结构、胰岛素的功能、肾小管生理、受体、细胞膜结构、糖尿病的遗传因素、致病基因

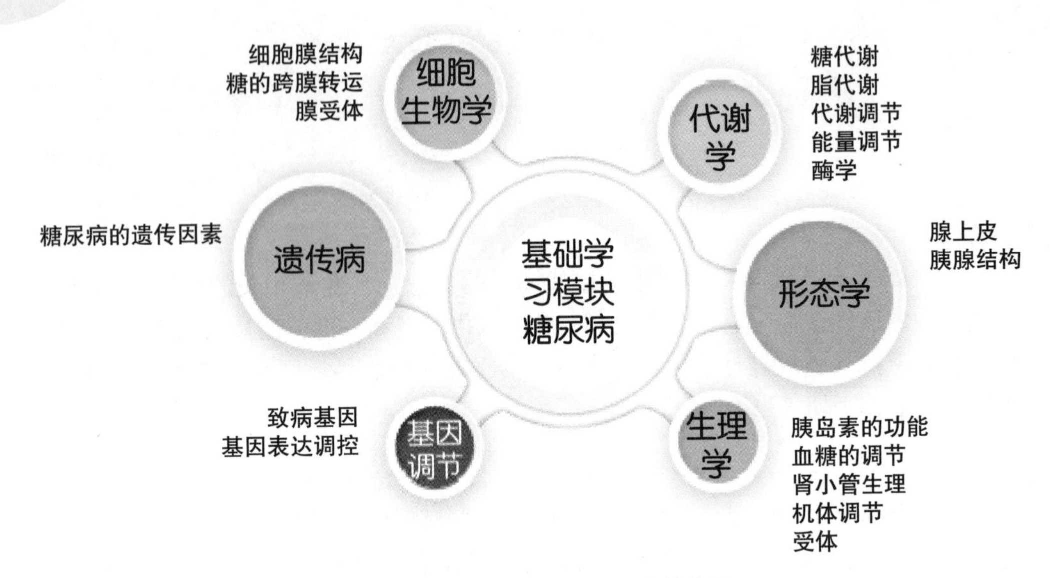

基础学习模块核心概念与糖尿病的交叉

和基因表达调控、糖尿病的急性并发症、酮症酸中毒的机制”，进而关注基因、细胞层面的发病机制。这些重点概念之间联系非常密切、环环相扣，学生要探讨糖尿病，必然涉及血糖，继而是糖的细胞膜转运，后面的议题就自然而然地产生了，这样不着痕迹地引导学生学习医学基础，是非常理想的。

职业素养方面的设计，灵感来源于2016年，某学校“七转八”考试中，一考官感叹“没有一个学生询问患者查妇科是否需要家人陪同检查，只有一个男生注意到异性医生检查需要女性护士陪同在场；大部分人都只顾自己查，很少去care患者有无不适”，由此设计了关于患者隐私和感受的相关场景。

小结：

1．事先准备模块或学科的学习目标、重点概念，将它们有逻辑性地进行排列组合，依据这些信息寻找合适的案例。

2．为低年级的学生选择常见病、常见话题有利于学生讨论的展开。

3．PBL案例的讨论目标应该是教学生学习、思维的方法，而不是覆盖所有的学习目标，案例组织者应该清晰地认识模块内容的学习特点，“授之以渔”，而非“授之以鱼”。

二、确定P、B、L各层面的学习目标

进行案例内容的设计时，“population”“behavior”“life science”（以下简称P、B、L）三个层面是同时进行的。如上所述，在选择了一个临床常见的妇科症状切

入时，我们已经为后面的人文相关“behavior”的学习议题埋下重要的伏笔。

> 薛阿姨，50岁，育有一女，女儿在外地读大学。薛阿姨近1个月出现外阴瘙痒、尿频，羞于启齿，常坐立不安，体重下降了10多斤。不得已到妇科门诊，排队近4小时，接诊医生草草询问后，随手拉上布帘，让薛阿姨脱裤子躺到妇科检查台上。冰冷的器械和不安全的环境让薛阿姨全身微微颤抖，医生皱了皱眉头说“腿张大点！”薛阿姨愈发羞愧。

案例没有直接切入糖尿病的主题，是因为学生进入基础学习模块时已经进行过1学期PBL案例讨论的训练，他们对于这种“迂回”的、具有挑战性的案例会更有兴趣。同时，学生也表示比较抗拒非常明显的“人文”议题，所以在这个案例中，在人文方面充分展示现实的情况，尽量避免引导性的语言，激发学生讨论“P、B”的议题是一个新的挑战。另外，“P、B”的议题不像“L”的议题，很难严格地按“模块”或“学科”的概念有机地安排，更多的时候，这样的议题是随着案例的展开自然地与整合知识成一体的；同时，“P和B”的议题无处不在，如本案例的“尊重患者隐私，患者就医心理”在日常临床工作中随处可见，只是安排在这个案例中更自然、生动。案例的主角薛阿姨的姓“薛”谐音“雪”，隐喻了患者内心的高洁，为下面妇科检查过程她“过激”的感受埋下伏笔。“薛”又与代谢的“谢”音相近，所以早期的案例主角就以“薛阿姨”称呼。

如上的描述中，笔者以自身的经历细腻地描述了患者的心理，给学生呈现了临床常见的场景。紧接着剧情被一个小插曲推向高潮：

> 这时门外响起“外卖来啦！”的声音，随后布帘缝探进一个男子的脑袋，医生虽立马阻止了男子的进入，但薛阿姨已吓得眼圈泛红。

这个场景借助了当时刚刚在新闻推送的一个真实例子，加深了医患之间的冲突。在PBL写作中，素材的积累非常重要，这需要作者培养对素材的敏感性，并养成随时记录的习惯。

> 医生说妇检一切正常，未多解释，又开了单让薛阿姨明天空腹查血糖和尿常规。薛阿姨的情绪终于失控：“等了4小时，你只问了两句，然后都是交费检查，查妇科也就罢了，明天再查血糖又是干什么！而且这么隐私的检查，你们连个布帘都不拉紧，患者也是人啊！”

“患者也是人”成为本案例人文方面的点题之笔，形成两个重要的“P、B”议题：

1．妇科疾病患者的心理是什么？如何消除这种心理，让患者及时就医？

2．为什么薛阿姨在妇科检查时感到“不安全”？行妇科检查时需要注意什么？如何保护患者的隐私？

第一幕结束，而整个“糖尿病”的主题仍隐藏在其中，学生需要教师的引导思考“为什么要检查血糖和尿常规”，这个时候，学生会关注这两个检查有什么意义、为什么要做，开始被引入本案例知识方面的主要学习目标。整理上述案例中出现的与本模块知识“L”方面相关的重要概念，可以形成以下几个重要概念：

1．50岁女性外阴瘙痒的常见原因是什么？

2．体重下降最常见的原因是什么？

3．尿频最常见的原因是什么？

4．血糖检查的意义是什么？血糖异常最常见的原因是什么？

5．尿常规检查包括什么项目？意义是什么？

如此可以不着痕迹地将学生引入“糖尿病”的学习中。在第二幕中，笔者以更多的笔墨引入基础学习模块、糖尿病相关基础知识的学习引导中：

> 薛阿姨空腹血糖11.5mmol/L，尿糖++++，转诊内分泌科言医生。经过一系列检查，诊断为“2型糖尿病”。言医生耐心地给患者解释了外阴瘙痒、体重减轻的原因，以及糖尿病患者的饮食要求。因薛阿姨素喜甜食，疏于运动，开始2周血糖控制始终不理想，言医生反复询问患者的生活习惯后，为薛阿姨制订了接近她生活习惯的饮食和运动方案，同时进行了胰岛素冲击疗法。严格遵医嘱1个月后，薛阿姨空腹血糖恢复正常，瘙痒等症状消失。

在第一幕学生充分头脑风暴、就重点概念进行思考和讨论后，剧情接着直接点题，引导学生进入“糖尿病”的学习中，同时再次引入糖尿病患者的常见“行为”，让学生关注患者行为，同时也对比两个医生不同的态度，再次引出“B”的学习议题。

> 半年后，薛阿姨又在中午时分找到了言医生，言医生当天已接诊了50多个患者，疲惫不堪。言医生隐约闻到薛阿姨讲话时口中带有苹果酒酸味，怀疑她可能有酮症酸中毒。再询问，近2个月薛阿姨因血糖控制稳定、无自觉不适就自行停药了，而且也没有再遵从医生立下的生活习惯的饮食和运动方案。1周前外感风寒，拖到今天突然出现呕吐、浑身无力，这才想起找言医生。言医生对于这类患者已习以为常，边老生常谈，边在心里叹了一声“要是有个团队帮忙随访和进行患者健康宣教，或有家

人协助，患者也不会这么遭罪了”。

事实上，常见病、多发病都伴随着大量的“P 和 B”的议题，如案例中糖尿病患者的行为在临床上屡见不鲜，在剧中又充分暴露了“医疗体制、患者依从性”等带来的诸多社会问题，在传统的学习中，学生可能从“糖尿病”中学习到各种医学基础、临床知识，但从 PBL 讨论中，他们可以看到关注糖尿病并发症发生的根源，包括制度、社会、患者行为等。在剧末学生可以从疾病预防、疾病发展的角度对糖尿病有更深刻的认识。

在第二幕中，又形成了几个重要的“P 和 B”的议题：

1．对慢性病患者用药依从性的认知，知道医生的角色。

2．2 型糖尿病患者健康饮食、运动疗法的原则是什么？

3．糖尿病失控会有什么严重后果？

4．为什么一些糖尿病患者的病情会严重到要截肢？

5．对 2 型糖尿病患者如何进行有效的健康宣教？

其实，从案例中，我们还可以引导学生思考：

1．中国已成世界最大的糖尿病国，有什么办法可以预防或延缓该疾病的发生？

2．糖尿病患者后期的并发症是影响患者生活质量和消耗医疗资源最大的影响因素，如何延缓及阻止并发症的发生？

3．大医院的医务人员超负荷工作对社会医疗有什么负面影响？

4．患者为什么在妇科检查室“情绪失控”？如何处理？

5．为什么医生建议的饮食、运动方案在一开始患者始终无法严格执行，导致血糖控制不理想？

6．患者在治疗半年后自行停药，导致急性并发症的出现，原因是什么？如何能避免这种情况发生？

7．为什么中国的女性对妇科等疾病“讳疾忌医”？如何消除患者的这种偏见？

这些议题从案例中都可以自然而然地产生，需要引导学生思考深层次的原因，避免对“P、B”的议题视而不见，否则就失去了 PBL 学习和讨论的意义。

在 L 方面的重点概念在第二幕非常突出，包括胰岛素作用机制、酮体的产生和代谢等。但要避免学生和老师只见知识、不见人文的情况。

小结：这个基于模块内容的案例，在知识方面涵盖了细胞生物学、生物化学、生理学、人体结构、形态学、遗传学、化学、药理学、病理生理学、内科学、行为医学、伦理学等议题，其中约 55% 的内容属于基础学习模块，其他学科和人文方面的议题约占 45%，属于比较理想的分布，而且人文方面的议题展开自然，从行为、制度、心理等方面进行展示，可以帮助学生深入思考。

三、PBL 质量的把关——审核讨论后发觉的问题及改善

我院的案例审核小组包括资深教育顾问关超然教授，主动学习班核心小组成员，各相关基础、临床专业受过 PBL 培训的老师。本案例完成后首先交给关超然教授审核。关教授对于 PBL 案例撰写和审核的造诣很深，他经常会一针见血地指出案例的问题，提出有建设性的修改意见。对于这个案例，他的总体评价很高，仅补充了 1 条非常有意思的人文线索、1 个生化知识的学习线索以及 1 条群体方面的学习线索（下框中下划线部分是关教授补充的）。

案例情景

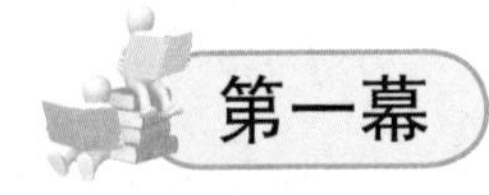

第一幕

薛阿姨，50 岁，夫早逝，育有一女，其在外地读大学。近 1 个月出现外阴瘙痒、尿频，羞于启齿，常坐立不安，体重下降了 10 多斤。不得已到妇科门诊，排队近 4 小时，接诊医生草草询问后，随手拉上布帘，让薛阿姨脱裤子躺到妇科检查台上。冰冷的器械和不安全的环境让薛阿姨全身微微颤抖，医生皱了皱眉头说“腿张大点！”薛阿姨愈发羞愧。这时门外响起“外卖来了！”的声音，随后布帘缝探进一个男子的脑袋，医生虽立马阻止了男子的进入，但薛阿姨已吓得眼圈泛红。医生说妇检一切正常，未多解释，又开了单让薛阿姨明天空腹查血糖和尿常规。薛阿姨的情绪终于失控：“等了 4 小时，你只问了两句，然后都是交费检查，查妇科也就罢了，明天再查血糖又是干什么！而且这么隐私的检查，你们连个布帘都不拉紧，患者也是人啊！”

第二幕

薛阿姨空腹血糖 11.5mmol/L，尿糖 ++，转诊内分泌科言医生。经过一系列检查，诊断为“2 型糖尿病”。言医生耐心地给患者解释了外阴瘙痒、体重减轻的原因，以及糖尿病患者的饮食、运动注意事项。因薛阿姨素喜甜食，疏于运动，开始 2 周血糖控制始

第二幕

终不理想，言医生反复询问患者的生活习惯后，为薛阿姨制订了接近她生活习惯的饮食和运动方案，同时进行了胰岛素冲击疗法。严格遵医嘱 1 个月后，薛阿姨空腹血糖恢复正常，瘙痒等症状消失。半年后，薛阿姨又在中午时分找到了言医生，言医生当天已接诊了 50 多个患者，疲惫不堪。言医生隐约闻到薛阿姨讲话时口中带有苹果酒酸味，怀疑她可能有酮症酸中毒。再询问，近 2 个月薛阿姨因血糖控制稳定、无自觉不适就自行停药了，而且也没有再遵从医生立下的生活习惯的饮食和运动方案。1 周前外感风寒，拖到今天突然出现呕吐、浑身无力，这才想起找言医生。言医生对于这类患者已习以为常，边老生常谈，边在心里叹了一声“要是有个团队帮忙随访和进行患者的健康宣教，或有家人协助，患者也不会这么遭罪了”。言医生告诉薛阿姨，这个星期刚有两位糖尿病严重失控的病患因为下肢组织严重坏死分别截除了脚趾及脚掌，以后他们一生都要依靠拐杖行动。因此要薛阿姨对服药及饮食一定要能自律。

在关教授进行案例审核的时候，我们主动学习班的课程设计仍在准备当中。2 个月后，学校专门组织了一个包括 10 名临床医生和 10 余名人体结构、基础学习模块基础教师组成的案例撰写小组，集中 2 天进行案例撰写工作（见第十三章），这个案例又一次被提到团队中，由临床医生、基础学习模块生化专业的老师进行审核。

审核的结果如下：

1. 临床医生提出，第一幕中“外卖来了”的情节属于负面的医务人员形象，建议删除或改成正面的，为低年级医学生提供好的榜样，避免太多负面的信息。

2. 生化老师提出，第二幕“苹果酒酸味”部分可以加入更多的临床线索，让学生学习“酮体代谢”，因为这是细胞代谢在缺血糖的情况下产生能量重要的知识点。

最终定稿的案例：学生及老师对此案例的反馈及建议

半年后，主动学习班终于开始了第一个模块——人体结构模块的学习，这个模块主要包括解剖学和组织学的专业内容。进行案例安排的时候，因为已经撰写完成的案例数量非常有限，我提议把这个“糖尿病”的案例放在“消化腺”中使用，理由很简单——“糖尿病”与胰腺密切相关。对于这个新的课程模式，我们都缺乏案例摆放逻辑顺序的经验，以及课程内容审核的管理经验，我的提议并未收到异议。但很快，我就意识到这个做法是非常愚蠢的。

课程第 5 周末，我照例约两位带教老师召开课前会议，这两位老师都有丰富的 PBL 带教经验，且在这个课程中已经带教了 3 个案例，对这批学生的学习状况非常熟悉。在由作者介绍了案例内容、主要学习目标后，一位老师提出“这个模块主要学习的内容是解剖学、组织学，而案例涉及的更多的是生物化学的学习内容，是否合适？且根据前面学生案例讨论的情况，他们很可能无法被引导出这些主要的生化学习目标”[①]。此外，在第一模块，学生还没有很习惯 PBL 的流程及建立自主学习的习惯，就面对了一连串的 PBL 案例（每周讨论一个案例）。他们还不懂得有效地设立目标及运用时间。面对第一版案例可能会有一点吃力，所以简化缩小第一版的内容，让学生有多一点的时间调适对 PBL 学习的方法，也是可以接受的。

在课程安排时，我们犯了一个很基本的错误：忽略了学生学习的背景及他们需要的课程环境，想当然地将逻辑上与课程前后学习内容缺乏关联的案例罗列进来。于是我们三人决定重新为学生量身定制案例，并报告了课程总负责人。

1 年后，这批学生真正进入基础学习模块，学习完糖代谢的理论课后，学生完全没有机会做 PBL 的热身，不宜一下子给予过多的“L”层面的生命学议题，建议删除“酮症酸中毒、酮体代谢”的内容，使案例主题更突出（修改后的案例和学习目标附后）。为配合“糖代谢”这个学习内容，我将案例主角改为“唐阿姨”，“唐”与“糖”谐音，希望学生可以对案例有更深刻的印象。同时，在课前会议时，一位内分泌科医生提出，类似患者就诊时经常会提到一家子同时患病的问题，建议增加一句“怎么一家子都是糖尿病”的情景，以突出基因遗传方面的学习议题[②]。

第一幕

唐阿姨，50 岁，夫早逝。近 1 个月出现外阴瘙痒、尿频，羞于启齿，常坐立不安，体重下降了 10 多斤。不得已到妇科门诊，排队近 3 个小时，就诊的时候方发现坐诊的是一男性医生，进退两难，队伍后面的患者不耐烦地催促，只得硬着头皮就诊。医生草草询问后，随手半拉上布帘，让唐阿姨脱裤子躺到妇科检查台上，不安全的环境使得她全身微微颤抖。医生皱了皱眉头说“腿张大点！”随即冰冷的器械骤然进入体内。唐阿姨忍着钝痛，听着门帘外熙熙攘攘的人声，偷偷抹去了眼角的泪水。

---

①编者按：但是，这位老师的质疑是没有必要的，其实反而显示出他 / 她对 PBL 尚未充分了解；我们不应把模块变成两三个学科的组合体，如解剖学与组织学，而需要以整合课程的心态去利用模块中的学科的整合，让学生学习整合思维；再者，糖尿病里的糖代谢必须要让学生学习生化中的代谢机制。这是改良后的案例最大的弱点。

②编者按：以下修改过的案例，并没有“一家子”的情境描述。因此，期待学生学习的目标并没有反映在情境的描述里，从头到尾的情景都是唐阿姨一个人；而且，这句话也凸显不出遗传的议题，因为就算有一家子的糖尿病，也可能仅是反映一家人在同样的饮食环境下生活而已。这类直线型的思考似乎太粗糙单纯了。

第二幕

唐阿姨空腹血糖 11.5mmol/L，尿糖 ++，转诊内分泌科言医生。言医生从患者的病史、症状和检查结果初步考虑“2 型糖尿病”。唐阿姨说：“怎么一家子都是糖尿病？！”言医生耐心地给患者解释了外阴瘙痒、体重减轻、血糖及尿糖升高的原因，以及糖尿病患者的饮食、运动注意事项。因唐阿姨素喜甜食，疏于运动，开始 2 周血糖控制始终不理想，言医生反复询问患者的生活习惯后，为唐阿姨制订了接近她生活习惯的饮食和运动方案，同时进行了胰岛素基础疗法。严格遵医嘱 1 个月后，唐阿姨空腹血糖恢复正常，瘙痒等症状消失。

最终案例学习议题：

1. 社区群体

1.1 医院的医务人员超负荷工作对社会医疗有什么负面影响？

1.2 2 型糖尿病的发病风险因子有哪些？

1.3 糖尿病患者后期的并发症是影响患者生活质量和消耗医疗资源最大的影响因素，如何延缓及阻止并发症的发生？

1.4 中国已成世界最大的糖尿病国，有什么办法可以预防或延缓该疾病的发生？

2. 行为伦理

2.1 为什么中国的女性对妇科等疾病“讳疾忌医”？如何消除患者的这种偏见？

2.2 男妇科医生面临的尴尬、患者的选择“偏见”，以及妇科检查时的注意事项。

2.3 患者为什么在妇科检查室“情绪失控”？如何处理？

2.4 为什么医生建议的饮食、运动方案在一开始患者始终无法严格执行，导致血糖控制不理想？

3. 生命科学

3.1 外阴瘙痒感与糖尿病的关系。

3.2 糖的结构、糖代谢的过程；糖在能量代谢中的调节角色。

3.3 尿糖的生理机制，与血糖之间的关系。

3.4 从血糖的代谢和代谢调节、细胞膜物质转运、膜受体的作用方式等解释糖尿病各症状和疾病发展的分子机制。

3.5 血糖在维持生命稳定中的作用，血糖调节的机制与胰岛素的生理功能。

3.6 尿常规检查包括什么项目？意义是什么？

使用后，带教老师和同学又提出以下几个意见：

1．第二幕中血糖和尿糖的结果不相对应（尿糖 ++ 与血糖 11.5mmol/L 不相对应）。

2．第二幕中患者血糖水平为 11.5mmol/L，此时就给予胰岛素基础疗法不符合临床诊疗常规。

3．妇科检查仅有体检，没有相应实验室检查结果。（没有必要，重点不是在妇科问题）

4．在人文、行为方面，能呈现事实，但难形成议题。

根据这些意见，我们又进行案例的完善；同时我们也相信，没有完美的案例，只有不断地根据学生学习需求进行修改、无限趋向完美的案例。笔者认为，这也是 PBL 的理念和精神——“以学生为中心、精益求精”。

小结：即使撰写者能够根据课程目标设计案例，案例的使用依然需要建立在“良好的课程总体设计、有序的课程审核管理、基于内容逻辑进行案例排列”的基础上，否则精心设计的案例也可能无法帮助学生学习，从而无法达到案例设计的目的。这是个非常深刻的教训。

案例 3 添财阿伯的叹息

辛幸珍

前言

PBL 需要有良好的案例来引爆学生学习，案例设计不但需要激起学习动机，还必须与课程统整，因此案例之宏观标靶与特属目的皆要符合教学目标。案例本体上，必须有一精心设计的剧幕故事，让所有与学习目标相关的议题能融入这个故事的情境中，精简而丰富的叙述，字里行间透漏着重要讯息，才能引导学生进入议题之主轴。而在这样的学习情境创设里，更须事先设想，如何依学习对象之背景特质，营造出有利于学生建构意义的学习情境。因此，还必须准备引导教师指引，让参与小组讨论的引导老师遵照设计进行。

这样一份完美的案例着实得来不易，教师（案例写作者）在设计案例过程中，若只凭一己之想象来完成，必然有所缺失。通过阶段性的自我检视，寻求多元的外部观点与反馈，才能确定案例对学习者的学习达成既定之效果。以下就以一最普遍之糖尿病照护之案例来说明其来自案例审查者、执行者（引导老师）及使用者（学生）之反馈，并特别呈现先前审查反馈后案例修改的成效。

针对糖尿病照护的案例

此案例**“添财阿伯的叹息”**为台湾“中国医药大学”成人护理学习中之案例，选择这个主题主要是因随着人口结构、饮食及生活型态的改变，糖尿病已成为台湾地区老年人盛行的慢性疾病（所谓三高；高血压、高血脂及高血糖）。此种复杂的慢性代谢性疾病，若没有及早发现、及早治疗，将引起全身大、小血管及神经等病变，而产生脑血管疾病、冠状动脉心脏病、肾病、视网膜病变、足部溃伤等并发症，影响个人及家庭生活质量，并造成全民健康医疗保险庞大的支出。

尤其是老年糖尿病患者，疾病除可威胁其健康外，也可影响其生活质量或独立生活的能力。因此，疾病之照护必须采用整体性观点（包括长期生活型态的改善，饮食、运动及药物三足鼎立调配控制），同时此种常见、慢性、长期及复杂之健康困扰亦最适合学生以自我探讨方式，配合临床实务经验，多方收集数据、互动学习以建构长期照护之模式。

案例审查后之反馈

本案例初稿完成后，历经教学小组内教师多次讨论，集思广益修改完成后，已能显见符合 PBL 案例之功能。在整体设计与写作的质与量皆达水平后，正式提交案例审查，由三位专家，即熟知 PBL 精神与运作者、熟知内容之领域者（本案为临床专家）及有丰富案例写作经验者共同审查后，再度修改完善后获通过使用。在此将案例送交审查前版本，与审查后修改完成后真正使用之版本附上，让读者对照阅读，以了解其来自案例审查之反馈。

修改前完整案例：

学生应具备的背景

此课程为护理系学生必修之专业科目，学生已经修毕解剖学、生理学、病理学、营养学等科目，以及基本护理学和实习、身体检查与评估和实习等，使用本教案之学生须融合以上各科知识。

教学目标

1．学生能了解糖尿病的诊断、分类。

2．学生能了解糖尿病控制的五项元素（药物、运动、营养、血糖监测、卫生宣教）。

3．学生能了解糖尿病的急性和慢性并发症及护理。

案例简介

本教案叙述一位老年糖尿病患者，因缺乏相关知识造成糖尿病并发症而住院接受治疗之过程。

课堂安排

本教案包括三场剧幕。

第一次讨论课程：第一幕至第三幕，90 ~ 100 分钟

利用二堂课的时间脑力激荡，请同学讨论出学习重点。

第二次讨论课程：90 ~ 100 分钟

请同学带着上课前依据学习重点所搜寻之资料，进入正式讨论。

第一幕

65 岁的农夫添财伯，子女都成家立业，在都市上班。儿子常劝添财伯夫妇搬到都市同住，但是添财伯总是说住在乡下比较习惯，而且祖先留下来的田地总不能让它荒废了，因此和添财伯母二人在乡下老家过着悠闲的生活。

今天早晨身高 160cm、体重 80kg 的添财伯，因为昏倒、意识不清，由财伯母及邻居送来急诊室。添财伯母又紧张又难过地说："10 年前他变得吃很多，而且小便也明显很多，我儿子带他去看医生，医生说是糖尿病，开了降血糖的药给他吃，也建议他要运动，只是下田工作已经很累了，怎么还需要运动？" 添财伯母接着又说："糖尿病都治不好，我小姑因为血糖高到 600 多昏迷也曾经住院，而且眼睛也不太好，我就常常提醒他要记得吃药，血糖控制好才不会那样，早上他吃了药啊！怎么还会昏迷？"

关键词：

昏迷、糖尿病、药物控制

学习重点（learning issues）**：**

1．何谓糖尿病？

2．糖尿病的症状有哪些？有哪些急性并发症？

3．口服降血糖药物包括哪些种类？

提示问题（guiding questions）**：**

1．糖尿病的分类、诊断为何？

2．糖尿病的危险因子为何？与年龄的关系是什么？与遗传的关系是什么？

3．糖尿病的急性并发症有哪些？如何预防？如何处理？

4．糖尿病患者如何运动？如何评估？

第二幕

检查后发现添财阿伯血糖值为 40mg/dl，HbA1c 10%；CBC：RBC $5x10^6/mm^3$，WBC $15000/mm^3$，Hb 15g/dl。经静脉注射高浓度葡萄糖后意识转为清醒。添财伯母显得比较安心了，却无奈地说："家里只有两个老的，都不识字。孩子买了检查血糖的机器在家里，用起来太麻烦啦！偶尔会用一下，有时候就验验小便比较快，两种检查应该一样有效吧？他有糖尿病，又太胖，我常常也不知道要煮什么给他吃。昨天晚上他有点发烧，胃口不太好，我们就吃稀饭，今天早上他说不想吃饭，降血糖的药吃一吃就好了，我想说中午早点吃饭，可是为什么他昏倒了？是吃稀饭的关系吗？有时候真是不知道要怎么弄给他吃才好！像这样一辈子要照顾的病真是累人！"

你是添财阿伯的主管护士，你会如何处理？

关键词：

血糖值、血糖仪、HbA1c

学习重点：

1．学生能了解糖尿病患者血糖监测的方法。血糖监测和尿液检查有何差异？

2．学生能了解 HbA1c 检查的意义。

3．学生能了解糖尿病患者的营养处理。

提示问题：

1．糖尿病的血糖监测的方法有哪些？何谓 HbA1c?

2．疾病（发烧）对血糖的影响为何？

3．糖尿病患者怎么吃才能维持正常血糖值？请为添财阿伯设计一日三餐菜单。

4．糖尿病患者的居家照护与家属的照顾负荷如何？有何相关资源可供患者及家属使用？

第三幕

住院后，添财阿伯胃口改善，血糖升高至200多，因此改以RI＋NPH控制血糖，护理人员教导夫妇俩人注射胰岛素的方法。住院的添财阿伯显得很沉默，经常望着窗外，不时地叹气，对于护理人员的问题也总是以叹息或摇摇头作为回答。第二天晚上，护理人员发现添财阿伯双足泡在冒着蒸气的热水里，足部有发红的现象。添财伯母说："他说脚感觉冷冷的，想泡泡热水。"添财阿伯静静地看着自己的双脚，一句话也没说。护理人员先把水移走，同时心里想着要是添财伯的脚起水疱或是溃疡了，是谁的责任呢？一边坐下来想要好好跟这对老夫妇谈谈！

关键词：

RI、NPH、足部溃疡

学习重点：

1．学生能了解糖尿病的慢性并发症（chronic complication）及预防的方法。

2．学生能了解糖尿病患者足部病变及足部护理的重要性及方法。

3．学生能了解胰岛素的功能、注射的方法及注意事项。

提示问题：

1．护理人员的照顾疏失之伦理议题是什么？

2．患者为何显得很沉默？

综合审查者意见：

1．整体格式上，题目与内容符合，合理且具吸引力。然因慢性疾病之照护涉及身心、社会层面，教案简介中除疾病之治疗外，应开宗明义地说明剧中主角患病后的表现与疾病带来之困扰。

2．另外，学习者之背景也应交代得更清楚。在案例内涵与分量上，可以依照糖尿病老年患者常见问题，如肢体活动问题，牙齿咀嚼问题，引起运动、食物选择困扰、体重问题等补充内容，让学习内容更丰富完整。

3．再度检视社区、群体与制度（P），行为、态度与伦理（B）、生命与生活科学（L）三方面之内容是否完整与分量相当？以P方面来说，对于已进入临床学习的护理学生，案例内容可加强此类慢性疾病在医疗社会制度上各专业人员之配置，如急诊检伤护士、糖尿病的卫生教育师与病房主管护士等的比重。

4．除了糖尿病足外，又如肾衰竭、失明等小血管病变引起之并发症，其糖尿病群体发生比例与一般情况，皆可在剧幕中呈现。

5．P、B、L 三个层面之学习内容，可以在 tutor guides 之学习重点与提示问题中确定，务必让引导老师意识到要引导学生在这三方面皆有完整学习。

6．因内容增加，学习目标应更完备列出，陈述出合理之项目。

7．学生两次的讨论足够吗？若在第二次讨论时发现仍需要进一步寻找相关数据来互动学习，讨论次数与指定时间足以完成吗？

8．若时间增长，亦可引导讨论新近降血糖药物与胰岛素等的治疗进展，可于 tutor guides 中提醒。

9．Tutor guides 中之提示问题应以剧幕中内容联结，以帮助学生进入剧幕的情境，才能巧妙地提醒学生，而非主导学生学习的内容。

修改后完整案例：

（一）使用本教案时，学生应具备的背景知识

学生的背景为护理系三年级学生，修习过生化、生理、病理及药理等基础医学课程，并且完成基础护理实习，正在进行成人护理课程与内、外科护理实习，学生已有照顾患者之经验，并接触过老人以及慢性疾病患者及其家属。

（二）教案目的

1．学生能了解糖尿病的病因，目前临床所采用之的诊断、分类与治疗。

2．学生能了解糖尿病控制的重要元素如药物、运动、饮食、血糖监测以及糖尿病卫生宣教（促成自我控制）及其他护理。

3．学生能了解糖尿病的急性和慢性并发症及护理。

4．学生能理解糖尿病患者之处境，疾病带来之身、心、社会等的冲击。

（三）教案简介（summary）

本教案叙述一位老年糖尿病患者，因缺乏相关知识造成糖尿病并发症而住院接受治疗之过程。以家属所诉与患者的忧郁表现，道出老年糖尿病患者生活的限制以及自我照顾的困境。

（四）课堂安排

场地：本校 PBL 教室或适合小组讨论之合适空间

说明：本教案包括三场剧幕

第一次讨论课程：第一幕至第三幕，90 ~ 100 分钟

请同学利用二堂课的时间深入教案情节，脑力激荡，讨论出学习目标。

第二次讨论课程：90 ~ 100 分钟

请同学带着上课前依据学习目标所搜寻之数据，进入正式讨论。

第三次讨论课程：90 ～ 100 分钟

请同学将前次讨论未尽之处，以进一步搜寻之数据，继续讨论，并在完成时进行 wrap up（可以概念架构呈现）及反馈评估。

（五）注意事项（specific issues of emphasis）

1．此教案仅提供一个学习的平台，用情境引导出学生认为应当学习的目标，可多可少、可深可广，依学生的组群不同，学生的能力及期望也会不同。老师应协助学生在宏观概念上的认知及整合，而内容的多寡深浅则因学生之能力、兴趣及需要尽量让学生自主决定，但重要的概念不可以妥协。

2．学生若对糖尿病生理与生化知识生疏，应建议其在第二次讨论前复习完成，才能在基础生命科学（life science）概念下进行社会群体（population）、行为伦理（behavior）层面之学习。

69 岁的农夫添财伯，子女都成家立业，在台北上班。虽然儿子们常劝添财伯夫妇搬到都市同住，但是添财伯总认为住在乡下空气好、有事做，也比较习惯。然而近几年来添财伯却因为膝盖关节疼痛，而无法下田工作。望着祖先留下来的田地因无人耕种而逐渐荒废，添财伯也只有摇头懊恼。

今天早晨添财伯一如往常到田间巡视，却突然昏倒，幸好有邻居在旁，随即通知添财伯母将他送来急诊室。添财伯母又紧张又难过地说："前年发现他胃口变大，而且小便也明显变很多。我儿子带他去看医生，抽血检查后说是糖尿病。医生开了降血糖的药给他吃，说是最新的、最好的药，也交代他要运动、控制饮食。只是关节不好、走路不方便，怎么运动？甜的食物和饮料我都没再给他了，只是牙齿不好，吃来吃去都是卤肥肉与稀饭，也不知道营养够不够？"添财伯母接着又说："唉！人家说糖尿病都是治不好的，我小姑也曾经因为血糖高到 600 多昏迷住院，还需要靠打针控制，而且弄到最后眼睛也不太好，听说还有人肾坏掉了……所以，我就常常提醒他要记得吃药，血糖控制好才不会那样，但是早上他明明吃了药啊！怎么还会昏迷？"添财伯母自言自语："自从前几年没种田后整天关在家，心情不好，身体是胖了，毛病却不断，总说一句就是'老了，愈来愈不中用……'"

关键词：

糖尿病、降血糖药、运动、饮食控制、高血糖昏迷。

学习重点：

1．糖尿病的分类、罹病相关因素（含生活型态）、诊断与治疗控制。

2．糖尿病的症状、急性并发症（HHNK、DKA、hypoglycemia）发生之机制，以及症状之识别与紧急处置。

3．糖尿病药物治疗种类、近年来降血糖药物之发展。

4．运动与饮食控制。

提示问题

1．添财伯的糖尿病属于哪一类？哪些相关因素与其得的糖尿病有关？确定其诊断的方法有什么？（L）

2．糖尿病患者之晚期并发症有哪些？台湾糖尿病病患失明与肾衰竭之人口有多少？（P）

3．发生在添财伯身上的是哪种急性并发症？如何预防？如何处理？（L）

4．依添财伯之生活处境，其糖尿病之运动与饮食控制如何进行？（B）

急诊室检伤护士在添财伯母的叙述下，同时查看了添财伯的情况。在医师诊视前已抽血并准备好静脉给药，添财伯经静脉注射高浓度葡萄糖后意识已完全清醒。身高 160cm、体重 75kg 的添财阿伯，检查后发现先前血糖值为 40mg/dl，HbA1c 10%；CBC：RBC $5x10^6/mm^3$，WBC $15000/mm^3$，Hb 15g/dl。医师告知："阿伯昏倒不是血糖太高，而是太低，是不是早上没吃东西还吃了药？……"

添财伯母听到是因没吃东西才昏倒，显得比较安心了，却无奈地说："前次看病医师说现在病情较重，我哪敢不给他吃药？昨天吃了感冒药后胃口很不好，晚上他有点发烧，就只吃了一点点稀饭。今天早上他说不想吃饭，降血糖的药吃一吃就出门了，我想中午早点吃饭，没想到就昏倒了！是几天来都吃稀饭的关系吗？有时候真是不知道要怎么弄给他吃才好？家里只有两个老的，孩子买了检查血糖的机器在家里，眼睛看不清，又不识字，用起来太麻烦啦！偶尔会用一下，有时候就验验小便比较快，两种检查应该一样有效吧？像这样一辈子要照顾的病，真是累人！"

望着无助懊恼的添财伯母，急诊室的护士决定跟病房护士好好交班，也许还应转介糖尿病卫教师。

关键词：

血糖值、血糖检测仪、糖化血色素（HbA1c）、糖尿病卫教师

学习重点：

1．糖尿病患者血糖监测的重要性，各种血糖检测之意义。

2．HbA1c 检查的意义。

3．糖尿病患者的饮食照顾，热量分配与饮食设计。

提示问题：

1．添财伯是属于胖的还是微胖？BMI 是多少？（L）

2．糖尿病血糖检测的方式有哪些？其检测之意义有何不同？（HbA1c、口服葡萄糖耐量试验、空腹血糖检测、手指针刺……）（L）

3．血糖检测和尿液检查之差异为何？可以只用尿糖来监测吗？（L）

4．疾病（发热）对血糖的影响是什么？身体不适时如何调整用药？（L）

5．糖尿病患者应该怎么吃？添财阿伯饮食的问题为何？（B）

6．糖尿病患者的居家照护与家属的照顾负荷为何？有何相关资源可供患者及家属运用？（P）

第三幕

添财阿伯住院后胃口已改善，然血糖却升高超过 200mg/dl，而且持续数天居高不下，医师因此决定改以 RI＋NPH 注射控制血糖，主管护士也开始教导夫妇两人注射胰岛素。住院的添财阿伯显得很沉默，经常望着窗外，不时地叹气，对于护士的问题也总是以叹息或摇摇头作为回答。

就在住院的第二天晚上，小夜班护士发现添财阿伯双足泡在冒着蒸气的热水里，足部已有发红的现象。添财伯母说："天冷，他说手脚都冷得没感觉，想泡泡热水。"添财阿伯则叹了一口气，然后静静地看着自己的双脚，一句话也没说。护士心里想着，幸好还没泡出水疱，一边赶紧先把水移走，同时揣度着，等下忙完其他事情，得要坐下来好好和这对老夫妇谈谈！

关键词：

RI、NPH、胰岛素自我注射、足部护理

学习重点：

1．胰岛素的功能、自我注射及注意事项、近年来胰岛素合成与使用方法突破。

2．糖尿病的慢性并发症（chronic complication）及其预防与护理。

3．糖尿病患者足部病变及足部护理的重要性及方法。

4．长期罹患糖尿病对患者身、心、社会的冲击。

提示问题：

1．添财阿伯显得很沉默、不时叹气所透露的讯息为何？是所谓糖尿病造成之抑郁症吗？(B)

2．“天冷、手脚都冷得没感觉”，添财伯母的话在透露添财阿伯可能有哪项糖尿病的长期并发症？(L、P)

3．夜班护士强力阻止添财阿伯泡脚，其所根据之原理为何？(L、B)

以上经审查反馈修改后（如阴影标示），读者已明显看出，作者在内容上已有不少改进，增加了心理层面的叙述，此外也添加了长期并发症与老人运动、饮食控制之常见困难与对血糖控制之误解等内容，让此老年慢性疾病之整体学习更周全。对于情境之叙述更贴切，照护之叙述也扩及身、心、灵层面，对患者之健康行为（如足部护理、家人准备食物）之铺陈延续加强，更能激起深入的探讨。剧幕中增加专业角色（急诊检伤护士、糖尿病卫教师与病房主管护士）之叙说让初进入临床的护理学生能多所印证。最难能可贵的是 P、B、L 三个层面之学习内容，作者以引导教师指引（tutor guides）的提示问题来检视，三个层面完整而且分量平均。如此做法让引导教师也能强烈意识到需要促进这方面的学习完备。作者接受建议将此案例讨论次数增加为三次，并增加注意事项，给执行促进学习之引导老师明确的指示。并明白要求学生可以概念构图检视学习后对知识的建构是否完整，让所增加的第三次讨论时间换来超值的收获。

此案例已在台湾“中国医药大学”护理系使用数次，除了详尽的教师指南说明外，执行前之课前会议说明与执行后检讨会，皆已充分地审视案例对学生学习的影响。为了更进一步确认成效，以下呈现 2017 年 5 月执行后一位新进教师所收集的学生与教师本身之反馈来佐证一个严谨产出的案例，来自使用者的观感究竟为何。

来自一位新手引导老师之反馈(作者：叶子裴)

2016 年自英国完成博士学程后返台，8 月首度在健康照顾学院任教，以往临床护理经验是在血液肿瘤内科五年，负责科目主要也是成人护理学。大学求学时（19 年前），并未曾接触过 PBL，自是非常好奇，然在尚未接受正式的 PBL tutor 培训前，就已在上学期被系里安排以观察员的身份见习 PBL tutor 之角色。本次独立担任 tutor 仍然是全新的经验。

本案例中前言里的案例目的及简介，描述清楚，已令我非常清楚地掌握了讨论的重点。把持着引导而不主导学生学习的原则，我完成了第一次独立担任 tutor 的任务。以下是针对各剧幕学生讨论时的情境记录，在此将观察到的有意义的事件详述如下：

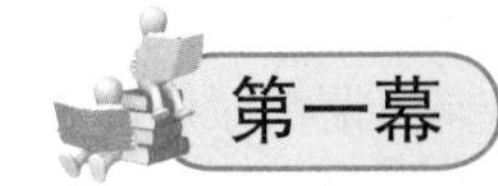

第一幕

1. 学生在案例中很快意识到情境提及老年人与子女分开居住，老夫妇两人极可能对于服用降血糖药的注意事项没有完全理解，而造成血糖控制上之危机。

2. 糖尿病控制中，运动是重要的一环，案例中的提及点（个案因膝盖关节疼痛，所以很多运动无法执行）让学生注意到需考虑个案的体力及身体上的限制，为个案提供合适的运动建议。

3. 案例中老妻谈到因牙齿不好只吃卤肥肉及稀饭等话语，强烈引导学生注意并探讨个案的饮食摄取营养不均及糖尿病饮食控制等问题。

4. 案例中以家属自诉提到小姑因血糖太高需打胰岛素控制，且到最后肾功能不全，让同学意识到患者及家属对末期并发症的恐惧，主张医护人员应向患者及家属解释，虽然罹患同样的疾病，每个人的状况是不一样的，不应道听途说。会中因此讨论许久，并延伸谈到就像现在的社会现况，有些人会因为朋友的推荐而吃药或接受某种治疗，但其实并不适合病患，医生及护理人员还是应该挺身而出以正视听。

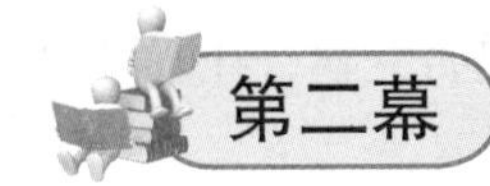

第二幕

1. 学生由情境中理解到照护急性病患者的过程及其他临床实际情况（如第一时间内收集各种数据，如血液检验值、询问其病史及服用药物，来帮助尽快找到问题）。

2. 学生因此体认患者及家属可能因对于降血糖药认知不足（不知道需视个案疾病、进食状况调配服药时间或暂停服药）而造成危机。血糖仪之使用方法及频率，亦应作调整，例如告诉患者多久该测一次血糖，以及血糖仪应换成屏幕数值较大的、容易读取的机型。

3. 因案例的关键词“糖尿病卫教师”，学习者也开始探讨，以往虽然知道有糖尿病卫教师这个职位，但并不了解如何可以帮患者转介糖尿病卫教师，不知健康保险如何给付，也不知道卫教师的功能与提供的卫教内容。

第三幕

讨论进行到第三幕，学生们发现老年慢性疾病（如糖尿病）越来越多的问题，例如：

1. 没有年轻人同住，很难确保其回家后自我监测血糖及服用降血糖药的安全。

2. 患者因生活限制带来心里的忧郁，也让学生们感到无奈。部分学生开始反思，身为专业护理人员，通常都是知道该怎么做、该做什么，但却很少会针对个案的需要去量身制订适合患者的饮食或运动方案；案例中所描述的添财伯肢体关节行动不便，以及心理忧郁的状况，让同学深深觉得应该要协助其寻找可行的运动方式，帮助面对自己糖尿病的现况、适应罹病后生活的改变，才能真正地改善他忧郁的心情。

3. 在此幕中的最后情境，同学们对于病房护理人员心里揣度着“等事情忙完后，得要坐下来好好和这对老夫妻谈谈”这句话似乎特别有感。因为以目前临床工作的忙碌，这位护理人员愿意花时间与患者及家属好好谈谈，是很难能可贵的典范。虽然对于护理工作环境有心无力的现象感到愤愤不平，然而此时此刻剧幕中典范所种下的这关怀伦理的种子，将于年轻学子心中发芽成长。

4. 剧幕中所描述之患者的身体语言，如沉默、叹息、摇头或不语，同学皆注意到，确认照护期间情绪变化的照护与理解，亦是护理角色之功能。

5. 依循剧幕的描述，学生也能感受到从口服降血糖药改为注射胰岛素，对患者来说是很大的冲击，除了不喜欢打针外，患者可能因此觉得自己的病情变得很严重。由于在执行胰岛素自我注射方面，老年人视力影响抽取正确剂量的药物，这可能是个问题，而注射中强效胰岛素的作用较强，必须严控进食，造成自我控制降低，也是压力来源。学生们担心添财伯回家之后是否真的能自我照护得好，包括用药、饮食及运动，更担心添财伯的忧郁若没有改善，会有厌世的心理出现。

6. 由情境的启动，有学生们开始分享在基础护理实习时看过的糖尿病足，曾帮忙换药，本来只是小小的一个伤口，因为血糖控制差，到最后演变为严重的蜂窝织炎且溃烂，令人震惊，原来糖尿病患者血糖的控制就是这么重要。

7. 学生们在讨论中，表示以前虽然知道糖尿病会有低血糖等状况发生，但不知道糖尿病酮症酸中毒等会有这么严重的后果，也无从理解注射胰岛素时，选择正确部位的重要性。而若要大量运动，亦需调整注射的时间，并应在运动中摄取一些热量，难怪很多糖尿病患者的血糖控制不好，因为又要运动，又要注意低血糖，还不能有伤口，饮食上的限制也颇多……随着案例剧情进展，学生充分感受到糖尿病患者日常生活有多不方便。

8. 随着添财伯的叹息，更进一步讨论下去，学生们渐渐可以理解为什么在内科病房看到患者常常合并有糖尿病、高血压、心脏病及肾衰竭，原来因这些疾病都是这样环环相扣的。

第三幕

9. 讨论中，学生们也开始同理，觉得添财伯心理忧郁的原因可能包含：①必须克制自己作想做的事，如克制吃自己喜欢吃的东西；②勉强自己做不想做的事，如注射胰岛素、监测血糖或在不想吃东西时勉强进食以免用药后血糖过低。

本组学生对案例之心得感想：

1．还没学习前，没有想过糖尿病酮症酸中毒等是这样严重的副作用，借由PBL案例的情境，除了学到许多药物、治疗和照护知识，也因为组员间的讨论，学习到自己平时读书没有注意到的地方。

2．糖尿病这个疾病在老年人中蛮常见，实习时也常遇到，经由PBL这样深度的探索，更加深对糖尿病及其照护措施的深刻理解。

3．这次的PBL主题很好又实用，共同学习下，跟同组同学比起来，觉得自己还不够认真，找数据还不够完整。

4．糖尿病虽是常见普遍的疾病，经由这次PBL的过程，才能有充分而深入的了解，像是症状与照护，对于之前有误解之处，则能澄清及更加明白。

5．这次的PBL，让我除了学习到糖尿病患者所需注意的众多事项外，也让我知道患者的处境，而能更站在患者的角度思考。

6．很喜欢这次的PBL案例，除了很生活化以及在临床上很实用，内容也很多方位，是一个很好的学习素材。

7．通过PBL讨论、分享所查的数据，加速了我对糖尿病照护的学习，案例很生活化，查找数据、深入理解议题后，还可以分享给身边患有糖尿病的人，觉得很棒。

Tutor之心得感想：

这是我第一次独立带领一组同学（7位）执行PBL教案（上学期担任协同引导老师，由一位资深老师带领），因需要参与并促进同学讨论，所以上课前自己就事先对教案中的关键词、相关症状及治疗有所了解。重拾书本，念书及做准备，期许能帮助学生顺利地以PBL进行讨论学习。在进行讨论的过程中，幸运的是这组同学都很积极参与，没有马马虎虎的态度，对于事前准备、组内讨论，学生都很主动积极地参与。讨论中并没有遇到困难、争执等难以处理的情形。另外同学们查找分享的数据丰富可信，以及最后完成的概念图很详尽，我只需引导他们厘清疑问，从旁协助促成学习。同学们的自动自发及认真，超乎我的预期，让我身为新手老师觉得很开心与感动，虽非主导学习，实际上却充分享受当教师的乐趣。

值得一提的是，其中有四位同学的长辈患有糖尿病，讨论的过程中，他们表示经由此过程，更能了解家人平时生活中为什么需要特别注意一些事项，还想回去将如何自我照护及服药的重要性分享给家人，所以觉得这样的学习非常实用，不会当糖尿病“只是”一个疾病，而是患者一连串的生活限制与调适。有一位同学在最后一次讨论中，还分享自己小时候因为不知道糖尿病的限制这么多，对生活的影响很大，与长辈相处时说出不应该说的话，感觉到很内疚。同学分享这件事时很激动、眼眶泛红，身为 tutor 的我，虽然镇定地肯定他对同学能敞开心扉地分享，另一方面内心却很慌张地想要怎么在短短的时间内同时安慰这位同学，又能不耽误时间，让 PBL 的讨论进行下去，这是执行 PBL 前没有想过会遇到的小插曲。

此案情境的描述清楚，学习目标清楚，大家一起研读情境的过程中并没有模糊不明白的地方。其教师指引中的关键词、学习重点和提示问题，都是我觉得糖尿病照护中重要而需要学习的内容。案例内容所包含的学习层面非常完整，整个学习过程下来，涵盖所有糖尿病老人之照护问题，并没有需要特别补充之部分。

新手 tutor 引导学生学习后感受到 PBL 案例之优点：

1．能了解同学们学习的盲点。

2．同学学习动机强烈，过程中需专心讨论，较少有上课睡觉或缺课情形。

3．能在老师指导下，摸索、建立自我学习之能力。

4．在老师引领之下，建立同学间合作的氛围及加强其与组员的沟通能力。

5．因 PBL 案例讨论建立起的关系及默契，使同学一起实习时更加融洽团结（PBL 组别与内外科实习相同）。

6．通过案例中对问题的沟通，学习尊重别人发言及接纳不同之意见。

7．案例可融合不同之议题，给予学生之概念较接近全人护理，而非片段的知识所组成的内外科学护理。

8．刺激学生参与主导学习（动脑、动手及动口），而非老师的独角戏。

9．学生可从同组同学身上学习到别人身上的优点，例如摘要或总结的能力、抓取重要护理问题的能力、搜寻及统整资料的能力等，从别人身上看到自己的优点及不足。

10．PBL 的情境中学生与老师较有互动，学生较敢发言，也促进了师生关系。

11．从一个教案虽然只能学习到糖尿病的全人照护，学生之学习过程及思考模式，其发现问题及解答问题的能力，可套用在将来照护任何疾病的患者。

12．新进导师经由参与及观察这样的共同讨论，可发现这个时代学生的想法及学习之盲点，更容易帮助学生克服学习上的困难。

13．容易融入各式各样的教材，例如教科书、期刊文献、网络影片、新闻时事、身边实例、社会小区或医院可取得之资源，更可符合目前教学多元化之目标。

14．避免学生陷入背诵式及为应付考试之学习，经由自己查找资料及讨论，更会深入记得糖尿病护理之重点，不须死记。

15．同学提出的问题切中要点、查找资料正确、提出意见精辟时，可及时获得老师及同学们的反馈，同学会有成就感，有正向激励的功效。

16．PBL 能使同学察觉到自己照顾的是一位患者，而非老师课堂上分享的一个案例，也不会因为老师授课时，往往因为想让同学了解更多，填塞了很多内容，而没有时间举出实际案例来加深同学的印象。

第一次独立参与 PBL，新手 tutor 面临的进行 PBL 的几点困扰：

1．若遇到学习动机不强的学生、不喜欢团体合作的学生、觉得查找资料很浪费时间的学生、总是迟到的学生、抓不到讨论重点的学生、内向不喜发言的学生、每次发言冗长无法停止之学生、坚持自己意见之学生、批评别人意见之学生、每次都不查找资料的学生，则容易影响整组讨论进行，不可控制之因素不少。

2．第一次进行 PBL 的时候，同学们会不知道自己该做什么。

3．耗费大量时间及教师人力，因同学除了利用课堂时间讨论，通常还会另外询问老师问题或另外约时间讨论。

4．须找到足够的独立空间，让讨论不受到影响。

5．同一组别内，若有些同学查找数据非常认真，有些比较马虎，虽然这是团体作业，导师会觉得这样的方式不公平。

6．使用教案之优劣影响讨论之进行及学习之成果甚巨。

7．因每次讨论时间有限，老师须注意避免引导过度而影响同学互动及自我学习，或是同学讨论偏题但老师没有协助抓回主题，这些带领之技巧需时间及经验的累积。

新手老师担任 PBL tutor 对以上案例的整体评价

经由一个成功的案例，引导学生自行提问、查找数据以及做深度的反思，不仅达到传统授课方式的学习效果，另外还培养了学生的判断力、思辨能力、解决问题的能力、持续自我学习的能力、同理心以及关怀沟通能力，对于护生从学校课堂进入临床实践的衔接及适应，是很有帮助的。教案设计是否合宜，对于学习的目标是否可达成影响甚巨，好的教案，将可帮助学生养成将来到临床工作所需的胜任力，而且适应快速且千变万化的临床状况。

案例 4 拳头的力量

陈 红

前言

“悬疑剧在医学院的课堂上上演。老师布设迷阵，学生们循着线索破解。双方斗智斗勇——老师既要‘卖个破绽’，让学生们有线索可循，也要保持‘师道尊严’，不能一下子给学生看破谜底；学生们则抽丝剥茧，一关一关闯，当他们最终走出迷阵，下课铃响了。”

这是《文汇报》“文汇深呼吸”栏目记者施嘉琪当时跟踪报道我们使用**《拳头的力量》**案例进行 PBL 学习的描述，认为我们这种学习像是一个“三集连续悬疑剧”。

的确，编写 PBL 案例，有时就是在编写一个侦探故事。我们撰写用于医学院学生学习的 PBL 案例，通常来源于临床工作和生活中的真实故事。希望尽量发挥 PBL 学习案例的作用，让学生既能在真实而富有戏剧性的情景中饶有兴致地学到医学知识，又能得到严谨的科学启迪，学会分析问题和解决问题的方法，教师就要考虑如何根据各自学科与医学知识的特点，来设计一个 PBL 案例。撰写案例时要充分了解真实病例的重要细节，并精雕细琢手中的素材，必要时再到医院病案室调出病案，仔细分析，或是重新问诊与检查患者，让案例中的每个字句，都成为 PBL 学习中严谨而又引人入胜的情节。

如何更好地在 PBL 课堂中再现真实故事，引导学生抓住病情发展的主线，积极分析思考，需要 PBL 案例撰写教师反复斟酌用于案例中的内容，不断修改和完善；参与辅导的教师，应该提前了解所使用的案例及其背景与设计思路。教师们同样能从反复修改 PBL 案例以及与学生共同进行 PBL 学习的实践中，得到教学能力与学习能力的提升，形成终生学习的良好习惯与氛围。

以下我们以心血管系统案例**《拳头的力量》**为例，介绍 PBL 学习案例的撰写过程与思路，以及案例使用过程中出现的问题与得到的效果，为教师们在今后的 PBL 案例教与学中提供一些参考。

《拳头的力量》里的故事发生在三十多年前，是本人在上海长海医院急诊室值班遇到的一个病例，而 PBL 学习案例**《拳头的力量》**则诞生于台北。2007 年我们在上海交通大学医学院教务处的组织下赴台湾阳明大学进修学习 PBL，那时关超然教授也在百忙中给我们举办 PBL 高级进阶讲座。我个人在此之前不久，有幸聆听了关教授在复旦大学上海医学院做的 PBL 学习讲座，对 PBL 的理念及 PBL 学习案例已有了初步认识。在台湾的进一步学习中，随着对 PBL 的认识不断提高，我开始构思用自己亲身经历的临床诊治病例，来撰写一个供医学生使用的 PBL 学习案例，我第一个想到的，就是自己一拳头将一位心搏骤停的患者从死亡线上拉了回来。学校交给我们赴台进修的任务之一，就是进修学习完成时每人上交一份 PBL 案例。于是我在台湾进修学习期间初步完成了《**拳头的力量**》这一 PBL 案例。

返回学校后对案例又做了进一步修改，教务处组织专家对此案例进行了审核，通过 PBL 案例大赛评选，该案例被选作本校（上海交通大学医学院）系统教学中第一个使用的案例，在临床医学八年制学生中使用，获得良好效果。

这是一份相对简短的关于严重低血钾性心律失常并导致呼吸心搏骤停与心肺复苏的学习案例，设计分三部分，是为学习心血管系统的 2 ～ 3 年级医学生使用的，也可修改简化后用于医学院一年级。请先阅读案例中为学生使用的内容，每一部分之后我们一起讨论其设计思路，以及实施中出现的问题及解决方法。

案例情景

拳头的力量

第一部分 第 1 页（2 学时）

王女士今年 68 岁，3 天前吃了朋友从外地带回的海产品后出现腹部疼痛、腹泻 2 天。腹泻已有十余次，量较多，先是有较多粪便，后腹泻呈稀水样，伴恶心、呕吐。昨起发热。在门诊开了一些药物服用，效果不佳。

医生诊断为急性胃肠炎，安排王女士住进了急诊观察室。因为吃什么就吐什么，医师嘱咐王女士暂时禁食，并静脉给予庆大霉素治疗，同时静脉补充 5% 葡萄糖生理盐水 1000 ml、10% 葡萄糖水 1000 ml。经过一个白天的治疗，王女士的病情渐渐得到了控制，体温下降，腹泻明显减轻，但王女士仍觉腹胀、乏力、没有胃口。

晚间值班医师接班时查房见患者神志清楚，平卧于病床上休息，体温 37.5℃，血压 110/80 mmHg，心率 88 次 / 分。

其他情况：王女士为家庭主妇，一直在家做普通家务，除了近年偶尔有血压增高（150/90 mmHg）外，无其他特殊疾病及药物过敏史。

学习过程及效果

学习心血管系统的学生遇到这份案例，开始可能会一头雾水：为什么老师给我们的不是心血管病患者的病史？按《文汇报》记者实际跟随一组学生的观察报道，我们可以看到学生真实的反映：

“2008 级临床八年制正学到‘心血管系统’，案例名叫‘拳头的力量’。

> "在第一堂'悬疑课'前 2 天，学生董梁拿到了'序幕'的脚本，这是老师下发的第一张问题纸：'68 岁的王女士吃了海鲜后，上吐下泻，急送入院。这是什么病？'
>
> "董梁很疑惑：'不是上心血管系统课吗？怎么给了个上吐下泻的病例？'
>
> "用了 2 个晚上，董梁在专业医学教学检索系统内搜索，在网上'百度'，最后带着 3 本医学书和数篇肠胃炎的论文走进课堂。"

其实，每一个疾病的诊断治疗，都如一个侦察、破案和解决问题的过程，临床医生们每天都像是在做"侦探"和"警察"。此案例开头的一幕是临床十分常见的情况，由一个系统（此处是消化系统）的疾病导致另一个系统的并发症，第一部分只是故事的序曲，但却为心血管系统疾病（心律失常）的发生发展埋下了伏笔。

由于案例设计并非直接提出问题，而是让学生根据病史提供的线索去寻找问题，并展开讨论，因此开始寻找问题对学生是一个较大的挑战。《文汇报》记者对学生讨论的描述十分生动：

> "'为什么？''怎么会？''我查到……'这三句话在课堂上出现的频率最高。面对接连而来的一道道问题，学生们有的交头接耳，有的一边看课前准备的资料，一边快速翻书，有时还拿出手机或笔记本电脑，即刻上网检索。"

这个效果体现的正是问题导向学习（PBL）所要达到的目的——学生们通过提出问题进行学习，自己寻找解决问题的线索与答案。

讨论要点及其设计

第一页讨论要点：主要讨论消化液的组成及其丧失对水电解质平衡的影响，以及水电解质平衡紊乱对心血管系统的影响。

根据讨论要点，本案例设计的第一页第一段，指出急性胃肠炎患者严重上吐下泻，提示这可导致消化液大量丢失，而消化液中的成分除了消化酶外，还有大量的钾钠氯钙等各种电解质，其中胃液中钾的含量最高，胃液中钾的浓度为 10 ~ 20mmol/L，所以大量呕吐失钾尤为严重，而低钾是导致室性心律失常常见的原因，因此案例第一段就隐藏了心律失常诱因的线索，而这部分基础知识在水电解质平衡紊乱的病理生理课及心律失常发生机制与诱因的基础课程中，学生已经接触到了，但遇到具体案例可能还联系不起来。

消化液也含有大量的水分，而肠道炎症会加重渗出，因此患者不仅会大量损失电解质，也会丢失体液中的水分，尤其是大量腹泻，可导致明显的血容量下降。血容量下降可导致血压下降，这又与心血管疾病联系在了一起。持续的血压下降，尤其是在一位老年患者，常有潜在的冠脉病变，血压下降导致心肌血液供应不足也是应该考虑的病理生理环节。

若经过讨论学生还是找不出关键问题，教师此时可以适当引导学生分析消化液的组成成分，复习讨论水电解质平衡紊乱及其可能的各种后果。

本案例第一页第二段重点描述治疗过程及其效果。此处抗菌治疗没有问题，但是请大家注意，体液的补充存在问题，患者在禁食的情况下，只补充葡萄糖水和生理盐水是不够的，缺乏其他电解质尤其是钾的补充，加上患者已经因上吐下泻和进食少而缺钾，大量糖水进入细胞也会伴随细胞外钾进入细胞内，从而进一步降低血钾，这是诱发室性心律失常的常见隐患。

第三段描述患者体征时重点在体温（低热代表炎症已得到一定控制）与当时的血压、心率。一位 68 岁的老年患者，血压 110/80 mmHg，心率 88 次 / 分，看上去是在正常范围，但紧接着第四段的病史，提醒患者平素有高血压（150/90 mmHg），因此现在的血压 110/80 mmHg、心率 88 次 / 分，则提示患者存在血容量不足，也是导致老年心肌缺血进而出现心律失常的因素之一。

无论学生是否联系到可能出现心律失常，第一部分都可以充分讨论水和电解质平衡紊乱、血容量与血压变化及其对心血管的影响。讨论一节课（约 40 分钟）后，可以下发第一部分的第二页。

第一部分 第 2 页（2 学时）

值班医师查体之后，转身将血压计放回诊疗台，突听身后患者的女儿尖声呼叫："我妈妈不好了！"

医生回头见患者神志丧失，两眼上翻，四肢呈强直性痉挛状态，便立刻拿起听诊器往患者胸前听诊，未闻及心音，迅即举起拳头往患者胸部用力捶击……

"为什么打我妈妈！……"患者女儿的抗议声未落，只见患者双眼睑翻了数次，然后缓缓睁开眼睛，恢复了神志，惊异地看着身边哭泣的女儿，不知刚才发生了什么事情。

学习过程及效果

跟随课堂讨论的记者看到的是："第一堂课讨论了近 50 分钟，大家始终纠结于那位 68 岁的王女士是不是吃坏了肚子。此时老师发了第二张问题纸，震住了所有人：'补液后，王女士突然心搏骤停，医生拿拳头猛击她的心脏位置，王女士随后缓缓睁开双眼。'

"'为什么心搏会停止？'直到下课铃声响起，学生们还深陷在问题中。

"下课后，10 个班的同学在楼道里相遇，立刻重新组合，继续热烈讨论'案情'……这种情景，'我讲你听'的课后不会有。"

由于病情的急剧变化极具戏剧性，极大地激发了学生们的学习兴趣，因此无论课堂上还是课下，学生们都非常积极主动地围绕着问题相关的医学知识进行讨论，这对提高学习效果的作用不言而喻，让学生把枯燥的医学知识的学习变成有趣的解决问题的过程。

讨论要点及其设计

第二页学习讨论要点：心搏呼吸骤停的判断与抢救。

学生们在讨论第一部分内容涉及的胃肠炎及水和电解质平衡紊乱时，往往意识不到病情的发展会急转之下，因为患者是在医院治疗，通常大家会认为治疗后病情就应该好转。而该患者在积极治疗过程中却突然意识丧失，医生的处理措施（胸前捶击）以及捶击立刻成功地使患者恢复意识，都会给学生留下深刻的印象。

因此，合理地设置疾病的发生发展以利于问题的提出与强化，突出重点——面对意识突然丧失的患者，必须立刻判断是否呼吸心搏骤停，一旦确定必须迅速采取治疗措施。这就是案例学习要学生记住的重要内容，即呼吸心搏骤停的判断与抢救。

在此案例中，本人处理的第一个动作是用力捶击心前区，心前捶击可产生 50 ~ 100 焦耳的能量，有时可达到电击除颤的效果，尤其是对原来心脏没有严重病变的心搏骤停患者。

与此同时，学生们需要继续研究讨论的是导致意识丧失的原因，以及出现心搏骤停时的抢救治疗要点，并主动寻找病因与诱发因素。

讨论中的一些问题

这个案例其中一个小组随堂听课的记者记录道：“第一堂课，两位老师的话加起来不超过 10 句，他们静静地观察学生们热烈讨论背后的‘破案’思维。”

PBL 课堂讨论的确以学生为主，学生们学习的主动与积极性在 PBL 案例学习中，得到了充分的发扬，这是主要的一面，但也要注意 PBL 辅导教师的作用。

在案例实施过程中，每个小组参与带教的老师学科不同，虽然课前针对案例进行了集体备课与讨论，不同教师对案例的理解仍不完全一致，对学生的引导方式方法也会有很大的不同。要注意的是，如果学生没有从水电解质平衡紊乱方面去分析，教师应该进行一些提醒，以免学生浪费过多的时间在不相关的问题上。有小组同学反映，PBL 小组个别老师整堂课一言不发，学生有时因找不到真正的线索而讨论不下去；还有小组临床医生因为经验丰富而做过多的解释，使 PBL 讨论课成了 PBL 教师的“小讲课”，学生发言的机会少，这都是应该避免的。

如果出现学生讨论偏离主题太远的情况，或学生不知从哪些方面着手讨论，教师应根据 PBL 案例教师版中的学习目标、内容及预设的问题，予以相应引导。

“两天后上第二堂课，8 名学生再次亮出各自找到的答案，继续讨论，探讨的内容涉及病理生理、药理、消化道疾病、心血管……他们一会儿讨论人体的体液平衡紊乱，一会儿讨论心脏的电活动规律……每当讨论达成共识，老师就会发下一张问题纸，王女士的病情继续跌宕起伏，'剧情'越来越复杂，学生们翻书的频率越来越高……"

这是学生讨论和教师引导较为合理的小组表现。但是同时也要注意的是，学生们讨论的内容的科学性，以及他们对自己找到的资料的理解，比如有的同学在百度上搜索的结果并不专业，有时甚至是错误的。

本人参与辅导讨论的小组，在讨论到遇见心搏骤停患者的处理时，有同学"百度"到的内容是"立刻打电话给120，要准确报告事发地点、患者年龄、性别……"这不是正确的抢救措施。心搏骤停的抢救，应该像案例中描述的那样，病情就是命令，必须立刻开始抢救，分秒必争，以最大限度地维持血液循环、减少脑缺血的机会。但在不间断抢救的同时，可寻求其他人员的帮助，一起参与抢救。要提醒学生，标准的诊断与治疗措施，应该使用专业书籍进行学习，利用专业网站查找资源，而非"百度"。要认识清楚的是，"百度"只是大众的科普，医学生所要掌握的绝不仅仅是科普知识。

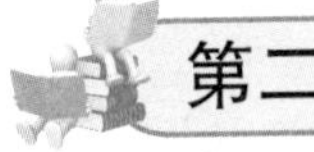

第二部分 第1页（3学时）

患者神志恢复后即做心电图，显示窦性心律、多发室性期前收缩（早搏）。立即抽血送检验，并开始连续静脉滴注利多卡因。3分钟后患者再次发作意识丧失一次，心电监护记录显示如图1所示。经胸外捶击无效后立即开始心外按压。

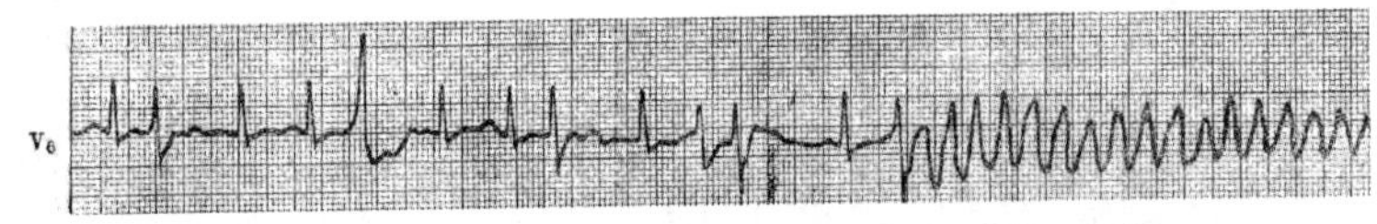

图1 患者发作意识丧失前及意识丧失时的心电图

此时立即用备好的心电除颤器行体外心脏电击，一次电击成功恢复窦性心律，心电图如图2所示。

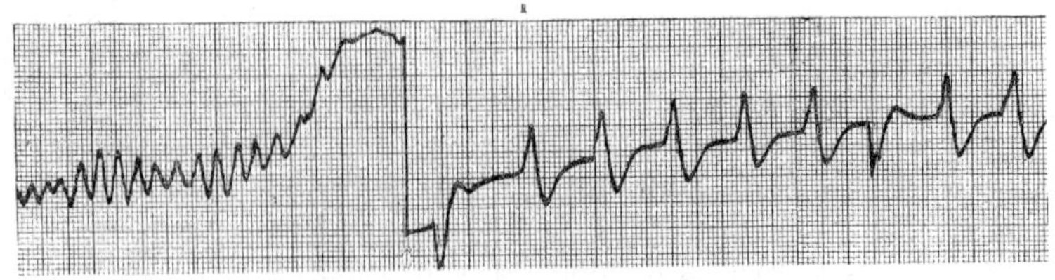

图2 予以电击除颤前后的心电图

学习过程及效果

随着案例讨论的继续，学生们的经验也越来越丰富，病情的发展脉络也越来越清晰，学生们已经能很快地发现问题，开始分析心律失常的原因、心电图表现及其药物与除颤治疗，讨论也越来越有条不紊，真正进入探索心血管疾病本质的过程中，并积极利用所学知识开展治疗疾病解决问题的讨论。

讨论要点及其设计

第二部分第一页的学习讨论要点：正常心肌电生理、心律失常的发生原因及其心电图诊断、心律失常的药物治疗与电击除颤治疗。

此部分直接点明心电图诊断为“多发室性期前收缩”，并开始使用抗心律失常药物利多卡因治疗，学生可据此讨论常见的心律失常及治疗心律失常的药物。

当患者再次发作心搏骤停时，心电图证实为室颤，并立即用准备好的除颤器予以电击除颤。有条件时还可以安排学生学习电击除颤器的使用，并结合课程安排学习心肺复苏的具体操作。

在此案例的真实情况中，第一次除颤的确是由捶击心前区实现的，由于本人是第一次遇见这种情况，心中十分紧张，毫不迟疑地迅速举拳用尽全力捶击，立刻达到除颤的效果。但当患者第二次发生室颤时，捶击无效（可能因有心理准备而不够紧张所以用力不足），故当时立刻实施心外按压，真实的情况是当时护士在接一台旧式除颤器充电过程中，患者已经苏醒，并未实施电击除颤。但为了让同学们学习心电图及电击除颤，将病史做了修改，形成最终的 PBL 学习案例。

同时也要学生考虑的是，尽管使用了抗心律失常药，为什么还会再次发作室颤，这是因为导致室颤的真正元凶——低血钾还没有被矫正，而抗心律失常药利多卡因的作用持续时间短，血药浓度偏低时抗心律失常作用有限，这些基本因素与抗心律失常药的特点都可以作为讨论的问题之一。

讨论中的一些问题

该案例实施过程中，有些同学在讨论心脏电生理时，把心肌动作电位和心电图相混淆。动作电位是单个心肌兴奋时的电位变化，而心电图是在体表记录到的全部心肌除极与复极及传导过程心电活动的综合向量。教师应对此作出指正，非心血管专业的 PBL 辅导教师可以提醒同学，利用教科书复习已学习过的相应内容，以保证所学医学知识的准确性。

有些学生对自己查到的资料不太理解，只是拷贝到幻灯片上一读而过。辅导教师应注意发现这类问题，及时予以纠正。应该明确的是，PBL 案例学习，并不只是学习以问题为导向的学习方法，也要通过这种方法学习相应的医学知识。针对一些课堂上无法解决或难以理解的问题，如一些心律失常发生较为复杂的机制，可把问题列出，课后找心血管专业教师进一步辅导讨论。

第二部分 第2页（3学时）

心搏骤停抢救的过程中紧急抽血化验的结果回报：血钾为 2.0 mmol/L，血糖 5.9 mg/ml。于是开始在静脉输液中加入高浓度氯化钾缓慢静脉滴注。患者此时呈昏睡状，血压 95/75 mmHg，心率 96 次 / 分。

除颤成功后给予患者冰帽，静脉输液中继续补充氯化钾，同时补充 5% 碳酸氢钠 40ml，连续滴注利多卡因。在接下来的治疗中，血压逐渐回升至 130/85 mmHg，心率 75 次 / 分。患者的血钾逐渐恢复至正常，心律失常也逐渐消失。神志也恢复正常。

学习过程及效果

讨论课最后一部分内容，显示了该患者发生心搏骤停的真正元凶——低血钾，并开始针对导致心律失常原因的治疗。学生们在此页下发之前已经讨论过心律失常的常见原因，现在谜底终于最后揭开，同学们也如同跟随真正的医生，经历了一场惊心动魄拯救生命的战斗。有的同学说，通过这样的学习，自己一辈子也不会忘记呼吸心搏骤停的抢救与低血钾的“厉害”了[①]。

讨论要点及其设计

第二部分最后一页的学习讨论要点：低血钾的治疗与心肺复苏的并发症治疗。

导致患者室颤出现呼吸心搏骤停的原因低血钾得到纠正，是最终解除患者再发室颤的重要环节。同时检查血糖是为排除由低血糖导致的意识丧失。此外，由于心搏骤停时组织脏器丧失血液供应，可出现相应的损害与酸中毒，在心肺复苏治疗中需逐个解决相应问题。在此案例中最后部分简要而完整地体现了治疗的过程与最终结果。

讨论中的一些问题

在现今知识大爆炸的年代，学生积极性较高，可用于 PBL 讨论的资料十分丰富，尤其是网络资源异常丰富。但学习中暴露出来的重要问题是，学生自我学习的信息很多，但还未学会对医学重点的把握，准确性有时是不够的，这样就需要在理论课中认真学习专业教师所讲授的内容，可有些学生觉得通过 PBL 自学后，老师上课就变得“啰嗦”，学过了还讲，因此不注重课堂讲授的重要内容与需要认真理解的重点与难点。

---

①编者按：造成低血钾的原因有很多，可以写出多种不同的案例。在这个案例，低血钾会影响心肌功能，造成了可以危害生命的心律失常。在此章节的第一个案例“贾小弟游泳后瘫痪了”，低血钾也可以影响骨骼肌，造成肢体收缩功能失衡或丧失。这两者虽然情境不同，影响的器官不一样，但它们的基础医学概念是一样的，这是为什么在写 PBL 案例时要特别注重概念的展示（详细的解说请见第五章）。

有些同学热衷于将刚学到的知识用于课外制作，而缺乏扎实的理解与准确的记忆。比如有学生在基础学习阶段自己制作班服，衣服上印的心电图是错误的，既不是正常心电图，也不是心律失常心电图，也不是在正常心电图上有一点诗意的变化或文化主题的体现，一看就知道没有掌握正常人体心电图。或者说，医学院学生制作的课外用品，如果与医学有关，应该是专业的，而不是太随意的，应该有严谨的医学科学态度。

读海明威的《丧钟为谁而鸣》《永别了武器》等作品，能感受到他对事物的描述非常地严肃认真。海明威对侦察战士的细微描述、对战伤的真实再现、对妻子难产过程的描述，让我这个医学院教师佩服不已。读海明威写的故事，能真切地感受到战士流血的温度与女性难产的痛楚。

正如海明威在作品中的到位描述，我们要清楚地认识到，学生们将来面对的是生命，要打下坚实的基础，将来用于救死扶伤时少犯错误，并非易事，若是只需“百度”自学就可以学到做一名合格的医生的本领，那医学院就没有存在的必要了。

还有的同学已学过医学检索课程，常认为老师的参考资料不够新，说“一年以上的知识就陈旧了”，有的教师的教学也不够严谨，说“医学知识十年就更新一轮”，部分学生就以此为判定，觉得老教师落后，不如年轻教师，或是认为有职务头衔的教师说得才重要，或是他们要自己“创新”。应该让学生明白，数千年的文明与医学发展，其中积淀下来的精华是不可轻易否定的，遗传与进化同时进行，有的医学知识尽管很早就被人们认识了，却是难以推翻的真理。而有些浮躁的研究文章尽管新颖，却没有经过反复的验证，有些文章发表的内容后来经过验证是错误的。所以不能以新旧早晚来判别医学知识的真假与价值。教师和学生都需要注意这些原则①。

此外，为了避免同一案例在校重复使用时学生提前上网搜索答案，向学长讨要以前讨论的结果，我校规定同一案例使用不得超过两次。也是为避免学生提前知道重复使用过的案例就不认真讨论，我们在第二次使用该案例时，按要求曾将其改名为“100 焦耳！”，是指用力心前捶击可产生 100 焦耳的能量，使患者室颤得到消除。但我们在参加加拿大 McMaster 大学 PBL 学习的过程中了解到，在 McMaster 大学，合适的有利于学生学习的案例往往重复使用，并不担心学生提前了解以往使用相同案例的信息。这也体现出我国医学教育中教与学的弊端，有些学生为在 PBL 辅导老师面前表现良好，获得高分的评价，把心思花在提前搜索案底和发言时表

---

①编者按：在 PBL 中我们也要培养学生对医学知识的真假新旧的判别，可以在案例中加入一些循证学习（evidence-based learning）的成分，鼓励学生去寻找最新、相对可信的文献证据；不过这可能先要对老师进行循证医学（evidence-based medicine，EBM）的培训。这是现代临床医学教育里的重要一环（第八章对此有较详尽的叙述）。

现上，老师则不得不防备学生的这些做法，这都是我们应该在PBL学习中纠正的问题，而不应任其发展。当然，学生的学习行为有时是教育体制与学校的规范造成的，真正的问题不在于防范学生的投机取巧，而是教育学生远离投机取巧的行为，这就是PBL的目的[①]。

案例摘要及学习目的（教师用）

本教案为呼吸心搏骤停成功实施心肺脑复苏的案例。一位老年患者因胃肠炎在急诊室接受抗菌、补液治疗。既往偶有血压升高，无其他心脏病史。由于患者反复呕吐及腹泻造成消化液中电解质尤其是钾的大量丢失，加上补充不足，造成严重低血钾，因而诱发心室颤动，导致呼吸心搏骤停。第一次经心外捶击后迅速复苏，握拳心外捶击可产生50～100J的能量来终止室颤，故案例题目为“拳头的力量”，并加感叹号以强调其强有力的作用。该患者经及时成功的心肺复苏加以补充血钾、抗心律失常药物治疗后康复出院，未留下明显后遗症。

心肺脑复苏抢救的关键环节包括迅速对患者的生命体征做出判断，确定呼吸心搏骤停的诊断，并立刻开始抢救，恢复心搏与呼吸，同时以药物及非药物疗法解除导致呼吸心搏骤停的直接原因（如本例患者出现的严重的心律失常）以及诱因（本例为低血钾）与原发疾病（本例为胃肠炎）的治疗。

本教案讨论所需专业知识主要为基本的生理学（心血管功能与心脏电生理、消化系统分泌功能以及基本的中枢神经系统解剖与功能）、生物化学及病理生理学（水电解质平衡紊乱的原因）、诊断学与药理学（生命体征的判断、心律失常的诊断与药物治疗原则）内容以及临床基本的症状、体征的判别与急救的基本知识。同时亦从中学习呼吸心搏骤停的常见原因与鉴别诊断。病案相对简短，强调呼吸心搏骤停的判别、疾病的原因与诱因以及心肺复苏这一重要的临床基本的急救技能，适合在医学院临床前期及桥梁课程学习中应用。若学生学习潜力大，可以在基本心肺复苏教学的基础上进一步推理扩展相关的消化系统、心血管系统与水电解质平衡紊乱的病理生理与疾病的临床治疗原则等学习内容。

---

①编者按：据我在加拿大McMaster大学、中国台湾“中国医药大学”以及在广东汕头大学的PBL经验，大部分的学生并不会去参考以前学长用过的同一案例的资料，而做出违反学术伦理的行为。他们也许会与学长简单地讨论案例内容，但这类的讨论是被容许的行为，因为每一年的学生背景及组员的组成不同，因此他们谈论的目标、兴趣与重点大都会不一样，根本很难抄袭或模仿。在McMaster大学，一些好的案例甚至可用上5～6年。有些学校要求学生缴交学习作业，制作简报并轮流报告，或要求学生回答一些老师预先设定的问题。这种做法一方面不符合PBL的原则与精神，另一方面这么做就提供了学生投机取巧或抄袭的行为的温床。

人类社会目前正处在一个高速发展的阶段，同时人类也在身体上和精神上承受巨大的压力，身心健康面临着十分严峻的挑战。21 世纪复杂的、多因素致病的心脑血管疾病已经成为威胁人类健康的第一杀手，心搏骤停的发病率增加十分迅速。心肺脑复苏术是各种原因所致心搏骤停的最初始和最基本的方法，同时又是最有效与最简易的抢救方法。呼吸心搏骤停也常常发生在医院以外的任何地方，为争取时间需要立即当场实施抢救，因此，无论对于临床医务工作者还是从事基础医学教学与科研的教师，充分学习和掌握心搏骤停的发生原因、机制和心肺脑复苏术的实施方法均十分必要。

关键词：

心搏骤停；心肺复苏；水电解质；低血钾；心室颤动

学习目的

【基础医学】（解剖、生理、生物化学）

1．循环系统的解剖与心脏的基本功能。

2．心脏的电生理与心律失常的电生理基础、正常心电图与常见心律失常的心电图。

3．正常血压与高血压、低血压的诊断标准。

4．消化液（胃液、肠液）的构成及其变化对血电解质的影响。

5．血液生化、水电解质与酸碱平衡与心脏电生理的关系。

【临床医学】（呼吸心搏骤停的临床表现和诊断与急救原则、药理学）

1．掌握呼吸心搏骤停的临床表现判别与抢救原则。

2．熟悉呼吸心搏骤停的常见原因，与其他原因引起的意识障碍（例如晕厥、昏迷等）的区别。

3．感染性炎症的综合治疗原则，抗菌药物的类型与抗菌谱。

【医学人文】（医学伦理学、卫生经济学、卫生法学、卫生政策、医患沟通学等）

1．讨论如何在医疗系统内部及医疗系统之外的人群与社区中开展心肺脑复苏基本常识的宣传教育。

2．由于消化系统生理及临床各学科理论授课尚未开始，因此消化部分内容需要学生自学，通过鼓励学生自学可以进一步提高学生自学的能力。并在各系统学习的基础上，强调人体不同系统之间的关联。

注：该案例教师版案例全文发表在黄钢、关超然主编《基于问题的学习（PBL导论）——医学教育中的问题发现、探讨、处理与解决》（人民卫生出版社，2014）一书

案例5　生死之间

张怀平

问题导向学习案例

教师版

人文通识——医学法律伦理

生死之间

教学对象：临床医学专业一年级学生
撰 写 者：奚春华[1]　祝　辉[2]　王艳艳[1]
关晓伟[2]　王　巍[1]　唐少文[3]
所属学院：[1]第一临床医学院
[2]基础医学院
[3]公共卫生学院
审 核 者：刘晓蓉（基础医学院）
张怀平（教师发展中心）

南京医科大学教师发展中心　2016年1月

一、案例设计缘由与目的

本案例设计为医学教育法律伦理案例，主要是来源于医学领域中不治患者如何自主选择生与死的医学法律伦理，同时案例还涉及了器官捐献的有关医学贡献议题。

长期以来，医生为了患者的生命健康，都是在竭尽所能地挽救患者的生命，根据患者的病情积极开展治疗，然而，总有一些不治之症在折磨着患者以及患者家属。在面对不治之症的情形下，如何选择更高生活质量和更好的归处，一直是困扰医生及患者和家属的问题。是被病痛折磨致死还是减少病痛折磨，有尊严地选择离世，在医学界和法学界一直争论不休。

本案例在设计之初就给了学生一个无限讨论的空间，安乐死、脑死亡、器官移植等医学现象需要考虑到现代医学面临的伦理法律道德观诉求。在目前中国乃至全球大部分地区都没有法律许可“安乐死”的现状下，“尽量减小患者痛楚”如何选择？是在现代医疗技术下让患者全身插满插管中离世还是尊重患者的生与死的权利选择？

案例在设计的过程中，主角选择了一位有文化的教授，作为一位教授，本身在自身的疾病问题上有着清醒的认识和了解，在人生的生死面前，他无奈地依从了法律，但是，在他被病痛折磨中，仍然选择了离世后捐献自己器官的决定。更多的想告诉学生的是人生的选择，我们要为医学事业的发展做出更多一己之力。

二、反思探索

为了更多地了解学生对“生与死”的反思，特别设计了一份简单的问卷请学生于课间填写。问卷如下：

1．如果您得了不治之症，在病痛折磨之下，您会如何选择？

A．自行主动离世

B．申请被动离世

C．放弃治疗，等待死亡

D．忍受治疗的痛苦，无奈离世

2．如果您的嫡系亲人被诊断为不治之症，在病痛折磨之下，您会如何选择认同？

A．自行主动离世

B．申请被动离世

C．放弃治疗，等待死亡

D．忍受治疗的痛苦，无奈离世

3．如果您是一名医生，面对患者忍受的折磨，您会如何选择认同？

A．自行主动离世

B．申请被动离世

C．放弃治疗，等待死亡
D．尽其所能，给予患者治疗，无奈离世

三、前言

学生用本案例应具备的背景知识（prerequisite knowledge of students）：
1．了解问题导向学习的基本理念和大致流程。
2．了解一定的生物学与人体基本生理学等知识。
3．了解大众健康教育、社会医学、医学伦理学等常识。
4．具备查阅文献、检索文献的能力。

案例目的

1．对问题导向学习的模式进一步加深理解，通过本次案例学习增加实践体会，对学习过程中出现的问题能及时发现并解决，作为后续案例学习的借鉴。
2．通过课程学习展开对于晚期肿瘤患者的知情权、患者隐私保护的认识及医生职业素养等讨论。
3．深入了解安乐死、脑死亡、器官移植等医学现象或诉求的伦理法律道德观。
4．从社会层面理解肿瘤的三级预防、晚期肿瘤患者的人文关怀措施并提出建议。

案例简介 / 摘要

杜教授体检发现胰腺占位合并肝占位，医院蔡主任告知其为胰腺癌伴肝转移，生命仅剩 3 个月。杜教授心灰意冷，安排后事，然后向医生寻求安乐死。遭到拒绝后杜教授开始接受心理治疗。4 个月后杜教授病情进一步加重，痛苦不堪，与家人一起再次向医生要求安乐死。再次遭到拒绝后杜教授在痛苦中离开人世。杜教授最后的心愿——捐献角膜让光明得以延续，完美诠释了生与死！

四、课堂安排

本案例为通识案例，分为 2 幕，1 次课（共 3 学时），具体安排如下。

第一阶段：学生依案例设立学习目标并解决问题（70 分钟）

Part Ⅰ（20 分钟）：暖场、自我介绍，选取主席 1 名、记录员 1 名。导师适当介绍 PBL 学习的有关注意事项，跟学生事先就 PBL 学习进行有效沟通。

Part Ⅱ（30 分钟）：发案例第一幕给学生，研读并提出与学习目标有关的问题，设立可达共识的目标，讨论分享学生找到的文献资料，解决问题。讨论中需注意引导学生的思路，导师应及时参与到学生学习时所遇到的困难中，并给予有效引导。

Part Ⅲ（20 分钟）：团队动力流程反馈评量，对所有参与者个人和团队整体的角色、行为、态度及常见问题进行反馈，并对导师在 PBL 学习过程中的角色进行进一步阐述，同时适当点评学生在 PBL 学习讨论过程中有关 PBL 理念和精神的体现以及需要加强的方面。

第二阶段：学生依案例设立学习目标并解决问题（50 分钟）

Part Ⅰ（30 分钟）：发案例第二幕给学生，根据第一幕的反馈研读第二幕，提出与学习目标有关的问题，设立可达共识的目标，讨论分享学生找到的文献资料，解决问题。导师及时参与到学生学习时所遇到的困难中，并给予有效引导。

Part Ⅱ（20 分钟）：导师指导团队动力流程反馈评量，对组员（包括 tutor）在本案例讨论过程中的个人及团队整体动力角色、行为态度及问题进行检讨与反馈。

注意事项（specific issues of emphasis）

1．因为学生是第一次参与 PBL 学习，注意此次学习的侧重点在于让学生了解 PBL 学习的关键环节和需要注意的方面，并不是侧重讨论案例中的知识要点，而是通过案例的知识讨论过程提醒学生该如何展开 PBL 的学习讨论，凝练学习重点和问题。

2．讨论过程中要特别注意引导学生及时发现有悖于 PBL 理念和精神的错误学习方式并修正，反馈评价时要及时告知并总结点评学习过程中出现的所有问题及学生在讨论中的异常表现。

五、案例情景

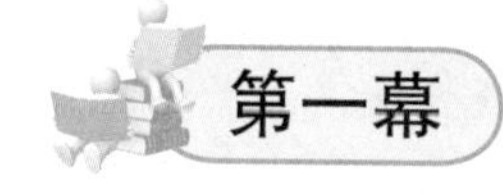

杜教授年逾 60，性格开朗，健谈。2010 年 10 月体检发现胰腺占位合并肝占位。体检报告很快从单位传开了，同事纷纷来看望杜教授。在老伴的陪同下，杜教授战战兢兢地来到普外科专家蔡主任门诊就诊。蔡主任告诉杜教授，胰腺癌伴肝转移已经失去手术机会，平均生存时间 3 个月左右。杜教授上网了解了一些胰腺癌知识后，变得沉默寡言了，经常在阳台上久久发呆，经常为了一点小事发怒。老伴看在眼里，痛在心里。杜教授病情越来越重，身形亦愈加消瘦了。2 月后，他独自一人来到南京某医院，想问问医生可否帮他安乐死，他想体体面面没有痛苦地离去。他还告诉医生他把一切放不下的事都安排好了。医生拒绝了杜教授安乐死的要求。在医生的建议下，杜教授接受了心理医生的治疗后慢慢开始接受自己的病情，等待着最后时刻的来临，无奈忍受着身体疼痛与消瘦。

关键词：

体检报告；门诊就诊；胰腺癌伴肝转移（pancreatic cancer liver metastasis）；沉默寡言；独自问医生；安乐死（euthanasia）；心理治疗

学习重点：

1. 晚期肿瘤患者的知情权、患者隐私的保护、医护工作者的职业素养。
2. 社会、家庭、个人对于晚期肿瘤患者的人文关怀。
3. 恶性肿瘤的三级预防。
4. 安乐死的背景与意义。

提示问题：

1. 如何理解与诠释晚期肿瘤患者的知情权、患者隐私的保护？医护工作者从职业素养角度该如何向患者交代病情？
2. 从社会、家庭、个人三方对于晚期肿瘤患者应该做些什么？
3. 如何实现恶性肿瘤的三级预防？当前环境污染对于肿瘤的发生发展有什么影响？
4. 何谓安乐死？如何看待安乐死？

Tutor 注意事项：

本案例针对低年级学生医学知识掌握较少，通过对社会现象、家庭观念、医学伦理等知识入手描述临床特定场景。可依据下列提示问题，引导学生设立相关议题。

1. 从“体检报告在单位传开，同事纷纷探望”引导学生思考患者隐私保护的问题。
2. 从“蔡主任告诉杜教授，胰腺癌伴肝转移已经失去手术机会，平均生存时间 3 个月左右”引导学生模拟临床场景，从职业素养角度，提出并解决关于晚期肿瘤患者的知情权的问题。
3. 从“杜教授知晓病情前后的情绪和性格改变，同事、家人的关怀”，引导学生思考关于对晚期肿瘤患者的人文关怀和心理疏导问题。
4. 从“杜教授体检发现……到医院就诊……”这个过程，引导学生讨论关于恶性肿瘤的三级预防问题，时间允许可考虑关于当前环境污染对于肿瘤的发生发展的影响。
5. 从“杜教授想到安乐死”引导学生探讨有关安乐死的议题。

第二幕

4个月后，杜教授病情日益加重，躺在病床上奄奄一息。全身疼痛难忍，每日靠药物艰难度日。他很怕熟人来探视，说自己形象惨不忍睹。治疗期间他曾多次拔掉输液管，都被抢救了过来。杜教授在清醒的时候流着泪对亲人说："这次我的病是真的没希望了，就让我痛痛快快地离开吧！"不忍看着老人痛苦下去，家人向医生咨询可否使用"安乐死"。医生再次拒绝了杜教授安乐死的要求。杜教授在痛苦中一点点消耗殆尽，直至昏迷，仅靠机器维持生命体征。医生告诉杜教授家属，他已经进入临床"脑死亡"。

家人颤抖地拿出一张皱皱的纸，向医生表达了杜教授希望离开后捐献角膜的意愿。纸上最后签名为杜教授！24小时后，光明随着眼睛睁开而亮起，新生命在另一头开始！

关键词：

癌症晚期；疼痛难忍；脑死亡（brain death）；器官捐献（organ donation）；角膜移植

学习重点：

1．安乐死与脑死亡。

2．器官捐献与脑死亡的伦理学。

3．器官捐献、脑死亡、安乐死的关系。

提示问题：

1．何谓脑死亡？安乐死与脑死亡有何关系？

2．安乐死的适用对象、申请条件、实施目的、实施方法、实施主体的条件是什么？

3．何谓器官捐献？器官捐献与脑死亡、安乐死有何关系？

4．医生为什么拒绝了杜教授及他的家属对安乐死的要求？

Tutor 注意事项：

本案例针对低年级学生医学知识掌握较少，从社会现象、家庭观念、医学伦理等知识入手描述临床特定场景。可依据下列提示问题，引导学生设立相关议题。

1．从"杜教授病程晚期的身心双重痛苦和要求安乐死再次被拒"引导学生思考关于安乐死的生命伦理、医学伦理与法律问题。

2．从"杜教授临床判断脑死亡后……"引导学生思考脑死亡的问题。

3．从"杜教授希望离开后捐献角膜的意愿"，引导学生思考关于器官捐献以及所涉及的医学伦理和法律的问题，而对于器官移植所涉及的医学专业知识层面可浅显了解，不建议过多过深讨论，留待学生高年级后再学习讨论。

六、本案例学习小结

1．因为本次课程学习是 PBL 通识课，导师可根据学生的学习讨论情况给予适时的指引（但要表明，因为是第一次上 PBL 课，所以导师可能会时常地介入和指引，但从以后的 PBL 课开始，均应以学生自主讨论学习为原则）。

2．将所有学习议题注入案例情境做总结讨论和回顾

本次课程学习通过杜教授体检发现占位病变后经医院诊断为胰腺癌伴肝转移，寻求安乐死不果，后病情加重，在痛苦中离世，离世前自愿捐献角膜的案例而引出胰腺癌晚期、安乐死、脑死亡、器官捐献与移植等相关讨论问题。

注意此次学习的侧重点在于让学生了解 PBL 学习的关键环节和需要注意的方面，并不是侧重讨论案例中的知识要点，而是通过案例的知识讨论过程提醒学生该如何展开 PBL 的学习讨论，凝练学习重点和问题，在反馈评量时要特别注意点评并修正学生有悖于 PBL 理念和精神的错误学习方式。

3．在文献和资料的检索和查阅方面，导师要侧重强调文献资料来源的重要性。鼓励学生查阅原始文献和论著，不建议使用非学术性搜索引擎阅读简单的网络信息。

七、学习资源

图书、电子图书及电子期刊等

1．曹开宾，邱世昌，樊民胜．医学伦理学 .3 版．上海：复旦大学出版社．

网络资源

2．南京医科大学图书馆 / 数据库 / 电子期刊 / 电子图书 /http：//lib.njmu.edu.cn/

3．Pubmed 文献数据库：http：//www.ncbi.nlm.nih.gov/pubmed/

八、案例实施之成效

本案例作为临床医学专业学生在大学一年级时的第一次 PBL 体验，激起了学生对医学领域探索的强烈反响。在参与学习该案例后，对 PBL 学习方式、案例涉及的伦理法律问题均产生巨大的震荡。通过对参与学习小组调查分析，我们感觉到 PBL 教育教学改革势在必行，同时也让我们深感推行 PBL 改革使命之重、任务之巨。

根据各小组导师记录之反馈，学生在学习过程中探讨了大量的内容和议题。主要表现在：晚期肿瘤患者的知情权、隐私权的保护，医护人员的职业素养，社会、家庭对晚期肿瘤患者的关怀，安乐死、脑死亡、器官捐献等，均被热烈地讨论。

作为一种崭新的、不同于中国传统教学习惯的教学改革，PBL 的精髓主要体

现在三个方面：首先，以团队为基础、问题为导向的学习方法是激发学生的学习积极性和主动性的重要来源，也为学习提供了理论联系实践的空间和情景；同时置身于具体的情境中，学习者会经历一个涉及复杂情境下分析问题、探索解决问题的方案并积累经验的过程。其次，学习内容鼓励跨学科和学科交叉，它超越了传统的学科单一化，避免因专业划分过细而造成知识的局限性。再次，人和环境互动的学习方式，使学习的社会性得以强调，通过小组学习的形式鼓励合作精神，培养学生交流、参与、组织管理和自我管理的能力，这也是创新知识的重要过程。

在总结 2015 级学生学习该案例的学习心得体会后，摘抄些许有代表性的心得以分享：

1.“我认为这门课有很多的好处……它为学生们营造了一个轻松、主动的学习氛围，使其能够自主地、积极地畅所欲言，充分表达自己的观点……”

2.“它不仅对理论学习大有益处，还可以锻炼学生们多方面的能力，如文献检索、查阅资料的能力，归纳总结、综合理解的能力……”

3.“我感觉，PBL 的魅力之处，不在于你学习了多少医学知识，正如陆游对他儿子所言‘汝果欲学诗，功夫在诗外’。PBL 也是如此……让我们医学生对于医生的职责以及以后我们应该承担的责任，有了更深一步的了解，在我看来，这些东西是在课本上学不到的，这就是多彩的 PBL。”

4.“我深刻意识到，作为一个医学生担负的责任感和使命感，当我们面对无法治愈的疾病时，面对病患，我们应该给予患者更多的关怀和温暖，对我的未来，我满怀期待，立足长行……”

特鲁普医生曾说：*To cure sometimes，to relieve often，to comfort always.* 尽管现代医疗技术的发展已非昔日可比，但仍有多种疾病人类无法治愈和克服，在面对患者时，就需要我们的医护人员具有医学的人文关怀和高尚的道德情操，关爱患者，一起帮助患者克服和减少对疾病的恐惧，这也是医学生在案例学习中所能体验到的切实感受。

第十章

从PBL工作坊的示范案例延伸出来的PBL案例

■ 关超然　撰

引言

在这个章节里，将展示两个案例，是我在中国台湾及大陆的各院校进行 PBL 教师培训最常用的案例——**“小华受伤了”**及**“小莉居然感染上肺结核”**。这两个案例较为简化的前身，非但是用在给学生的 PBL 导论课里的一个示范案例，也是用在 PBL 工作坊给老师亲自演练的样本案例（用来示范 PBL tutor 的角色）；甚至也将其英文版用在国外举行的 PBL 工作坊。**“小华受伤了”**是我为 PBL 工作坊设计的几个示范案例中最喜欢的一个。它已有十几年的历史，这个案例也被用于选拔精英班（例如，汕头大学医学院的主动学习班）学生的录取标准测试之一。第二个案例**“小莉居然感染上肺结核”**是为了培训老师撰写案例而设计的。它源自一所院校所写的一个很不成熟的“PBL 案例”（实则根本就像是个“病历”）。我请学员分组研讨此案例的问题与缺点，并修改成一个比较有水平的 PBL 案例，然后他们轮流报告他们的成果且彼此给予反馈后，我逐一加以点评。

“小华受伤了”案例之所以具有这么多的培训功能，是因为它的故事情境与大街小巷里的日常生活非常贴切，并没有要求学员具有深广的专业知识去启动脑力激荡性的讨论。非但可以应用在学生的 PBL 认知营，也可以应用在老师的工作坊。很妙的是，当我把这个示范案例分别让一年级的学生和医学专业的老师（基础与临床老师）进行脑力激荡时，结果显示老师提出的议题绝大部分都是集中在医学专业知识层面的问题（尤其是临床的老师；由此可以看出传统教育框架的影响），而学生却能提出人际生活层面的问题，这个观察也可见有效的 PBL 培训工作坊对老师在 PBL 的了解与做 tutor 准备的重要性。

从无数次 PBL 培训的经验，也根据自己的观察及他人的反馈，对这个案例进行了多次的修改与润饰，而最后变身为给初入大学的学生在医学教育的通识人文阶段，或基础医学阶段使用的案例。此外，这个案例是利用平日生活中常见到的情境，以柔软的结缔组织（皮肤）受伤作为简单的学习平台来熟悉 PBL 的学习理念与流程。况且，皮肤是支持人体结构最大面积的组织器官，它不仅塑造了人人所在意的外表形象，也是最常受到各种外源性损伤的器官。我们常在报刊及媒体，看到孩童由于父母或看护者的疏忽，或蓄意的情况下，身体受到不等程度的伤害，甚至死亡的报道。我于十几年前，就已经认识到这个故事情境会是一个很适合用来做 PBL 工作坊的示范题材。再者，这个案例撰写的内容不需要过于专业化，比较适合初入大学接触 PBL 的各学科层面的学生，也较容易去体验 PBL 的学习法。但是，这个案例的情境在基础医学的阶段也可以稍加修改与润饰，以较为专业化的手法撰写，去触发对某些人体结构知识与机制的深入学习；甚至可以延伸到临床议题，如皮肤的移植手术，或矫正性的美容整形等。

案例 1　小华受伤了

关超然

前言

最初，这个案例是用来培训刚入门的 PBL tutor 及低年级的学生对 PBL 流程的基本认知，因为学生都是经过中学阶段长期大堂授课，被很有结构性的教学养成被动的学习习惯，非常不适应使用小组讨论的方式对结构性较少的案例情境提出想要/需要学习的问题。他们甚至根本不晓得应当提出什么问题（因为传统教学是老师提出问题要学生学习找答案）。因此，培训的案例的情境应当写得非常简单，而且只是以单一皮肤烫伤事件作为这个案例的主轴：

> **小华烫伤了**
>
> 5 岁大的小华被妈妈带来医院烧伤急诊室求医。小华半边身自腰部以下的皮肤都可看到严重红肿及烫伤的大水疱。小华疼痛得尖声哭叫……

学生及老师可以问以下的问题（读者也可以尝试回答这些问题），目的是脑力激荡其发掘问题，然后寻找咨询加以学习，而不是马上进入深层讨论：

- 哪些领域的学生可以利用这个案例进行学习？
  大概很多不同专业领域的学生吧？医护？文学？社会？管理？……
- 学生从目前这个极为简单的情境中可以探讨学习些什么知识？
  皮肤是什么结构？人为什么会有皮肤？功能何在？皮肤烫伤有什么反应？
  为什么会发红、肿胀及产生水疱？这是什么程度的烫伤？
  为什么烫伤会痛呢？痛的程度如何（尤其对5岁的小孩子）？
- 学生在探讨这个案例过程中需要具有什么能力？
  好奇心？分享现有的知识？会提有效的问题？愿意合作？愿意沟通？
  知道或愿意如何学习去找资料？
- 如何延伸这个案例情节以扩展学生的学习面？
  妈妈是什么人？为什么小华会受到烫伤？医院烧伤急诊室有些什么员工？

PBL的案例不能过于单调，要在情境的叙述层面上下工夫，才能引起促使学生学习的好奇心与兴趣感，但也不应有太过包罗万象的复杂性，而要在设定的课程与学生的能力范围以内。因此，案例情境的设计与描叙变得很重要，一方面要能够多元整合，符合课程的需要及进展，另一方面又不应过于复杂，让学生疲于奔命。内容的发展也要在概念上因循渐进，层次分明。以下是对前面过于简陋的案例稍加润饰的示范PBL案例：

小华受伤了

5岁大的小华被妈妈带来医院烧伤急诊室求医。小华左半边身自腰部以下的皮肤都可看到严重红肿及烫伤的大水疱。小华疼痛得尖声哭叫……

这位21岁的单亲妈妈对医生解释说小华太顽皮，常常带给她很多麻烦，这次他又不小心打翻餐桌上的热水壶烫伤了自己。可是小华哭着说："不是我，我没有打翻热水壶！是妈妈打翻的！"

医生检查小华的伤口时又发现小华的右小腿也有一条4厘米长的割伤尚未结疤，还有一点红肿以及脓液渗出。

从这个延伸出来的案例，可以体现出整个故事的冲突点，触发学生想要解决问题的好奇心。学生开始会询问为什么小华与妈妈的说法不一。有的学生甚至推测5岁大的孩子应当不会说谎，因而下了结论一定是妈妈在说谎，她一定是虐待了小华，用热水烫伤他。其实，这个案例的情境并没有任何有力的证据显示有家庭暴力的发生，学生并没有意识到这些都是缺乏批判性思维、没有实证的臆测。很多学生并没有意识到妈妈16岁就怀孕的资讯，也没有意识到皮肤的4厘米割伤（需要缝合吗？）未结疤、红肿、有脓液渗出（发炎感染的征兆）的意义。有的学生问小华的爸爸是什么人、为什么会与小华的妈妈离婚。这些提问都显示学生虽然好奇，也愿意提问，却不懂得提出有效的问题（可以在课后检索寻找出有解决方案的问题），造成同学们可能会在这个议题上打圈子，导致跑题而浪费时间。

以上案例最后引入皮肤的割伤，目的是让学生知道皮肤会遭到很多形式的创伤，这与将来皮肤的修复与治疗有很大的相关性（如，烫伤与割伤的急救治疗与修复有什么不同？可以衍生到基础医学的学习，或是临床医学的学习）。

为了让这个案例成为一个高度多元整合性的医护专业 PBL 案例，显然还要加入很多其他的元素，使得可以衍生出很多的概念，适合医学生、护理学生及其他健康医学学生的学习。因此，用以上简短案例的情境平台作为基础，我引进了一些社会与家庭的人文议题，更延伸了亲子关系、家庭伦理、医患沟通的问题。在医疗团队的议题上，也强调了医护之间合作以及社会工作人员的角色，治疗方面更强调了适当的皮肤烫伤与烧伤的治疗护理，与抗生素的正确应用。

以下展示的是多年努力的结晶、最后整合完备的**“小华受伤了”**案例，分成三幕，各强调着连续性，彼此相关，却又有不同的概念。因篇幅所限，我仅将这个案例的分幕情境、综合的教师指引及可学习到的议题展示于下。

小华受伤了

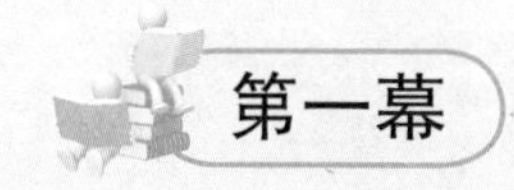

星期四晚，5 岁大的小华被妈妈带来本地医学院教学大医院烧伤急诊室求医。小华左侧膝盖以下到小腿的皮肤都可看到严重的烫伤红肿及大水疱。小华疼痛得尖声哭叫。值班的住院医师请护士先给小华注射一针镇静剂及止痛药，并在烫伤处敷上冰冻的湿毛巾。

这位 21 岁，早已离家与男友同居的未婚妈妈向护士及值班医生抱怨说小华太顽皮了，常常带给她很多麻烦及困扰，这次他爬上餐桌玩耍，不小心打翻了刚烧滚不久的一壶水烫伤了自己。可是小华哭着说："不是我，我没有打翻水壶！是妈妈打翻的！我画画把墙壁弄脏了，妈妈很生气打我……" 值班医师检查小华伤处时，发现小华的右大腿外侧亦有 4 厘米长尚未愈合的裂伤，伤口红肿发热，且仍有一点带血丝的脓液渗出。小华告诉医生说是两天前爬树玩耍时割伤的。小华的妈妈表示完全不知悉这件割伤的意外，于是又开始数落小华的不是。护士告诉小华以后跌伤了一定要先告诉妈妈，小华委屈地表示因为怕被妈妈打骂，不敢告诉妈妈。

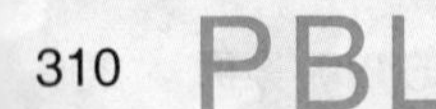

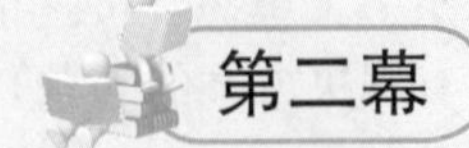

第二幕

医师清理了割伤及烫伤处，涂上了一层消炎杀菌药膏，请护士为小华包扎，并关照小华的妈妈每天都要为小华清理伤口、上药及用纱布包扎，又吩咐母子俩一个星期后去诊所检查小华伤口的恢复状况。

第二个星期一早上，小华又被妈妈带来急诊室，原来小华的伤口非但没有好转，反而红肿得更大，而且积有黄色脓液，情况恶化。小华行走似乎困难，颜面泛红，目光呆滞，没有精神、想睡觉，好像有发热的现象。护士注意到包扎小华伤口的纱布很不干净，似乎没有更换过。追问之下，小华的妈妈说因为上周末忙着与比大她一岁、辍了学在搬运公司打工、正在同居的新男友参加派对，没有空为小华处理伤口，心想反正上星期四医生已上过药包扎好了，不动它大概就没关系了。护士测小华体温为39.2℃。医师又仔细地清理了小华的伤处，上药及包扎好，再次关照小华的妈妈每天都要为小华处理伤口，并为小华开了3天的退热药及7天的抗生素。这次受到医生很严肃的交代，小华的妈再也不敢疏忽照料小华的伤口。3天之后，小华的烧终于全退了，伤口的红肿和疼痛也全消了。

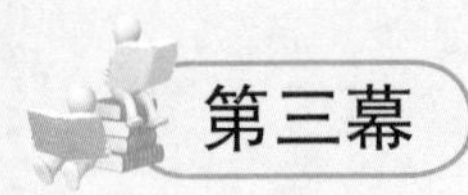

第三幕

星期日晚，小华的妈又带小华到急诊室，小华又开始发热了，38.5℃。小华的妈又在向护士抱怨小华太麻烦："养个小孩怎么那么多麻烦事……先是割伤，跟着烫伤，然后发烧，退了烧伤也好了，怎么又再发烧……一定是医生开的药不对，真烦死我了！"值班医生耐心地对小华及他的妈妈问诊，终于发现小华的妈只给小华吃了3天的抗生素，因为小华烧退了，伤口也愈合、消肿、不痛了，所以就不再给小华吃剩余的抗生素。

护士及值班医生从这一连串发生在小华的事故中，不约而同地都意识到这位年轻的妈妈可能尚未有足够的能力扶养她的孩子，而且很可能会对这孩子造成伤害，于是告知医院的社工负责人，让社工造访小华妈妈住所实地晤谈了解真实状况。

教师指引

老师的角色并不是在PBL的课堂上教学讲授，而是以学生为中心的心态帮助学生进行自主学习。您没有必要是皮肤科专家，也不需是儿童心理专家才可帮到学生。第一堂课可以在您的引导下协助学生做脑力激荡，让学生自己思考、提问和讨论。最终的目标是让学生在第一次接触案例，也没有先备知识的状况下，达成共识而能列出5～7个有意义的学习目标(以重要次序先后排列出来，并含足够下回讨论60～90分钟的内容)。目标太多可能时间不够，太少则学得不够，决定要学多少才恰当，是判断的能力，也是对时间管控能力的挑战，这也正是学生一生都要面对的问题及需要学到的能力。学生与老师有60分钟来学习/处理这个案例。

不要吝于给学生适当与即时的鼓舞。一分鼓励可以引发出十分努力。这个案例可以，但并非特别为医护的学生设计，它也可用在大学低年级的通识课，仅需将预期学习目标调整一下。Tutors要注意以下几点：

- 鼓励学生尽量在案例描述的情境范围内提问。营造安全的学习环境，告诉学生在PBL讨论室提出来的问题绝不会是没有价值的问题。甚至可鼓励提问为什么人需要有皮肤、皮肤受烫伤为什么会红肿疼痛。
- 可更进一步鼓励学生思考人对创伤的反应与人体组织受损伤的反应，皮肤烫伤与割伤会有什么不同的反应及有什么相同的反应。
- 学生可能会花很多的时间在皮肤的生命科学（L）而忽略了案例所涵盖的家庭社会议题（P）及成人/儿童行为议题（B）。适当的时候，让学生了解学习医学全面考虑思维的重要性，告诉学生目前基础尚未健全，尚不是时候进入临床细节的学习。目前能以情景学习基础并了解临床的相关性即可。
- 请尽量利用所有的时间做小组讨论，让学生有充分的学习机会，不可早退下课。一般而言，学生经常会感到PBL讨论时间不足，而不会过剩。时间过剩可能意味着tutor并没有尽到责任。即使有剩余的时间，也应可充分地运用在PBL后的反馈评价。

以下的预期学生可能会提出的学习议题分类（P、B及L三个层面）可以让tutors作为参考，请勿交给学生，也勿墨守成规地对学生照样画葫芦列出同样要求，并一一寻找标准答案。让学生自己列出他们共识的学习目标。不能期望学生列出全部的或一样的目标。当然，学生若真有困难，可以给予暗示协助。

可供学习的议题及重点讯息（仅限于教师版）：

这些仅供老师参考，请不要传给学生。以下仅是一些建议性的学习议题。学生的学习目标要学生自己从他们列出的议题中，以逻辑性、重要性讨论整理后，依序列出。

群体 - 社区 - 制度（population）

- 本国或本地区学前孩童在家受伤害的案例每年有多少？
- 现代家庭结构与孩童扶养的模式与问题是什么？
- 在本地的大医院，急诊室以处理什么医疗事件为多？
- 我们一般社区群众对孩童烫伤烧伤有足够的认知吗？
- 医护人员及社工在家暴虐童方面具有什么专业权责及法律责任？

行为 - 习惯 - 伦理（behavior）

- 离家出走青少年生活行为的探讨
- 家暴虐童的社会经济伦理行为的认知
- 对一般常用医药行为的认知与卫生宣教
- 孩童在不正常家庭环境的健康与心理认知
- 对使用抗生素，医师、药师及患者有什么迷思与认知？

生命 - 自然 - 科学（life science）

- 皮肤的结构与功能以及皮肤受创的生理反应
- 皮肤烫伤与割伤有什么不同的反应与愈合机制？
- 对 1 厘米与 4 厘米或更长的割伤，伤口的愈合处理会不同吗？
- 疼痛感觉是怎么样发生的？止痛药的机制为何？
- 群众对抗生素的无知与滥用，对生活及医疗有何影响？
- 发炎 / 发热反应是怎么样的过程？消炎药 / 退热药的机制为何？

当然可能还有以上未列出的相关议题。有些相关议题也许可以合并成一个较完整的目标。由于学习时间之所限，学生应当对适当的学习目标作出抉择及设定重要优先次序(priority)。学生若可列出 60% ~ 75% 的议题深入学习，也算是合理的。

案例 2　小莉居然感染上肺结核

关超然

引言

这个案例原本取自大陆的一所医学院校让三年级学生在**“呼吸系统模块”**使用的所谓“PBL 案例”。很明显地，这所院校已经采用器官系统的 PBL 课程，然而这个案例似乎是根据一个临床病历改编而来的。可是案例撰写的手法很生涩，展现的故事情境也非常不成熟。于是我将它作为一个负面的 PBL 案例纳入培训教材。该案例要点的原文如下（仅展示情境与学生的学习议题）：

三年级临床医学 PBL 课程

呼吸系统模块案例（教师版）

案例一：肺结核病

病患：李 X，女，32 岁，因发热、胸痛、咳嗽、血痰 1 周入院。

主诉：近 3 个月来有低热、午后体温增高、咳嗽，曾在本单位诊断为“感冒”，予以抗感冒药、先锋霉素等药治疗，疗效欠佳。1 周来体温增高、咳嗽加剧、痰中带血。半年来有明显厌食、消瘦、夜间盗汗。2 年前怀孕 6 个月时，曾因泌尿系感染住院治疗，余无殊。

入院检查：T 38℃，P 88 次 / 分，R 28 次 / 分，发育正常，营养稍差，消瘦，神志清楚，胸部检查，叩诊清音，听诊右下肺呼吸音减弱。**胸部 X 线平片**检查可见双肺纹理增粗，散在大小不等的结节状阴影，右肺尖有片状阴影。取**痰液做细菌培养和抗酸检查**均为阴性，PPD 试验强阳性。再次取痰送检，经浓缩集菌后涂片，抗酸细菌阳性。

确诊：经检查后该患者确诊为肺结核（右上肺），即使用异烟肼、乙胺丁醇等抗结核治疗。该患者表示家中有 2 岁小孩，患者家属询问小孩是否已被传染、须行何种检查才能确定、如何预防。

学生应思考，并回答以下的问题：

1．该患者诊断为肺结核的依据是什么？

2．该患者入院时痰液做细菌培养和抗酸染色均为阴性，而再次浓缩集菌为什么为阳性？说明什么？

3．该病例的 PPD 试验的结果说明什么？

4．患者家里小孩怎样才能确定有无被感染？怎样预防？怎样切断传播途径？

PBL 案例写作工作坊的演练任务：

1．请您设计一个有关呼吸系统的 PBL 案例，正好找到了以上的案例。从三年级临床医学学生的学习角度出发，此 PBL 案例有什么重大缺失？

2．根据您察觉的缺失，修改、润饰及添加案例的内容，使之成为有水平的 PBL 案例。

3．根据您想修改的内容与写法，增减适当的学习目标（intended learning objectives）。

针对第一项任务，几乎所有的学员（10 人一组，共 4 组）毫无困难就察觉到此案例的最大缺失在于其采用写临床病历的手法，非但枯燥无趣，没有什么故事的冲突去激发学习的好奇心，也不够人性化。案例平平淡淡的标题“肺结核病”更是有点像传统教学课程的讲课标题。整体严重地缺乏了 PBL 的精神，根本称不上是 PBL 的案例。于是学员们根据他们的观察与评论，利用 1 小时的时段更改了案例的内容。选四个修改了的案例中比较好的一个案例展示如下：

三年级临床医学 PBL 教学课程

呼吸系统模块案例（教师版）

案例：好不了的“感冒”

小李是一名世界 500 强公司的女高管，工作极度繁忙，经常熬夜。近 3 个月来一直咳嗽不断，多次在家测体温，在 37.5 ~ 38.5℃。多次在社区医院就诊，医院考虑“感冒”，予以抗感冒药、先锋霉素等药治疗，病情未见好转。1 周前来本市甲级人民医院，排队近 2 小时，终于挂到了呼吸科张主任的号。张医生看了小李在社区医院的病历，耐心地问：“最近除了咳嗽还有没有什么表现？”小李回答：“我体重下降了七八斤。还有几次咳痰的时候带血丝。晚上睡觉醒来会出很多汗。饭也吃不下。”

张医生立即仔细地给小李做了体检。**体格检查：**身高 165cm，体重 50kg。T 38℃，P 88 次 / 分，R 28 次 / 分，营养稍差，消瘦，神志清楚，胸部检查，叩诊清音，听诊右下肺呼吸音减弱。**胸部 X 线平片显示**：双肺纹理增粗，散在大小不等的结节状阴影，右肺尖有片状阴影。张医生立即安排小李入院治疗。入院后做了**痰液细菌培养和抗酸检查**。**报告提示**均为阴性；PPD 试验局部有硬结，直径 4cm。再次取痰送检，经浓缩集菌后涂片，抗酸细菌阳性。**经检查后该患者确诊**为右上肺肺结核，即使用异烟肼、乙胺丁醇等抗结核治疗。

小李的丈夫给小李送饭，无意中跟护士聊天："我最近真的忙坏了，一边要给小李送饭，家里的孩子才 2 岁，也咳嗽了半个月，老不好。儿子总是吵着要见妈妈，护士，我要不要把孩子带来？" 护士听了之后说："不要带来妈妈这里。孩子如果一直咳嗽，你赶快把孩子带到医院查一下吧。" 小李的丈夫说："好好好，我马上去。"

学生应思考，并回答以下的问题：

1．该患者诊断为肺结核的依据是什么？

2．该患者入院时痰液做细菌培养和抗酸染色均为阴性，而再次浓缩集菌为什么为阳性？说明什么？

3．该病例的 PPD 试验的结果说明什么？ PPD 如何判读？

4．患者家里小孩怎样才能确定有无被感染？怎样预防？怎样切断传播途径？

5．社区医院如何规范使用抗生素？肺结核的治疗原则是什么？肺结核常见的抗结核药物是什么？

学员报告反馈后，我给受培训学员的点评：

1．题目：改成"好不了的'感冒'"比原本的标题"肺结核病"高明有趣多了。

2．第一段的背景情境的叙述比较生活化、人性化，也有活泼感。给予患者的职业资讯，也许对患者问题的判断有帮助。但是大体上病情的描述与原本的叙述仅大同小异，并没有增加什么新意。

3．第二段是体检及检查结果（属于生命科学、医学检验的议题）并没有太多的改进空间。

4．第三段做了较多的与护士互动的文字叙述，强调了医院对 2 岁孩子可能会增加感染性，但是并没有处理。患者家属询问小孩是否已被传染、须行何种检查才能确定、如何预防，这反映了患者与家属忧心的问题（是行为 behavior 的议题），似乎并没有受到应有的关注，应当多延伸下去。

5．没有任何一组发现以下重要的缺失而加以改善：**"学生应思考，并回答以下**

的问题”不符合 PBL 的理念精神。PBL 并不是一个“由老师问问题要让学生回答问题”的教学方法。虽然 PBL 的培训不断地强调要“以学生为中心”、学生“自主学习”，包括学生自己发掘问题与设立学习目标，但老师似乎还是会在传统的阴霾影响之下强求学生回答老师替学生设立的学习目标（有点像传统老师给学生的问答题作业）。

6．另外一点是有关学生能力与客场的配合问题。据我了解，在大陆，医学三年级的学生正在进行从基础医学到临床医学的转接。既然是“**呼吸系统模块**”的案例，案例中及所要求的学习议题中并没有很足够的基础医学背景知识，反而是一些医学检验的临床议题及结核病本身的疾病背景知识。案例本身涵盖的整体医疗概念（基础或临床）似乎并不清晰，反而像是专攻肺结核的疾病的专题学习。案例的修饰大概主要是由临床老师的学员主导（结果我的猜测是正确的！）。

我后来也将这个用于工作坊示范的案例，依照 PBL 的精神改写修饰了一番，并反映我个人认为临床医学三年级的学生可以从这个案例学到的一些丰硕的议题。案例共分三幕展示如下：

重新更改撰写后的 PBL 案例

小莉居然感染上肺结核！

情景 1

李丽莉（名字为虚构），汉族人，已婚，育有 2 岁男孩，一家三口住在上海，她在家附近的小学校任二年级的导师。大家都称呼她为小莉。她的班上学生很多，令小莉特别忙碌。3 个月前小莉有持续的低度发热，经常咳嗽，感觉胸口疼痛，心想大概又是与以前一样，不时从小学生们那儿传染到感冒了。果然，小莉到了社区医院门诊就医时，医生也没多问就说:“近来有流感，看样子你是得了感冒。”医生开了感冒药、先锋霉素处方治疗，并关照小莉多喝水及休息。但是这次疗效似乎欠佳，低热、咳嗽及胸口隐隐闷痛虽然尚可忍受，却挥之不去。小莉也因忙碌并不很在意。近 1 周来她感觉到体温增高、咳嗽加剧，竟发现痰中时有血丝，很感意外，也非常担心，在丈夫的陪同之下赴医院的呼吸专科看诊。小莉告知医师，她半年来有明显厌食、消瘦、夜间盗汗等现象，没有其他特殊或异常病史。呼吸科医生建议她住院做更进一步的检查。

重要的学习议题

1. 典型的感冒的症状与一般治疗感冒的药物与方法是什么？先锋霉素是什么样的药？
2. 体温增高的可能原因与临床意义是什么？
3. 干咳、咳嗽有痰与咳嗽痰中有血丝的意义是什么？
4. 厌食、消瘦会在什么情况下发生？
5. “盗汗”是什么意思？有何意义？

教师指引

我给“小莉”设计为小学老师的职业。因为小学班上孩子多，常是疾病（尤其是感冒）传染的温床。

虽然案例的标题提示了肺结核，但是第一幕故意展示一个完全没有肺结核的证据的情境，不可让学生探讨肺结核的问题。学习目标的设立应完全要依照情境的提示去思考。因为在真实的临床情境里，肺结核的发现与诊断需要更多的依据，而且很可能会被误诊为“感冒”。

因此，在这种情形下，除了不鼓励学生将肺结核列为学习议题，而且要告诉学生不应该罔下诊断的定论，而应当收集更多的证据。可以挑战学生，如果照案例的标题认为是肺结核，看完第一幕的情境，应当要向“患者”问什么问题收集资讯，或要进行什么测试，这就可以很平顺地带入第二幕的情境。

情景 2

体格检查结果如下：体温38℃，心率88次/分，呼吸28次/分，体格发育正常，面部稍显消瘦苍白，不过神志清楚。胸部检查发现叩诊音清晰，听诊右下肺呼吸音稍弱。胸部X线平片检查可见双肺纹理增粗，有大小不等的分散性结节状的阴影，右肺尖有明显的片状阴影。痰液的细菌培养和抗酸检查均显阴性，PPD试验强阳性。医生看过结果后，决定再次取痰送检，要求浓缩集菌后涂片检查，这次结果呈抗酸细菌阳性。根据以上检查结果，小莉被确诊为肺结核（右上肺），马上使用异烟肼、乙胺丁醇等抗结核治疗。

重要的学习议题

1. 小莉的体征有什么是比较不正常的？可能是什么原因造成的？
2. 胸部X线影像可以用来看胸腔的什么结构？X线是如何产生的？
3. 小莉的痰液做细菌培养和抗酸染色均为阴性，而再次用浓缩集菌为什么为阳性？这个现象说明了什么？

4. PPD试验是怎么进行的？如何判读？其结果能说明什么？

5. 异烟肼、乙胺丁醇等抗结核治疗的机制是什么？

教师指引

对以上的第2、3点，tutor可以稍微强调一下其中“临床推理”与“批判性思维”的概念。

情景3

李丽莉心中很纳闷，她在这个社区工作了将近十年，怎么现在会感染肺结核这个病呢？回想不到半年前，她回家乡的农村医疗所探望过朋友的病（但不记得朋友患了什么病，好像也有咯血……），不知道是不是从家乡感染的；也不知会不会已传染了给家人，尤其是自己2岁的孩子；她又要带着二年级整班的小学生，不知道孩子们是否也被传染，须进行何种检查才能确定，以及如何预防呢。小莉也担心她的病会不会让她失去教职，而影响到家庭的收入，也让丈夫额外担忧操劳，不禁悲由心生，潸然泪下。

医生在写社区传染病通报报告时，心中也很纳闷，在上海应已杜绝了肺结核传染病，怎么现在居然会在小莉身上发生了呢？可能要建议卫生当局作进一步的公共卫生调查。

重要的学习议题

1. 小莉的肺结核可能是从什么地方感染来的？如何去证实呢？

2. 肺结核的传染途径有哪些？

3. 小莉得了肺结核真的会致使她失业吗？在中国这是合法的吗？

4. 小莉若不告知学校，学生若因此受到感染，小莉会被提告到法院吗？

5. 传染性疾病若不及时通报，可能会造成什么严重的后果？请列举您所知的实例。

教师指引

这一幕带入了几个原本没有的全新议题，包括病源、失业、法律及传染病通报。

虽然小莉并不知道是怎么染上肺结核的，但是她半年前到过条件较差的边远农村的医疗所探望生病咯血的朋友，也许这就是个可查询到的线索。

要学生去体会小莉所遭遇的困境与她（患者）的感受及与之相关的行为伦理议题。

传染病的通报在区域性与国际性医疗事件的处理中是非常重要的，也是医生应尽的责任，但在一些国家是非常欠缺的，也是医疗领域里公共卫生管理的重要一环。

读者可尝试将可预期学生学习的议题或目标以P、B及L的形式分类列出。

第十一章

人文案例之形成与应用

■ 辛幸珍　撰

一、人文伦理案例写作实录——取材至完成（九旬奶奶终于圆满了）

多年来为推广 PBL，费尽心思持续完成诸多场的初阶、高阶研习班。经过一天的紧密课程，在场的学员们在研习尾声总还是忍不住提出问题：PBL 案例到底要怎么写？从何着手？社会人文之案例的素材怎么来？经过多年的磨练，虽然撰写案例对我而言已算是驾轻就熟，然而如何回答这样的问题，却一直困扰着我。通常我的回答是："Just do it（就是放手去做）！" 但往往是得不到共鸣，大家总是觉得，一定有什么好办法，演讲者还没有清楚地讲出来。

思索了很长一阵子，我认为关于案例的写作，必须要告诉大家的可归为两个原则。**一是，最好是来自生活中的灵感。二是，必须联结过往专业实务的经验**。接着，我将好好地说明这两个原则。

首先，**最好是来自生活中的灵感**。就像学英文一样，它必须时时充满在你的生活中。当你有个念头、有主题，想要撰写一些适合拿来启发学习的 PBL 案例，在生活中你就会无时无刻地想着，就会在报纸杂志、演讲、专业的讨论会，以及周遭的生活故事中得到**灵感**。就如以下例子，正是我在网络上看到的，来自一位护理人员临床工作的反思，我不但深受感动，还让我心有戚戚焉。其实，这样的故事是很容易发生在你我周遭的。然而，经过这么一位用心又感性的护理人员的叙述，让我感应到了，这是可以诱发人文学习的一个案例的蓝本。而其内容——生命末期抉择，正是当下台湾社会与医学教育重要的议题，可以统整进入医学人文的学习。当下判断，只要我依 PBL 的精神，在案例写作中加以修饰、埋伏重点、做有趣的铺陈，这样的故事肯定可激起学生学习的兴趣。

然而，为何说它**必须联结过往专业实务经验**呢？没有来自作者实务经验之案例，对于真实的情境会有落差。因为并非身处其间而至感受深刻，写来大多不易激起共鸣。笔者出身于护理实务界，对于末期照顾议题有着深刻之经验，多年前回校任教，一直以来在学校里所教授的科目就是生死学、末期伦理。笔者而后在海外进修生命伦理博士学位，论文的主题正是关乎老年人之生死态度。最重要的是，长久以来，除了持续受邀出席医院临床伦理讨论会外，也以专业背景积极参与相关事务，例如台湾末期《安宁缓和条例》的多次修法，以及最近《病人自主权利法》的立法。对于这样的议题已有深刻之理解，遇上类似的主题叙事当然很敏感。既然对这样事情实际发生的来龙去脉已是了如指掌，于是议题的脉络情境，并不需太多的想象臆测，就能着手写作。

再者，根据笔者的研究，生命的圆满是多数末期老年人所追求的。而这样的主题也与笔者多年前发表之文章《**终结台湾社会老年人临死前使用高科技医疗维生之"惯例"**》的主张不谋而合。写作之构思与学习重点之铺陈，当然就能一气呵成。笔者在一天之内完成初稿，接着两天润饰、重点整理并与他人讨论，PBL 之案例写作于是乎完成了。这就是与过往专业实务经验最好的联结。

以网络素材为案例的蓝本进行医学人文教育

引发写作之网络来源 http：//news.ebc.net.tw/news.php?nid=64604

此文章是发表在媒体的一份具有叙事性描述（narrative description）的文章。叙事性描述是对事件的法生与过程具有真实性性的记载，以非常具有感性及理性的叙述法让读者产生共鸣，从而感悟到口述或笔述字里行间的感情与心境。在人文伦理的教育写作上，开始有广泛的应用。下页展示的是一个例子将叙事性描述的文章转绎成医学人文伦理的 PBL 案例，使其精简，却又不失其内涵，能达到自主学习的目的。

撰写者同时于每一剧幕后设定学习重点，并以标示 P、B、L 来检视案例是否完全具备社会群体、行为伦理以及生命科学三面向之学习。就此案例之写作实录请读者参考，并请思考如何着手自己的医学人文案例。

案例：九旬奶奶终于圆满了

辛幸珍

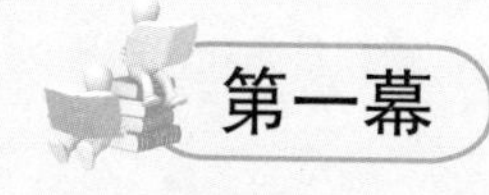

第一幕

深夜里，医院里的长廊，一大群家属紧紧地跟着病床前进，焦虑低迷的气息布满大家的脸庞。终于，来到了加护病房门口，等候的护理人员看了床上的老奶奶一眼，向陪同而来的、双手挤着 ambu 的急诊室护士点头示意，旋即转向大家："请留步，稍待我们处理告一段落，再跟你们说明……不过进来的人不能太多喔，每次只能 1 ~ 2 人……"慌张与不安再度来临，万般不舍下，众人看着奶奶被推入。门关上了，低迷的气压也就凝固在那里。

加护病房里，工作人员听着急诊护士的交班——92 岁的奶奶，晚餐后即在电视机前睡着，儿子发现叫不醒，慌张叫救护车送到急诊，经急救后插上人工气道（CPR、on endo），目前意识仍然不清，然心跳血压已趋平稳。

"92 岁了喔！"早晨接班的护士一边整理着床单，一边检查着患者身上的导尿管、呼吸器接管、鼻胃管的位置与其固定的胶布、心电图贴布以及两手的静脉输液是否流畅，离开前还抽了下痰……奶奶双手被固定着，双眼仍紧闭沉睡着，没有一点醒来之迹象。加护病房中家属不在旁，而伴着奶奶的是呼吸器交错打气的"呼—呼—"声与加护病房血氧监测器和心电图发出的"哔—哔—哔—"声。

可学习的重点：

1. 加护病房、急诊室之功能与医疗目标（P）
2. 急救程序、气管内插管放置、人工急救苏醒球（ambu bag）(L)
3. 加护病房各种医疗措施与护理处置（导尿管、鼻胃管、静脉输液、血氧监测器、呼吸器……肢体约束，翻身、摆位，抽痰……）(L)
4. 台湾地区平均寿命是多少？全体、男、女各是多少？ 65 岁平均余命是多少？全体、男、女各是多少？(P)
5. 内政管理部门历次居民生命表；年龄死亡概率之变动（P）

第二幕

原来这是一位备受家人疼爱的奶奶，儿孙满堂。十几年来虽在家人呵护下深居简出，但遍布世界各地的儿孙、曾孙的探访与陪伴从来不间断。奶奶个性非常随和，对于晚辈的逗弄与嬉闹从不以为意，是维系家族欢乐的开心果。

加护病房一天两次的探访无法满足忧心又六神无主的家属。不仅是负责的护士，进出的实习医生与住院医师都要回答家属重复又不太实际的问题。最常被问到的是“她今天有没有好一点？”实习医师往往把所有检验数据都报告一遍，但是心里却狐疑着：咦？前几天主治医师不是都已清楚说明，而且家属也签署了DNR同意书，怎么可能期待会“好”呢？

家属持续轮流着进来，孙子孙女们望着无意识的奶奶，常眼眶积满泪水。护士看在眼里，忍不住拍着他们的肩膀，示意他们一起帮奶奶翻身、按摩背部与四肢活动……两位孙女做得很起劲，后来加入的孙子辈更是振奋，不时地在奶奶耳边说道：“阿嬷，三叔公问我要不要带口红来让你擦漂亮”“你今天还在闹脾气、不理人吗？”“今天照顾你的护士姐姐很漂亮喔！听说不久就要嫁人了，你要不要快点好起来去喝喜酒？”“这里护理师每个都忙得瘦巴巴的，我有帮你叫她们多吃饭，中午由我们来看你就好……”

这样的气氛流动着，不知不觉加护病房的访客限制规定也变得式微了……

可学习的重点：

1. 医患关系、视病犹亲，家庭之核心价值（B）
2. 医疗告知与沟通（B）
3. DNR同意书之含义、安宁缓和条例之内容（P）
4. 卧床患者翻身，预防肢体失用（四肢按摩及被动肢体运动）（L）
5. 家属所谓“她今天有没有好一点？”其询问背后之含义为何？（B）

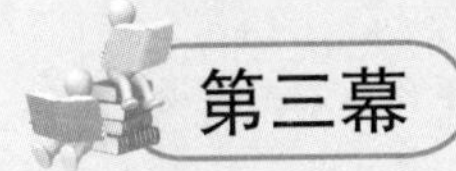

第三幕

2周过去了，奶奶依然昏睡，然而生命体征却是稳定的。这天，主治医师巡房时很为难地提出：插管已超过2周，无法脱离呼吸器的奶奶应该考虑做气管切开。望着奶奶嘴巴塞着管子、干裂的嘴唇与微微渗血的嘴角，不时需要用沾湿的棉签清理……也许气管切开后，奶奶真的会舒服一点，但是之后呢？一旁的护士顺着医师的建议，接着说明气管切开与气管内插管照顾上的差别……

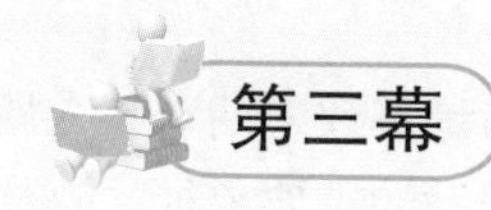

第三幕

“如果她是你阿嬷，你会怎么做？”孙儿举手打断了护士的话，“专业的部分我们已经知道了，请以朋友的身份给我们建议。”“我会带我奶奶回家。”愣了一下，护士还是这么说了，“但是，既然是你们的阿嬷，你们一定知道她要什么。”其实她也可以这么说：“气切后比较好照顾，也许可以再活久一点，活到120岁吧。”不是吗？每个人都是这么希望的，给家人多做一点、多给一点，所谓“父母俱在、兄弟无恙，人生一大乐也”，不是吗？

几位家人若有所思，讨论了一晚。第二天奶奶就回家了，只隔了一天，奶奶就走了，他们确定这是奶奶要的，奶奶应该一直在等着回家，她安心了，所以放心离开了。不久加护病房接到一封家属的来信，“奶奶躺在自己的床上，看起来很好，嘴里没有管子好看多了……”然后家属谢谢医护人员，让他们做了不会后悔的决定。

可学习的重点：

1．尊重自主、病患最佳利益，以家庭为中心的代理决定（B）

2．呼吸器使用之目的为何？气管切口（气切）及人工气道插管之差别与照顾上之优劣为何？（L）

3．撤除维生设施，安乐死与自然死之分野（B）

4．台湾《病人自主权利法（2015）》与美国PSDA（*Patient Self-Determination Act*）(1990) 之立法精神与内容 (P)

5．老人生命末期伦理；善终、寿终正寝、圆满各具有什么意义？（B）

参考文献：

1．Dena Hsin-Chen Hsin. Effects of family-centered values in elder’s end-of-life decision making - Perspectives of seniors in Taiwan and compared to senior in New Zealand. *Formosan Journal of Medical Humanities*，2006，7（1&2），179-190.

2．Dena Hsin-Chen Hsin，Darryl Macer. Comparisons of Life Image and End-of-Life Attitude among Elderly people in Taiwan and New Zealand. *The Journal of Nursing Research*，2006，14（3），198-208.

3．辛幸珍．终结台湾社会老年人临死前使用高科技医疗维生之“惯例”：探讨台湾老年人之生死态度并与新西兰及日本老人做比较．// 李瑞全．健康照护之生命伦理学国际研讨会．台北，2006.

后记

整体案例如前所述，部分是根据笔者的研究，生命的圆满是多数末期老年人所追求的，而以家庭为中心的儒家文化中，儿孙满堂正是生命圆满的重要象征，这样的剧情正可呼应案例标题的“圆满”两字。另笔者研究结果也显示，台湾老人生命态度除儒家思想外，深受道家思维的影响，以“落叶归根”与“回归自然”来理解死亡是生命必定之结局。然而许多老人家宁愿活在当下，对于自己之生死议题不去想它或谈它，以至于没有留下任何有关末期医疗之预嘱；而即使末期真的不要医疗介入，大部分老人也会为了求得家庭之和谐，而宁愿将末期医疗之决定全权交由子孙来为他们做主，或者等到那一刻来临“该怎么就怎么办”。这样的研究结果，完全可以用在剧情中，说明老人家虽是备受家人疼爱的奶奶，却没有对其末期医疗的选择留下只言片语，在家人的不舍下，临终时若非护理人员临门一脚的提醒，老人家在台湾健康保险之重病全额给付下，将会接着被气管切开、使用呼吸器以延长其没有质量的寿命。而护理人员之所以能以朋友之身份建议，是因先前与家属建立起良好的医患关系，又深知这是一和谐互爱之家庭关系。在取得信任后，把握机会介入，让儿孙们及时醒悟，推敲奶奶之意愿与设想奶奶的最大利益，而适时放手。这样的结果是促成生命回归自然消逝，以医护角色能做到这样，是多么大的功德啊!

以上课程概念清楚后，本案例之宏观标靶目标就在于**医患关系与老年末期生命抉择**。在剧情的铺陈中不忘放入伏笔，例如第一幕中加护病房接班护士一句“92岁了喔！”，引出了平均寿命、居民生命表中年龄死亡概率等数据的考虑，这是希望大家反思的；92岁老年人使用呼吸器等维生设施，究竟该如何看待？又如第二幕中，家属在主治医师的说明下已同意签署DNR同意书，于是实习医师对其家属每日询问“她今天有没有好一点？”不以为然，毫无同理心；相对于护理人员将家属对患者的不舍看在眼里，想办法让他们能参与照顾，这样不同的医患关系，学生自然会有所省思。而实习医师将签署DNR视为家属放弃奶奶与末期伦理的主张，同意DNR的意义是为让死亡回归自然，当然有所不同。依此匡正这样的偏差，也是本案例人文伦理学习的重点。在写作之构思与学习重点很确定的情况下，案例写作当然就能一气呵成。对于热爱教学的教师，能借由设计与撰写诱发学生学习的PBL案例，激起学生反思与内化，而实现教师想要传达的理念，的确是一件有趣又有成就感的事。

二、PBL 案例——教学设计之研究成果发表（拒绝输血）

PBL 案例的设计，除了达成既有的教学目标外，也能成为教学研究之重要工具。本文要分享的即是以“拒绝输血”为议题之人文伦理案例，运用在医护跨专业互动学习后，所展现的学习成效之研究。此研究结果已成功投稿，刊登于国际 SSCI 学术期刊，由笔者担任最终责任作者①。

此项教育成果研究，自研究构想、案例撰写、试行、修正之后，启动研究设计、研究计划书写、申请经费，至执行计划（训练人员、收集资料、统计分析）、成果说明、投稿等一连串过程，备感艰辛冗长。然而在研究过程中，能与志同道合之团队随时切磋，同时体会教学，思考学习之真谛，并欣赏学生之表现，已让热爱教学者备感满足。最后邀集专家撰写投稿，经多次修改谋合，终获此领域最重要之期刊（*Journal of Interprofessional Care*）接受刊登。笔者以为这样的成就是从事 PBL 教师进行教研的范例，值得与热心 PBL 之教育者分享并共勉之。

我先展示案例，并说明此类同时为教学与研究之案例设计，及其构想与准备过程。

输血就活／不输就死，我能任凭病患自主吗？

辛幸珍

议题：病患医疗自决之伦理议题（生命医学伦理案例）

案例设计缘由与目的

本案例原为医学系临床伦理与法律之案例，用在医学系高年级即将进入医院实习医学生的生命医学伦理学习。目的为，以此不是生就是死的震撼性议题，让医学生有系统地探询与审思这项目前全球共识性很高的“患者自主”的伦理原则。

在执行一年后发现医学生多执着于法律之规范，讨论过程往往陷入单一思维，较难进入伦理多元之思考与讨论。故决定引入护理学生，与医学生进行跨专业间学习，以不同专业学习者的观点来提升案例讨论之冲击性。而在案例故事之铺陈上，由于第二幕与第三幕已将部分结果呈现，执行上若无特殊设计，让一幕

① Fremen Chih-chen Chou，Chiu-Yin Kwan，Dena Hsin-Chen Hsin. Examining the effects of interprofessional problem-based clinical ethics：findings from a mixed methods study. *Journal of Interprofessional Care*，2016，30(3)，362-369.（correspondent）（Impact factor：1.399；Ranking：55/71，0.7746）SSCI

幕依顺序完整讨论（即前一幕讨论充分后再阅读下一剧幕），学习者对议题讨论之热情也会减弱。

因此在教案上也做了很大的修正；①不但加入护理角色，也扩大医护间冲突看法之情景，试图激起医护学生异质性的互动擦撞，而让伦理法律议题的讨论能激起多元的思维。②在教师指引里加入若干要求事项，统一让学生在阅读第一幕后立即深入讨论，脑力激荡至完备各种想法后，再阅读第二幕，而进入第二主题。同时因前两幕的故事留下很多伏笔，完成第二幕后，先不阅读第三幕，而是让学生先回去分头搜寻前两幕相关资料并阅读后，第二次讨论时再回到现场依资料内容讨论并交换意见，并与第三幕之故事结局比照。

涵盖之课程概念

本案例叙述急诊医师面对一位母亲因宗教信仰，拒绝输血救治 14 岁女儿，而致其死亡的情境。导引出医学伦理中病患自主、医疗代理权及医疗拯救危急患者之完全责任的讨论。而在法律上尊重病患医疗自主与抢救危急患者这两项义务冲突时，医疗人员如何厘清自处，则是临床医疗人员最实务性的难题。在患者因信仰而拒绝输血的过程中，生命征象危急，除传统的输血替代疗法（如输液、高氧、低温、施压等）外，以目前之医疗还有什么可以做的，则又是医学科学上极富挑战性的议题。本案例是偏向于**社会科学**导向的教案，以伦理法律等人文议题为主，医疗科学为辅。写作过程虽较偏重医疗人文与伦理议题相关的情境描述（主），用来引爆学习者思考科学以外和人类社会发展息息相关的价值哲学，然而案例中也会有医学科学相关的内容，用来刺激医疗实证知识的学习（辅），如输血替代疗法、低血容量性休克死亡机制与上消化道出血之医疗处置等，这些都是可视为人文议题讨论之先备资料。

整合学习收获（利用归纳性思维），**以及可继续再延伸**（采用演绎性思维）**的概念**

本案例之人文伦理学习可归纳为生命权与宗教自由权、患者医疗之自主权与医疗救助之义务，在医学与法律的各项主张权衡下，学生将自主探讨此时是否应尊重病患自主权。

再者，案例所衍生的学习范围广泛，例如未成年人亲权之介入、保护之外是否有滥用，对于法律所保障之个人信仰权利与医疗选择权，与医疗法规范医师之义务，以及在伦理上医师对病患完全之责任（康德之责任论）与保护生命等效益主张，又当如何看待。除此，医疗指标中，患者的生命征象、指征数据、输血之替代疗法以及现代医疗中无血医疗之趋势，都是本案例可引发的探索性学习议题。

案例全文（阴影部分为修改后文字）

前言

使用本教案时，学生应具备的背景知识

1. 循环生理学、贫血及急性出血知识
2. 医学伦理概念、医疗伦理原则、道德伦理理论

对象：用于即将进入临床实习之高年级医学生或护理学生

学习目标（instructional goals）

1. 多元思考医疗角色中尊重病患自主与救助危急患者间如何权衡。
2. 学习在尊重宗教信仰引发的多元价值观下，医疗如何尽其所能并提供关怀。
3. 认知法律对此议题之观点与辨证，并理解法律规范有其极限。
4. 体认医患关系互动的世界主流趋势。

教案简介

本教案叙述急诊室中，医疗人员面对一位母亲因宗教信仰拒绝输血救治 14 岁女儿而致其死亡的情境，引发对病患自主、代理权及医疗拯救危急患者之完全责任的讨论。

课堂安排

本校 PBL 教室

本教案包括 3 场剧幕

第一次讨论课程：100 分钟，只限于第一、二幕

第二次讨论课程：100 分钟，第一、二幕回复统整后进入第三幕

总结讨论（约 15 分钟）：同学于本教案讨论过程中的检讨与反馈

注意事项

1. 提醒学生尊重彼此信仰与多元价值，尝试了解此宗教坚持之缘由后，再讨论医疗专业拯救垂危病患的责任。

2. 第一、二幕讨论完成后，于第二次 PBL 中再看第三幕内容。

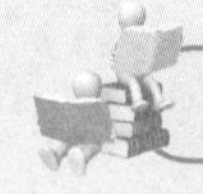

第一幕（讨论完备再看第二幕）

一位14岁女孩，面色惨白、呼吸急促，由母亲带至医院急诊。主诉十天前开始解黑便、感觉头晕、腹痛，进而逐渐恶化至有呼吸短促的现象。检伤护理师判断为检伤一级（生命体征BP 60/40mm/Hg，P 130次/分，R 22次/分）后立刻送入急救室，急诊医师在体格检查及抽血后确定病患有严重贫血（血色素3.0 g/dl），并分析为严重上消化道出血，当下决定立即予以输血，并准备手术。未料病患母亲立刻表明全家皆为某宗教教徒，拒绝输血。

医护人员在震惊之余，进一步向家人详细说明拒绝输血无法准备手术，将危及生命，但患者母亲仍然坚决拒绝让女儿接受输血。年轻的护理师小贞焦急地转头询问女孩之意愿，费尽唇舌，试图说服其接受输血治疗，当女孩虚弱地回答"还是听妈妈的……"时，急诊主治医师示意护理人员停止劝说。陆续赶来关心之家人与朋友皆为与患者母亲站在同一战线的教友，然而他们所提供的教会手册上的输血替代疗法并无助于改善，外科医师仍坚持无法进行手术……就在医护人员束手无策下，患者神志已逐渐丧失，再次追踪检查发现血色素仅为1.5 g/dl，急诊医师再次严正告知，并说明拒绝输血之严重后果，但患者母亲仍然以宗教为由不为所动。最后，患者于来院数小时后因低血容量性休克，经急救无效死亡。

关键词：（以下关键词之理解为讨论议题必需之背景知识，观念澄清即可，不宜花太多时间做讨论）

贫血、血色素、输血治疗、手术前准备、输血替代疗法、追踪检查、低血容量性休克

学习重点：

1. 血压60/40mmHg、血色素3.0 g/dl与呼吸急促浅快之含义
2. 急诊室检伤分类
3. 此宗教教徒不输血之原由及主张（P）
4. 病患医疗自主与医疗决定代理人（P）
5. 输血替代疗法有哪些？其改善血色素之功效如何？
6. 死亡机制（低血容量性休克）与死亡原因（上消化道出血）

提示问题：

1. 谈谈宗教信仰对人的有意识行为之影响。
2. 意识清醒之成年人患者，医师应尊重其自我决定权，然而对于14岁的青少年，亲

权介入行使特殊的医疗拒绝权，这样的医疗代理合宜吗？

3. 患者明确且坚持拒绝该必要的医疗措施，医师可主动中止医患关系吗？

4. 低血容量性休克除输血外，其他医疗措施之成效如何？

5. 病患死因为何？除了以手术处理病因外，医疗其余之责任为何？

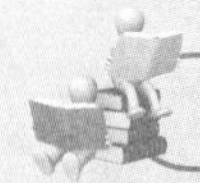

第二幕（两幕讨论完备即完成第一次PBL，回去寻找相关资讯）

眼见病患就此身亡，身为急诊外科住院医师的国梁非常沮丧、不能自已。记得以前在学校上外科学时，某位外科教授曾说“让病患流血至死，外科医师应引以为耻”，现在是真正体会到这种感觉。一旁的护理师小贞更是泣不成声，遗憾没能维护患者生命。国梁与小贞气愤之余皆主张应对拒绝让女儿输血之母亲提出诉讼。

主治医师见状，安慰道：“不必自责，虽然病患死了，但这不是我们的责任。”国梁并不同意，患者已来到医院求治，却平白让她死了，怎能不自责？主治医师接着说：“类似事件我以前已请教过法律专家，不论是遵从患者自我决定不输血，还是基于救助生命而对患者强制输血，医师在法律上皆站得住脚。”

小贞觉得简直不可思议，医师未免太冷血，难道不思考自己想要当个怎样的医生！国梁则积极搜寻法律资料，了解医师面临“义务冲突”时法理上是如何看待的。当医师无法同时履行两个不能兼容之法律义务时，仅履行其中之一时，即使法律对未履行之义务不处罚其不作为，然而究竟尊重患者的自我决定权与救助患者生命之间，何者为较重要之义务？国梁领悟出这就是专业伦理的抉择，法律的解读无法解决其心中伦理的困扰，而符合法律规范、不会受罚的行为也并不一定是他行医职志上可以接受的行为。

关键词：提出诉讼、强制输血、义务冲突、专业伦理

学习重点：

1. 刑法上处理义务冲突之法理
2. 医师在救助病患上完全之责任（康德责任论之主张）
3. 父母亲权与亲权滥用

提示问题：

1. 医师有尊重患者自主决定权与维持及救助患者生命之义务，当此两种义务冲突时，医师应如何对应？而法律又如何评价？

2. 国梁若要对拒绝让女儿输血之母亲提出诉讼，以何理由最恰当？
3. 以本个案为例说明法律与伦理的关系。(法律是伦理的最低标准吗？)

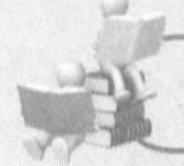

第三幕（此幕在第二次 PBL 进行，前两幕完成前请勿让学生看此幕情境）

14 岁少女因其家人对信仰的坚持，无法得到救治而死亡。年轻的小贞耿耿于怀，她认为父母亲权的行使并未以子女之最大利益为考虑前提已属滥用亲权。她不能接受的是，领导医疗团队的主治医师当时未能鼓起勇气为病患本人伸张权益，却又阻止她继续说服女孩反抗母亲并表达求生意愿。

数日后国梁刚巧有机会与外科主任谈及此事，经验丰富的主任沉思了一阵子，决定分享其以往的惨痛经验：一位车祸受伤的中年女性，因宗教信仰原不肯输血，却在他强力的医疗父权施压下被输了血，然而就在其即将康复时，妇人跳楼自杀了……时至今日，主任承认他仍然无法理解此教派之坚持，但已确认行医必须充分尊重患者自主。

国梁找到的一份有关输血与此宗教的政策文件说“任何没有丧失能力的成年患者都有权拒绝治疗，不论这项拒绝对他的健康可能造成多大的损害”，对应着美国医学协会的声明“患者是最终仲裁者，他有权决定到底冒险接受医疗建议的治疗或手术，还是冒险不接受而生存。这是个人的**天赋权利**，也是法律所保障的”。国梁似乎已能理解“患者决定治疗方法的权利是至高无上的”。以西方个人自主至上的观点，他试着问自己如果是成年患者自己的决定，是否就会坦然了？

医疗人员履行有决定能力的成年患者拒绝治疗的权利，是否真的没有违反自己在专业上的责任？**医患关系、尊重病患自主与医师的专业责任**……国梁发现他还有好多要学的。

关键词： 亲权的滥用、医疗父权、仲裁者、天赋权利、医患关系、尊重病患自主、医师的专业责任

学习重点：

1. 民法亲权滥用之禁止
2. 医师以救命义务为优先，对患者强制输血
3. 医护团队在伦理角色概念之同构型与异质性观点
4. 东西方尊重个人自主价值观
5. 美国医疗自决法案（Patient Self-Determination Act，PSDA）

提示问题：

1. 目前台湾社会对尊重个人医疗自决的程度与以美国为主之西方社会有否不同？
2. 如何应用“以患者为中心”之医疗概念于本教案议题之思考实施后记。

本 PBL 案例设计用于研究之过程与结果

案例准备：本案例第一版于 2009 完稿，2010 年于医学系医学伦理课程首度使用。课程使用后，笔者（案例撰写者）与各组引导老师根据学生的作业、与会后的讨论，确定学生的学习并不如预期目标，讨论仅仅集中在法律之观点与辨证，无法达成伦理多元价值的思考。因此，决定将此案例修改后用在医学与护理学生**跨领域的共同学习**，即加入护理角色、扩大医护间冲突看法之情境，并在教师指引里加入若干要求，严格统一阅读与讨论各幕的步骤与过程（案例修改部分以阴影标示如上）。试图在案例设计的加强下，利用异质性的互动擦撞出**多元看法**。运用同学间背景、素质、能力、兴趣及需要的差异转换成学习的自主动力；造成有冲击力、多元性、建构性的**“异质效应”**。2012 年正式采用经过这样修改的案例，结合四年级医学生与三年级护理学生的伦理课程，让医护学生共同面对这样一个案例故事的情境，以进行探索性的学习。

进行教育成果研究：将此学习之过程标准化以进行教育成果研究。确定**研究目的**为：寻找跨专业领域间学习（IPE）有利之实证。**研究方法：**选择医学院校之伦理课程做护理及医学之跨专业领域间学习，借由学生 PBL 过程之表现，确定跨专业领域间学习（IPE）之成效。经由**研究设计，**以随机收案，将学生在 PBL 中分为单纯医学系组、护理系组与医护混合组三种组合（共收案 90 人），将三种组合学习过程做比较。**资料收集：**训练观察员于小组讨论中收集资料，以学习评估表分别收集① PBL 过程实践表现；②伦理讨论技能；③主动学习内容（含社会群体层面、行为伦理层面与生命科学层面）。

跨专业学习（IPE）的结果显示：研究结果显示 PBL **实践表现**中，医护同组学生与纯护理组学生在**参与**整体的表现上显著优于纯医学组，其他方面实践表现整体分数则无显著差异。**伦理讨论技能**的整体表现，合并组显著优于医学系组。在**主动学习的内容**中，生命科学的学习医学组与合并组皆学习完整，行为态度与社会群体层面之学习亦以合并组最完整。证明医护合并进行 PBL 对医护学生在行为态度与社会群体层面之学习皆有明显的益处，而在生命科学的学习上，合并组亦能学习完整。本研究也显现出护理学生之特质在行为态度与社会群体学习较佳，而医学生则在生命科学的学习明显突出。这样的研究结果建议以 PBL 进行伦理等涵盖生命科学、行为态度与社会群体层面之学习，可采用医护跨专业间共同学习，以提高学习层面之完整性。同时医护合并小组讨论对 PBL 过程中之参与及伦理讨论技能之表现皆有帮助。

学习内容成果比较：本案例主动学习内容以生命科学（life science）、行为态度（behavior）以及社会群体（population）三个层面分类，共计 14 项内容重点，以此检测学生在小组讨论过程中讨论之内容是否能符合本教案设计之学习重点。

■ **生命科学（life science）层面**

在生命科学层面之学习，医学系组各题达标率（100%）远优于护理组各题平均达标率 44.3%；然医护合并组在行为伦理议题上的学习则达 100%（表 1）。

表 1　生命科学层面学习

生命科学	医学系（N=3）	护理系（N=3）	医护合组（N=3）
	n（%）	n（%）	n（%）
A－失血性休克之生理警讯：血压、血色素与呼吸、心搏	3（100.0%）	0（0%）	3（100.0%）
B－输血替代疗法及其成效	3（100.0%）	3（100.0%）	3（100.0%）
C－患者死亡机制与原因：低血容量性休克、上消化道出血	3（100.0%）	1（33%）	3（100.0%）
T－整体达标率	（100.0%）	（44.3%）	（100.0%）

■ **行为伦理（behavior）层面**

在行为伦理部分，整体来看护理组各题平均达标率（88.7%）优于医学组（55.1%），然医护合并组在行为伦理议题上的学习则达 100%（表 2）。

表 2　行为伦理层面学习

行为伦理	医学系（N=3）	护理系（N=3）	医护合组（N=3）
	n（%）	n（%）	n（%）
D－患者医疗自主与医疗决定代理人	3（100.0%）	3（100.0%）	3（100.0%）
E－医疗对救治生命危急患者之完全责任	2（66.0%）	3（100.0%）	3（100.0%）
F－医疗义务冲突之抉择（尊重自主与维护生命）	2（66.0%）	3（100.0%）	3（100.0%）
G－父母“亲权”与“亲权滥用”	2（66.0%）	2（66.0%）	3（100.0%）

续表

行为伦理	医学系（N=3）	护理系（N=3）	医护合组（N=3）
	n（%）	n（%）	n（%）
H－医护在专业伦理之角色	0（0%）	2（66.0%）	3（100.0%）
I－医疗父权 vs. 以患者为中心	1（33%）	3（100.0%）	3（100.0%）
T－整体达标率	（55.1%）	（88.7%）	（100.0%）

■ **社会群体（population）层面**

在社会群体部分，整体来看护理组各题平均达标率（79.6%）稍高于医学组（73.2%），医护合并组在社会群体的学习则亦能达完整（100%）（表 3、图 1）。

表 3 社会群体层面学习

社会群体	医学系（N=3）	护理系（N=3）	医护合组（N=3）
	n（%）	n（%）	n（%）
J－某宗教教徒不输血之原由及主张	3（100.0%）	3（100.0%）	3（100.0%）
K－“强制输血”在伦理与法律之观点	3（100.0%）	3（100.0%）	3（100.0%）
L－东西方尊重个人自主之价值	1（33%）	2（66.0%）	3（100.0%）
M－患者医疗自决（patient self-determination）之含义	1（33%）	2（66.0%）	3（100.0%）
N－应用伦理原则	3（100.%）	2（66.0%）	3（100.0%）
T－整体达标率	（73.2%）	（79.6%）	（100.0%）

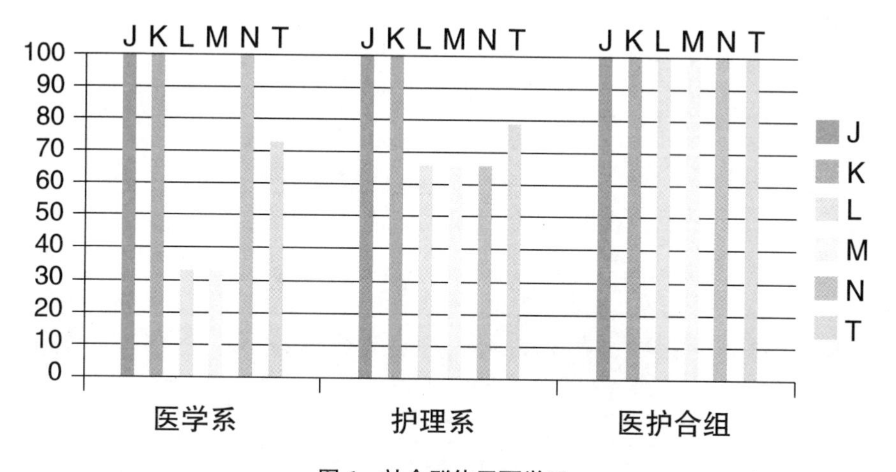

图 1 社会群体层面学习

投稿成功：研究结果令人满意，值得和国际学术界分享。2014 年笔者邀约临床医学教育专家、PBL 专家共同讨论，商议书写论文投稿，并选定与本研究主题最贴切之期刊（*Journal of Interprofessional Care*）投稿。历经多次之审查等待、修改，终于 2016 年接受刊登，与医学教育界共享以 PBL 案例进行跨领域学习之成果。

结论

以“拒绝输血”为议题之人文伦理案例，历经审查反馈、测试评估与多次修正改善后，2012 年第一次将此教案用于医护合作之 PBL 小组讨论，成功的经验激起寻找实证之想法。立即向台湾科技主管部门提出计划申请，以“**运用 PBL 进行跨专业间伦理学习之成效**”为题，获得两年之研究经费补助后着手进行研究，研究结果最后投稿成功。

本案例再次证明 PBL 的功能，可给予学生在学涯中的一个模拟职涯与生涯的学习平台。在医护教育领域的 PBL 教案就是模拟医护人员的职场情境，使之尽量生活化、人性化、趣味化及真实感。本案例因为在情境上善加斟酌，多次修改，融入职场中医师与其他专业团队互动、沟通的场景，除了增加冲突之场景，强迫学生反思外，同时也意喻着医师在行医模式上必须在跨专业合作间做出行为的改变。此一同时贴切医护之伦理教案，成功地引发医护学生共同学习。相信学生时代的互动学习会是将来专业团队有效合作之基础，而此种学习过程之经验，也会深深影响将来医护合作执行以患者为中心的医疗。

第四篇

PBL 案例熟练撰写需要培训：PBL 专业人才培育建构的必要性

第十二章

PBL案例撰写与应用时的难题与审核机制

■ 关超然　撰

在健康医学的学术专业领域里，撰写一个教育性的案例与撰写一个科学性的计划似乎有天壤之别，因为教育里春风化雨育人的核心概念与科学里依据循证求真的核心概念虽会有很大目的性与实践性的差异，两者之间的关系其实犹如道家阴阳二元论的核心概念。对一般的大学老师而言，教学（教育）与研究（科学）似乎是鱼与熊掌不可兼得。我认为这是组合式的线性思维在作祟，若从整合式的非线性思维来考虑，教学与研究是互动互辅的双面一体。教育是需要依赖研究来发展的，研究也要依赖于教育去广博深化。教学需要科技的支持，科学也需要教育的滋润。如说教学是教育的一环，学习就是研究的一环，教与学相辅相成的说法，自古习然。

若从撰写一份 PBL 案例的角度来看，其与写一份研究计划的流程却有异曲同工之效。首先，要提出一个学习或研究的课题，发掘其中需要探讨或解决的问题或学习议题，然后设立假设，集思广益后寻找资料与证据，以便锁定目标，制订学习或研究的方法，然后进行教学与研究的行为。这个过程中会检视阶段性的小结或成果（评价与审核），再加以反思、修正与改进。即使通过如此繁琐的程序，仍然很少的教学案例或研究计划的撰写能够一次到位。能写出一份完美的、多元化与整合性极强的健康医学 PBL 案例，的确非常不容易。PBL 案例在撰写的过程中常会遇到一些困难，大概都涵盖在下述的十二种状况中。

一、PBL 案例撰写与应用的难题

1. 案例展现若过于单元化

这是受传统组合思维的影响。这样的案例一般只涉及生物医学里单一特殊的问题或仅探讨生物医学或生命科学的层面。典型的例子就是针对某个医学分类的学科来写案例：如解剖学科的 PBL 案例、生化学科的 PBL 案例、药理学科的 PBL 案例等。这些案例只注重片面专业的知识，很少能达到跨学科间的整合，更**缺乏对人文关怀或对生命伦理及社会意识等层面之探讨**，绝对不符合 PBL 的原则。

2. 案例情境的叙述太单调

各幕情境非常平铺直叙，不能引人入胜或欠缺挑战性，无法引发举一反三的连锁效应或只注重解决问题（problem-solving）、寻找答案（answer-seeking），而忽略对问题的提出、探讨、批判、分析及判断。这样的情形会无法让学生对案例（包括疾病）情境经历完整的了解与掌握。案例撰写的单调或单元化会使案例的撰写流于**表面形式，像套入公式般地呈现**，缺乏创意，也没有浅进深入的层次感。即使最初学生会有新鲜感，但之后就逐渐感到案例的干竭枯燥而失去了求知的兴趣，便开始以应付的姿态，照样画葫芦抄快捷方式而破坏了自主学习心态即学习习惯的养成。

3. 案例的目的与重点不够明确

撰写案例者一般是内容专家（content expert），可以有技巧地利用暗喻（insinuation）、提示（hints）或启发（inspiration）来适可地润饰，帮助引发学生广泛的逻辑思考、联想推理及使情境的趣味化。例如，情景中述及："患者很担心地向医生表示他的爷爷、父亲与伯伯都是患了肺癌去世的……不知道自己是否也会患同样的病……"这就很简单明确地带出了患者的担忧（behavior）及家族遗传疾病（life science）的重要议题。假设情境需要把患者吸烟的习惯与疾病发生串联起来，若写"患者有吸烟史"，还不如描述"患者吸烟已有二十几年，每天至少要吸上一包烟来解烟瘾"，特别强调患者的吸烟与他所患的疾病可能的相关性，学生则比较容易将之列为学习议题 / 目标。

4. 案例之情境流程交代不清

对故事情境（如背景、病史、病程）的草率描述也是相当常见的。事实上，在实施与临床相关的 PBL 讨论时，结构完整（但并不一定要公式化地包罗万象）的病史和病程经过是学生学习逻辑分析和临床决策最重要之依据。不过，故意不将病史交代清楚的案例也可以被有效地当作**负面教材**来测试及训练实习医生专业性的洞察力、思考力与判断力，但这种"异常"的情境叙述要在教师指南中明确地指出，并解释其教导的目的或宗旨，否则审核时会被误为案例情境不完善或不合理。

5. 案例里关键的资料不完备或欠真实性

对患者望闻问切的体格检查与实验室检查的结果，若有重要的遗漏或失真，也会失去了让学生完整探讨这些诊断学基本知识与技能的机会与可信度。我并非建议一切体检诊断的资料都要详细地列出，但是与目标密切相关的咨询要涵盖在情境内，作为学生学习必要的线索。与目标无关的细节可以轻描淡写或完全省略，这方面与“病例”撰写是截然不同的。

6. 案例的内容缺乏以人为本的元素

过分依赖生物医学检验仪器的结果及数据做出诊断及治疗，而忽略对患者进行较完整问诊或人性化的关切，是撰写医学 PBL 案例中常见的弊病，也反映出目前**忽略“以患者为本”的“全人医疗”**，而以科技为主轴的医疗行为。例如，在典型的病例中，一切讯息皆直接与患者的身体组织功能有关（科学层面），而一般不会述及患者的兴趣、感情、家属朋友及生活细节（人文层面）。

7. 对医疗运作之现实覆盖不足与不实

我们的医疗运作不论合理或不合理，均应真实地面对。不合理则必须让学习者察觉并能探讨，才能让学生有机会实际了解现代医疗照护体系，如健康保险制度下之医疗管理与运作现况。一些负面性的医患关系、伦理议题、专业间矛盾、医疗错误及法律纠纷等事故皆可融入案例情境……这些就是情节里“故事的冲突”而触动的学习反应，让学生学习、分析与警惕。PBL 是以情境带出问题且引出目标，所以，**希望学习者学习的议题一定要明确地融入情境中，而不能无中生有**。例如，现在多数医学院的 PBL 案例都会要求涉及人文素养、行为伦理的议题，但是这却仍然是最贫瘠的区域。一般的 PBL 案例情境里仅在病情、诊断、治疗过程做很详细的叙述，**却鲜有探索人文素养、行为伦理或群体社区制度议题的描述**。此概念在中国非常欠缺，对这方面的撰写技巧尚需要积极地进行培训。这可能与文化素养也有关系，例如，为了不愿意让医疗体制蒙羞尴尬，于是家丑不外扬，报喜不报忧，这种不敢面对或承认错误、死要面子的恶习，也无形中成为 PBL 诚心诚意学习的绊脚石。

8. PBL 案例内容不恰当的分割

常见到一些案例不是分幕过多，就是每幕情境写得太冗长、太繁琐，没有考虑到学生学习时间的分配规划，也让学生疲于寻找重点线索而缺乏自我思考和脑力激荡。除非有特别的暗喻或明显的情绪或行为表达之需要，案例不宜有过多的“对话式”问诊环节。

9. 案例的撰写过于依赖少数的内容专家

内容过分专业，仅以专业知识为主导，致使广而不周、深而不实，尤其缺少多元性的人文教育布局背景，而束缚了对学生素质多方位的着墨及抑制了他们的批判性思维。一些 PBL 案例常常被一些“专家”（尤其是较无 PBL 经验的临床医师）**以写病历的传统手法与格式写成平铺直叙的病史**，既不生动，也欠缺基础教育的目的，更缺乏 PBL 的精神。通常由内容相关专家受邀撰写的案例，似乎没有经过严谨的审核。这是一些 PBL 案例素质不良的一大原因。案例应当由一组团队来撰写与审核，包括基础老师、临床老师及 PBL 专家。若无内部的 PBL 专家，可以邀请校外专家担任这个角色，也可以避免利益角色冲突而更为中肯公平。

10. 案例的教师指南的资料过于冗长

常会看到有些案例的教师指南犹如给学生的传统讲义或教科书章节，非常注重知识的细节，希望填补小组老师在案例中的专业知识面之不足。其实，撰写案例者忽略了 PBL 案例教师指南的意义。它是为了协助小组老师引导学生正确学习思维与态度的层面，**而非把教师指南当成教材或问题的答案**。PBL 经验较肤浅的小组老师，在一知半解及没有信心的驱使下，对这类如同讲义般的教师指南却也一厢情愿，因而很容易会**受误导而偏离了 PBL 的精神**，照本宣科地要求学生针对指南举出的种种问题去找标准答案，再次掉入传统形式之把 PBL 当成教学活动的陷阱。其实，教师指南不应超过 2 页纸，参考资料仅需 5 ~ 8 项参考目录（期刊、参考书、网站资讯就够了），仅需 1/2 或 1/3 页纸。一般 PBL 案例以少于 12 页为原则。

11. 案例设计、撰写、审核的管理制度松散

最常见也是最严重的缺失在于**案例的设计与撰写之行政管理上没有妥善的培训规划及撰写时程的管控**。常听到的两种借口是“找不到适当的老师撰写或审查案例”及“写案例的老师总是在要用案例之前才交稿，来不及审核及修正”。前者的改善需要用常规的培训赋予老师“能力”与“安全感”，以及用奖励赋予老师“信心”与“认同感”。后者的改善需要有 PBL 经验或专业威望的“前辈”令老师“诚服”及有课程规划手腕的领导令老师“信服”。甚至一些审核老师根本缺乏充分的案例写作及审核培训经验，仅以专家身份审核专业的知识内容，对遵守

PBL 的精神无视或无知，使得案例看来或读来像个病例或病历记录，而不是 PBL 的学习案例。

12. 撰写案例的老师没有实际 PBL 的经验

若没有 PBL tutor 的经验或不了解小组讨论的流程及会遭遇到的问题，往往会与 PBL 讨论学习的实际情况与需要脱节。例如，剧幕的分割与上课的次数可能会没有配合好；或者，对学习目标的数量及深度要求远超过学生在 PBL 讨论中能够依照进度完成的时间。其实，一些老师被“指定”写某个案例的主要原因是该案例内容与老师专业背景有直接的关系。因此，这些老师必须先接受 PBL 相关的培训。

严格来说，McMaster 大学在 1969 年创建 PBL 的目的在于发展与促进自主学习的理念，完全不是传承汲取专业知识的另类教学方法。因此，**PBL 是自主学习理念而不是讲课教学方法**。一般被滥用及误称之 **“PBL 教学法……”** 完全是外行人的说法，误导观念会导致实践错误（其实，在中国已广泛地发生了）。请注意，PBL 最后的英文字母 L 是 learning 的缩写；若要强调用 PBL 来教学，则应写为 PBT（problem-based teaching）。PBL 与传统教育另一个最大的不同也在于学习的主体在于学生，若学习时是以学生为中心，行医时方能以患者为中心。PBL 是整合性的学习，医学生懂得用 **“整合学习”**，做医师时才会做 **“全人医疗”**。生活本身就是一个整合的经验，所以,PBL 案例既然与生活结合，也就该是个整合的学习经验。因此，PBL 案例不应将之以学科分类（这是传统思维的贻害），根本没有所谓的解剖 PBL 案例、生理案例、病理案例、生化案例等（也是外行人的说法与做法）。PBL 案例应当将学科整合起来，如前几章节所述，用器官系统为模块 / 模组的平台将 PBL 案例以逻辑性的概念依序排列。

二、PBL 案例的审核标准

PBL 案例是给学生自主学习的一个严谨的平台。案例整体设计与写作的质量及应用案例的排序与深度，对学生的学习可能有关键性的影响。我推荐以下的 PBL 案例审查表格作为参考。它有具体的案例写作标准门槛，除了审核的目的之外，也可以给案例的写作者在撰写案例时提供参考。

PBL 案例审查意见表

PBL 案例标题：

一、综合意见（请在□内打√）

□ 接受，无需修正　　□ 依审查意见修正后重审

□ 依审查意见修正后接受　　□ 退稿

二、审查项目（请在□内打√：若完全同意请圈勾，若部分同意请圈半勾，若不同意请圈叉）

1．整体格式

□ 题目与内容符合吗？

□ 题目合理及有吸引力吗？

□ 注明了教案使用的学生年级吗？

□ 把教案简介误解为教案目的吗？

□ 把教案目的混淆为学习目标吗？

□ 将关键词误为学习项目吗？

□ 该有的项目都涵盖了吗？

2．内涵与分量

□ 符合课程的需要及学习进度吗？

□ 情境合理、有趣及有真实感吗？

□ 有干扰学生思维的玄虚混淆情节吗？

□ 有与学习目标无关的情绪化字语吗？

□ 有列出或陈述合理的期望学习目标吗？

□ 对知识层面有不符课程要求的吗？过于强调临床医疗管理吗？

3．PBL 的精神

□ 有涉及 P、B 及 L 三个层面吗？

□ 要求内容完整（ ）？过于概念掌握（ ）？

□ 有给予学生足够学习空间吗？（ ）

□ 学生可在指定时间内完成吗？

□ 要学生探索（ ）还是解决问题（ ）？给学生一些参考目录了吗（ ）？

4．老师的指引

□ 符合 PBL tutor 老师的角色吗？

□ 有建议 tutor 协导学生学习的方向或方法吗？

□ 仅给老师参考数据的来源，而非提供大量知识内容误导老师授课吗？

三、对以上意见的叙述与解释（请将反馈及更改直接写入案例稿内，与此表一并缴回。如必要，可加页）：

审查委员签名：__________________ 日期 __________________

除了以上比较正式的审核机制以外，对 PBL 案例内容的更改与修正也可以在 PBL 小组讨论前后两次的引导老师会议（tutor meetings）中讨论。学生也可以通过 PBL 小组讨论后的反馈参与案例内容的改进。

第十三章

教师发展单元及PBL工作小组的建立

■ 关超然　辛幸珍　辛　岗　张忠芳　撰

一、前言

关超然

1. 华人地区大学建立教师发展中心之宗旨

在很多国家包括中国，大学教师异于中小学校或高职院校教师，大学教师一般没有受过正规教育专业理论、力行实践及规划管理的训练与熏陶，而且职责大多以研究为主，以教学及行政服务为辅。即使一些曾短期留学国外后归国执教的大学教师，亦未接受国外教育研究及管理技巧训练的洗礼（大部分是因为沟通能力及心态之欠缺），因为他们在国外大多终日待在实验室或在图书馆里埋头苦干，也未必有参与教学、指导研究生、课程设计或评估的实际经验，甚至在独立撰写研究计划及论文写作技巧方面的经验也可能非常有限，罔论在多元层次的教学行政经验或近代高等教育理念的智慧。语言能力、沟通技巧、各大学教育理念与学术文化的不同更增加了大学教师之间素质的落差。因此大学的在职教师培育发展（faculty development）是当务之急，不容迟缓，而且培育应注重教育研究与行政全人化、均衡化及整合化的发展，并将理念与方法密切地接轨。

大学教育是学生进入社会之前最后对人才把关的高等教育。大学教育之异于中小学教育，特别应该显示在学习心态方面，就是要强调帮助学生发展“自主学习”“个人素养”及“终生学习”的理念。大学教师更应该了解并具备这些理念，才能发扬以身作则的楷模角色。在医学院建立教师发展中心（center for faculty development，CFD）的主要目的是提供大学教师的在职培训以协助教师去辅导大学生，杜绝他们在传统中小学教育中长期养成并将之延伸到大学生活里的“被动学习”及“应付考试”之恶习。在学习辅导上，老师若能以“学生为中心”的理念去协导学生学习，他们将来在医疗职场上则能以“患者为中心”的理念去协助患者，在社会上则能以“人民为中心”的理念去服务群众。因此，教师发展中心是提供大学教师在职培训机会的重要教学、研究、服务及个人成长的培育单位。

大学生的品味往往取决于大学教师的品格素养。CFD 应是为了提升大学教师的启发能力与专业素养而设立的，而不是仅为了训练出一些高级“教书匠”而致力于发展教学技巧或方法。大学教师应具有协助大学生在社会中扮演多元的角色而需要的能力，包括求知（学习、进修、提升、探讨问题）、力行（服务、教育、研究、解决问题）及管理（领导、行政、团队、规划问题）等在各专业的共通性技巧；除了要具备专业知识，也需要提升个人素养（博雅通识、专业风范、伦理行为、人际沟通）。因此，大学生若能在模拟未来职场的情境下学习（learning in context），则会较有成效；自然地，高等教育教师也更需要具备在教育、研究及行政三个方面的专业知识、技能及风范。简单地说，针对大学教师进行在职教育以提升教育、研究及服务的能力及专业素养是整体高等教学质量不断进步的基础，这就是 CFD 的基本宗旨。2005—2013 年间我先后在中国台湾与大陆两所医学院校建立并发展 CFD 的服务单位。首先，我以图 1 展示我于 2005 年在台湾的“中国医药大学”（CMU）就任 CFD 首届主任时筹备建立 CFD 而初步设立的宗旨、功能、策略与原则。虽然 2003 年已有了教师发展委员会的形式，然而真正的 CFD 架构的建立与功能的开展是从 2005 年我上任后才开始的。2012 年从 CMU 退休后，我把这个 CFD 架构的蓝图带到汕头大学，建立了校级的教师发展与教育评估中心（CFDEA）。其实，自美国回到汕头大学医学院（SUMC）任职的边军辉院长于 2009 年就建立了在中国医学院校的第一所 CFD（称为 CFD-SUMC）。我为了协助汕头大学医学院建立起正统的 PBL 的培训体制，CFDEA 与 CFD-SUMC 就开始进行了密切的合作。

2. 教师发展中心在华人大学中的定位

2013 年 2 月我由台中的“中国医药大学”退休，离开了我一手扶植成长、就任 8 年的 CFD 主任一职，3 月我受邀赴广东省的汕头大学创建汕头大学教师发展与教育评估中心，成为首届主任。那时候，CFD 在中国正值开始萌芽的阶段，12 月 21 日我与几位 CFD 核心组员参加了广州的华南理工大学主办的**“广东省本科高校教师教学发展研讨会”**，让我第一次有机会目睹及认识一些中国高校对 CFD 的看法及概念。那时，中国一般高校对于 CFD 概念仍然模糊不清，常见到自以为是暗中摸索雾里看花的现象，令我回想起 8 年前在台湾学术界服务的经验，还真有异曲同工之感，大概这就是改革必经的途程吧！我在华南理工大学 CFD 大会的讲座特别提醒大家 CFD

筹备建立教发中心（CFD）时一般性的考量

宗旨（Mission）
提升本校整体教学及研究品质
扮演引导与协助教师成长的角色
提供师生自主学习与在职成长的服务

在 CMU 的创立与沿革

CMU-2003 设立
CFD 筹备委员会
2004 筹备 CFD
2005 正式建立
2006 发展
2007 定型
2008 延续
永续改进创新

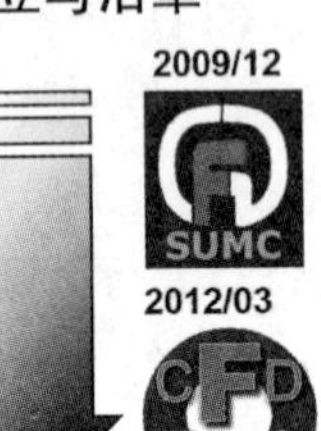

视野（Visions）
· 建立教师教学资源提高能量
· 提供教师成长机会增强能力
· 进行教师评鉴提高教学质量
· 应用成人教育迈向终身学习

目标（Objectives）
· 协导教学与研究相辅相长
· 协设教研评估方法与实施
· 协助课程学习材料之制作
· 协助优良教师选拔的流程
· 举办教学理念技巧工作坊

定位（Positioning）
· 校级 (university)
· 院级 (college，hospital)
· 系级 (department)

教师发展的活动策略与原则
1．对要协助的老师安排辅导
2．协助表扬成果优良的老师
3．向标杆学习促使典范转移
4．发展多元评量与有效反馈
5．由适性评估引进创新理念
6．活用科技来提高教育成效
7．参与教师社群及教育研究
8．发表教学心得国际化交流

图 1　CMU 的 CFD 的宗旨、功能、策略与原则

定位的重要性。有效的 CFD 的培育活动必须要有适当的 CFD 定位提供辅导，其目的不仅是提升教师教学技巧的策略与方法（teaching skills and methods）。因此，广州教师发展讨论会对高等教育 CFD 的定位应是广州教师发展讨论会议，而不应是教学发展讨论会。因此，CFD 不应仅仅是对教学方法做技巧上的辅导。这可能是目前高教学界的大环境对 CFD 功能目的的不解或误解，仍以教学技巧的改进作为传统基础，而忽略教师的个人及专业成长的需要（不只是教学）。

我在本书的第一章就认为若要深谈 PBL 就先要正其名、定其位。在这章节我也认为必先为 CFD 正其名，名正则言顺，言顺则通达。CFD 的定位在于教育理念，理念的实施则取决于定位。若定位偏离对教育专业理念的正确认知，其实施必流于肤浅而失其成效。CFD 在功能上的定位需要先厘清，方可考虑 CFD 的组织架构。往往不成熟的惯性做法就是将 CFD 附置在一个行政管理单位之下，才思考 CFD 的功能活动，可能令活动变质，或得不到参与教师的认同。毕竟，我们必须意识到 CFD 对教师服务的培育不是属机械性的对教师管控的教学业务培训，而是属理念技巧性的学术教育培育。往往中国高校的教务处及人事处是“业务管理”及“奖惩监督”的传统行政单位，并不适合进行传输学术理念技巧的教育人才培育。虽然有的学校把 CFD 附属于以教育理论研究为专业的高等教育研究所（高教所），然而 CFD 的很多培育活动功能却是以实践为主轴去把理念（别于理论）开展实践到日常学术教育工作上。CFD 若依附在高教所，在执行培育活动的实践规划层面上，会力不从心。况且，教学仅是大学教师职责及学术成长中的一隅。所以如前所述，CFD 的功能并不应局限在教学单一层面。要建立有成效的 CFD，**CFD 必须是一个独立的学术服务单位**，不应变成另一所官僚监控机构或其附属单位。它应具有合理的行政结构、学术功能及财务预算层面的“独立性”。图 2 展示的是 CMU 建立以后要执行的功能活动。

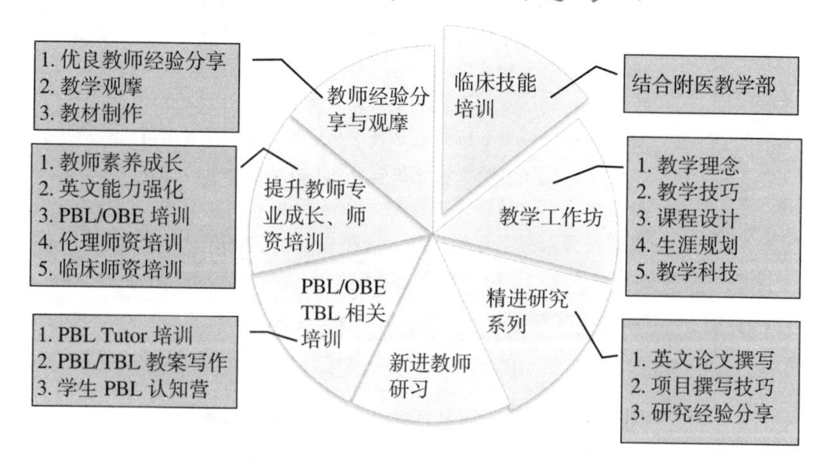

然而，由于大学教师的多元性与 CFD 功能的复杂性，CFD 不应也不能单枪匹马地“独自性”（不同于“独立性”）运作，必须与校内其他**相关行政单位协同共事**。例如，协助教务处（主导）发展新课程或设计教学评估系统及表格设计；帮助人事处或与之合办新进教师营，进行事项告知及培训活动。当然，人事处、财务处、教务处也可帮助 CFD 以学时计分，进行晋升要求及薪酬奖励办法的微调，以达成积极参与 CFD 培育活动的激励效果。

以宏观的角度来看，国内对大学教育工作，特别是教育崭新理念、管理过程和多元整合策略信息落后，了解肤浅，研究不足，但国外已经有不少成果。因此 CFD 应**加强教育发展国际化**。我多年在一些国际性全球教育会议上的确很少见到国内学者的积极参加，发言报告者犹如龙鳞凤羽，罔论有接受大会邀请发言者。可见教育培训发展要有计划地推向国际。建议在吸收国外研究成果基础上，加强对大学教育理念、过程和研究方法的国际交流，派遣热心于教育的青年骨干教师到国外学习与培训，而不应闭门造车，或不明就里、自以为是、有样学样地乱画葫芦。就此会议上，有几所高等院校每年外送 20 ~ 50 位教师出国开会及培训，仅仅用于奖励出国开会及培训的经费就有 50 ~ 200 元人民币。任何大学若有诚心要通过 CFD 的成立将教育与国际接轨来提高教学品质及学习成效，在资源的投入上也务必要能放眼国际。虽有资源，没有人才，不一定可以建立好的 CFD，但是**仅有人才而没有资源，一定不可能建立有效的 CFD**。若要成立一个功能性强的 CFD，可以参考图 3 显示的一些要素。

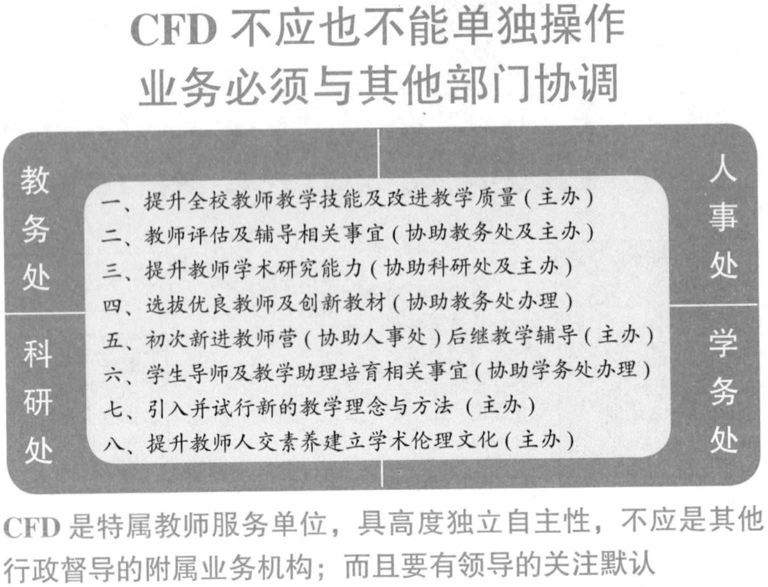

CFD 不应也不能单独操作
业务必须与其他部门协调

教务处　科研处　人事处　学务处

一、提升全校教师教学技能及改进教学质量（主办）
二、教师评估及辅导相关事宜（协助教务处及主办）
三、提升教师学术研究能力（协助科研处及主办）
四、选拔优良教师及创新教材（协助教务处办理）
五、初次新进教师营（协助人事处）后继教学辅导（主办）
六、学生导师及教学助理培育相关事宜（协助学务处办理）
七、引入并试行新的教学理念与方法（主办）
八、提升教师人交素养建立学术伦理文化（主办）

CFD 是特属教师服务单位，具高度独立自主性，不应是其他行政督导的附属业务机构；而且要有领导的关注默认

图 2　CFD 与校内其他相关行政单位协同共事

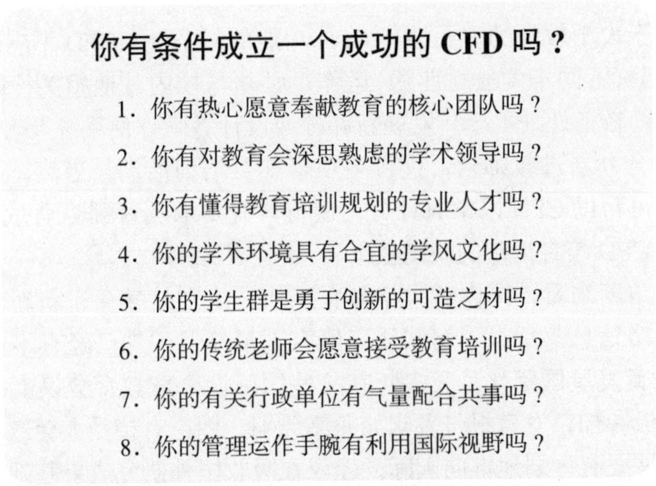

你有条件成立一个成功的 CFD 吗？

1．你有热心愿意奉献教育的核心团队吗？
2．你有对教育会深思熟虑的学术领导吗？
3．你有懂得教育培训规划的专业人才吗？
4．你的学术环境具有合宜的学风文化吗？
5．你的学生群是勇于创新的可造之材吗？
6．你的传统老师会愿意接受教育培训吗？
7．你的有关行政单位有气量配合共事吗？
8．你的管理运作手腕有利用国际视野吗？

图 3　PBL 与 CFD 培训之间的关系

由这一节可以看出 CFD 有相当多元化的角色。它绝不是像一般官僚行政单位，如教务处或人事处等。CFD 是一个辅导及服务（而非管理或监控的官僚角色）教师的单位。CFD 的功能也不应仅限于教师的教学提升，因此，把 CFD 称为“**教师教学发展中心**”或“**教学与教材发展中心**”是一个比较单纯狭义的定位。严格说来，西方学术界的 CFD 包括了三个广义“发展”（development）层面的定位：“**教师职涯的发展**”（**professional development**）、“**专业技能的发展**”（**instructional**

development）及**"个人成长的发展"**（**personal development**）。因为篇幅所限，对CFD 广义的议题就不在此深入多述。但是光从教师在 PBL 培训的过程与发展就可以领悟到 PBL 已经包含了对老师的"教师职涯的发展""专业技能的发展"及"个人成长的发展"的意义。图 4 展示的是我在 CMU 建立的 PBL 功能蓝图。PBL 的多元化发展元素极需要 CFD 在高等教育的专业培训课程、材料的设计、规划、执行及与其他行政单位的合作与协调（如课程的整合、教学的评价、晋升奖励的机制）。其中非常重要的核心运作单元就是**"PBL 工作小组"**。这是我在 CMU 及汕头大学医学院到任后首先组织起来的团队。CFD 的主任自然是其中重要的核心组员。与我在 CMU 情况不同的是，我在汕头大学医学院是以顾问的身份协助 PBL 的建立与加强，因为顾问并没有行政职权，必须要有 CFD 主任、副主任及教务处处长成为核心组员，而且他们必须对 PBL 的理念有一定程度的认知并能达成共识，才比较容易推动 PBL 这类创新教育。

PBL
推广
成立PBL工作小组
学生PBL认知营
PBL硬体设备建置与更新
编印PBL学、习手册、专著
PBL Tutor师资培训
PBL案例写作培训
PBL案例撰写审查及案例库
建置PBL评量系统
推广至各学院系所

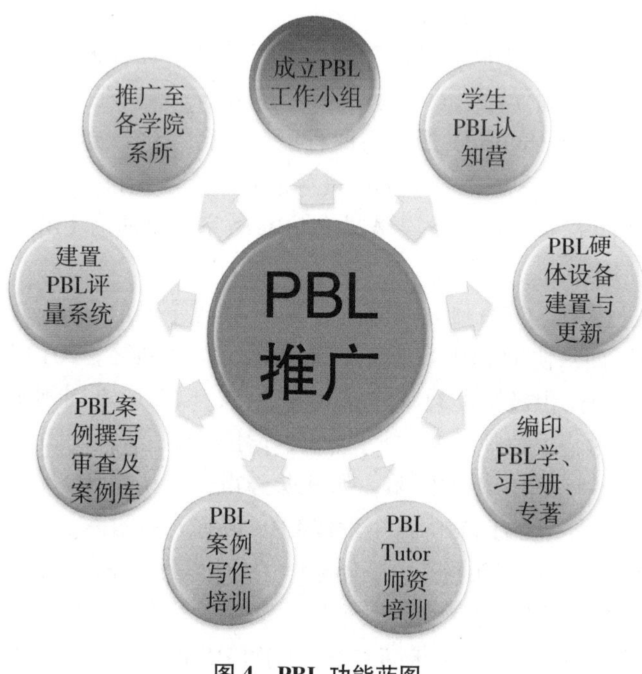

图 4　PBL 功能蓝图

二、PBL在台湾“中国医药大学”CFD的永续创新与推广

辛幸珍

1. PBL在台湾CMU的起源与发展

位于台湾中部的“中国医药大学”于2004年开始筹备教师发展中心（CFD），目的为帮助教师在专业情操与教学精进上之发展，由当时台湾医学教育的泰斗黄昆岩教授担任筹备会招集委员。1年后（2005年）正式建立，首先由副校长兼任CFD主任，随后不到1年即延聘加拿大McMaster大学的学者关超然教授担任中心主任。关教授带来原汁原味的PBL理念，不但匡正以往医学系PBL之做法，并在校内各科系、学院积极推行PBL，让这种创新之教育理念成为CFD协助教师成长之重要项目。

全校各院系纷纷将PBL学习理念融入课程，除原有之医学系外，紧接着中医学系、护理学系、牙医学系、药学系、医疗技术学系、呼吸治疗学系等皆纷纷跟进，然而大多以混合（hybrid）形式与课程配合进行，少数亦有如医学通识、生命伦理、医学伦理等课程全程以若干案例贯穿，完全让学生自由探索、进行小组合作学习。学校在此同时，设置了整层楼层之PBL教室，供所有PBL课程事先以教室借用系统登记使用。

在此发展过程中，CFD则一贯秉持以服务与辅导之角色介入，常受邀到各院系做PBL教师培训、协助PBL案例审查与提供经费补助等。2013年起为求教学不断精进与创新，学校积极协助教师建立社群平台，以促成不同领域教师共同合作。CFD所支持成立的若干教师社群中，PBL教师社群为最活跃之团体，4年来，定期活动聚会，分享各种PBL相关经验，如开课心得、参访及研习活动、鼓励成员参与PBL国际会议，成为帮助教师自主发展PBL最有力的团体。

然而作为台湾PBL领头的学校，台湾“中国医药大学”CFD对PBL之使命，绝不止于促进PBL在校内之运行。其推广活动还扩及全台与大陆，乃至于PBL在国际的交流。有关2006—2016年间CFD对于PBL推广之理念、内容与过程，则由下面介绍。

2. 台湾CMU在PBL推广上之策略

作为服务教师成长的单位，CFD在对教师PBL创新的教学理念与运行推广上的项目包罗万象，如校内成立PBL课程推动小组、制作《教师问题导向学习手册》与学生《PBL问题导向学习光盘》、集结对PBL有心得之教师著书《问题导向学

习之理念、方法、实务与经验》（一版与增订版）、支持补助 PBL 教师社群平台等。然对于校内外影响深远的还有以下项目，在此精简列出：

举办大型的初阶、进阶研习

理念之澄清是 PBL 推广过程首要之事，CFD 除了为全校或各科系安排 PBL 培训外，每年皆固定地对外举办大型的初阶与进阶研习，自 2006—2017 年从未间断。研习皆为全天活动，除了 2 ～ 3 个主题演讲外，还有分组实际操作、演练。参加者为校内、他校教师与其他的校外人士（研习活动与内容如表 1）。早期参加者以校内者居多，后校外慕名参与者渐多，甚至接受来自大陆多所大学组团参加（计有上海交通大学、复旦大学、北京大学、汕头大学、南京医科大学、宁夏医科大学、浙江大学、天津中医药大学等）。

2014 年 PBL 进阶成长营：课程设计与教案写作

备注：

1．参加对象：大专院校教师、医疗机构医疗人员（上午场次不限对象，下午场次限 60 名具 PBL 教学实务者参加）

2．报名方式：网络报名，网址 http：//webap.cmu.edu.tw/cfd/Apply.asp

3．研习认证：上、下午场次将于会后个别核发研习证明。

时间	主题 / 讲题		主讲人	主持人
08：30-09：00	报到　Registration			
09：00-09：10	致欢迎词		台湾“中国医药大学”教务处 钟景光 教务长	
09：10-10：00	专题演讲	如何将 PBL 精神融入课程设计？	汕头大学 教师发展与教育评估中心 关超然 主任	台湾“中国医药大学” 教师培育暨发展中心 辛幸珍 主任
10：00-10：20	休息 Tea Break			
10：20-10：40	课程设计实务分享	以医学通识为例	台湾“中国医药大学”医学系 吴礼字 教授	中国医药大学 教师培育暨发展中心 辛幸珍 主任
10：40-11：00		以基础科学为例	台湾“中国医药大学”药学系 张淑贞 副教授	

续表

时间	主题 / 讲题	主讲人	主持人
11：00-11：20	以药学教育为例	台湾“中国医药大学”药学系 林香汶 副教授	
11：20-11：50	综合讨论	辛幸珍 主任、关超然 主任	
11：50-12：00	合影留念	立夫教学大楼 1 楼大厅前	
12：00-13：00	午餐时间　Lunch（立夫教学大楼 2 楼 201、202 讲堂）		
13：00-14：10	专题演讲　PBL 教案的设计、撰写与审核	汕头大学 教师发展与教育评估中心 关超然 主任	中国医药大学 教师培育暨发展中心 辛幸珍 主任
14：00-15：20	分组演练　以模拟教案实际演练	关超然 主任等	
15：20-15：40	茶叙　Tea Break		
15：40-17：00	各组报告与讨论	辛幸珍 主任、关超然 主任	
17：00	闭幕　Closing Remarks（辛幸珍 主任）		

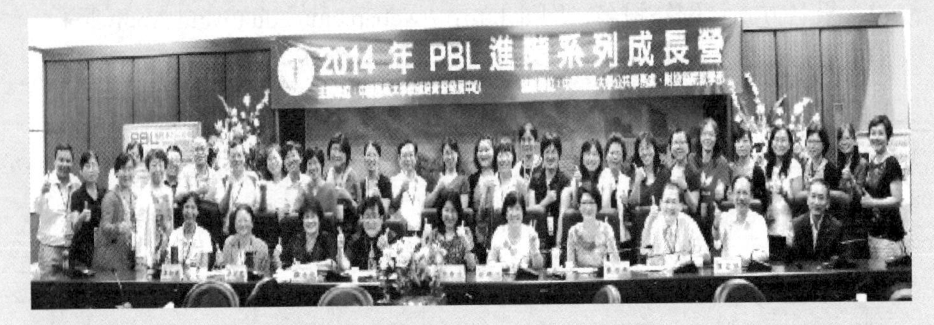

<u>接受台湾校外与大陆团体来访做观摩</u>

对于真正有心要进行 PBL，或已进行但仍存疑惑的学校，本校 CFD 皆欢迎并接受来访，安排观摩实际进行的小组讨论。学校每间 PBL 教室都设计有单向窗口（图 5A），方便参访者于隔壁教室透过窗口，静静观摩 PBL 实际进行情况（图 5B）。主办者安排事前介绍与事后座谈，让引导老师及学生与观摩者讨论切磋（图 5C），更能增进对实务操作的理解。

<u>接受邀请至各大学演讲及培训</u>

台湾教育主管部门近年来在高等教育上大力提倡创新教学，鼓励学生的学习目标应以<u>能力</u>代替<u>知识</u>，教师的教学任务则以<u>辅导者</u>取代以往<u>主讲者</u>角色。这样的

教改方针，完全符合 PBL 之理念，在这样的高等教育深根计划在 2016 年正式推出之前，PBL 之推广即朝此教育改革方向迈进。医学院校外的其他有识之学校，早在近十年来即思考以 PBL 这样的理念进行教育改革，于是 PBL 演讲邀请函纷纷到来，理念与实务之需求皆有。以笔者为例，自 2006 年以来以 PBL 为主题，邀请演讲的学校更是不计其数，兹列举近几年受邀大学如下：

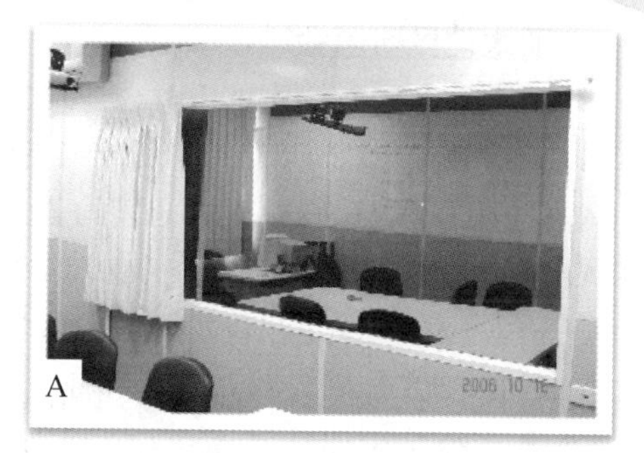
A

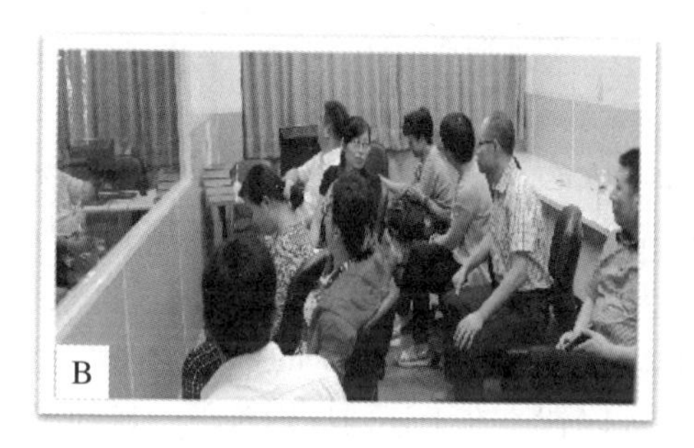
B

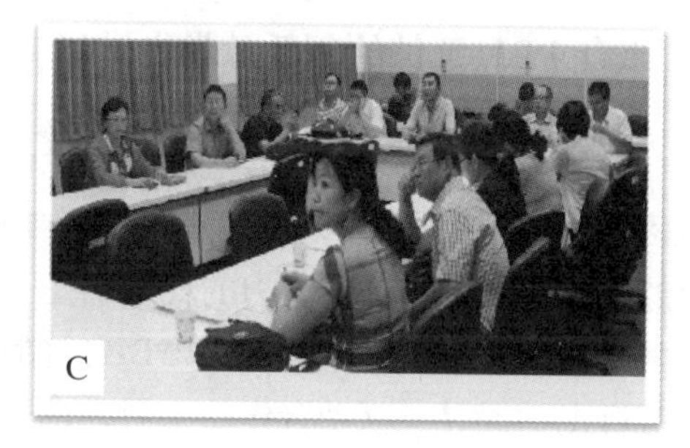
C

2017 年　台南科技大学、昆山科技大学、文化大学、中原大学、大叶大学、亚洲大学、台北护理学院、台中体育大学、台湾科技大学

2016 年　玄奘大学、中华大学、远东科技大学、云林科技大学、长荣大学、亚洲大学

2015 年　朝阳大学、慈济科技学院、中台科技大学、弘光科技大学、逢甲大学、中山医学大学、静宜大学、台湾“中华医技学院”、台湾科技大学

由邀请演讲之学校看来，本校 CFD 对 PBL 之推广已遍布台湾北中南及东部各地区。

全台 PBL 案例竞赛

为了鼓励教师投入心力于案例写作，并能有优质案例作为交流，2012 年 CFD 举办 PBL 案例竞赛。初赛中，从来自全台各大学（包括本校）参赛案例中筛选出 20 份案例进入复审。经校内外复审委员评审共选出 6 名，分别为：

特优奖：1 名，颁发奖状及 PBL 专著 1 本、奖金台币 5 万元整

优等奖：2 名，颁发奖状及 PBL 专著 1 本、奖金台币 3 万元整

佳　作：3 名，颁发奖状及 PBL 专著 1 本、奖金台币 2 万元整

所有参赛者皆受邀在 2012 年之 PBL 进阶研习中发表其案例，并亲自现身说明其案例设计撰写之缘由、构思与目的。

<u>亚太地区研习会</u>

亚太地区也有固定的 PBL 研习会，即 APJC-PBL（Asia Pacific Joint Conference –Problem Based Learning）。其自 1999—2008 年的 Asia-Pacific Conference on PBL（APC PBL）以及 2000—2008 年的 Asia-Pacific Association of PBL in Health Sciences（APA PHS）二者合并而来。APJC-PBL 自 2001 年在台北举办后，紧接着 2012 年在上海、2014 年在泰国普吉岛、2016 在韩国大邱举办，是目前亚太区唯一的 PBL 国际会议。借由代表参与及主导此类之国际研习，CFD 也将 PBL 推广的触角延伸至岛外。除了每届皆受邀出席发表重要讲题、与亚太地区热衷 PBL 之学者交流，同时也将研习过程中的重要内容带回与校内教师共享。

3. 来自 PBL 延伸的创新教学之推广

经过多年的倡导，PBL 之学习理念已深入人心。然而，在实施时还是存在现实的困扰。首先每 10 人以下的小组即需要一位教师担任引导老师，对致力于精简人力的学校行政者，师资人力的耗费确是一个压力。而对主持课程之教师，每位引导教师是否能把握其角色，遵循 PBL 的精神，营造一安全、自主的环境，以便于学生进行主动探寻、互动合作的学习，也是一大隐忧。在上述两项困难下，延伸出以下变通的创新教学方式。

<u>由 PBL 变通至 TBL 的创新课程设计（PBL-TBL）</u>

团队导向学习（team based learning，TBL）同样是以小组讨论方式进行，其包含着合作学习与主动学习两大特质，也就是团队动力与自主学习的精神，一反以往单接受老师传授知识的传统被动式学习。在这样系统性的学习策略下，课程经整体设计，学生在老师的分组下，与小组成员进行一整学期的共同学习。比起 PBL，TBL 任课老师的主导较多，学生的自我管控学习的成分则较少，但仍不失为一种以学生为中心的创新教学，可以作为 PBL 软硬件条件不足时的变通学习策略，也是近年来 CFD 推行的创新教学之一。

以笔者多年前主持的一门通识选修课程“生命与伦理”为例，原始课程设计是全程以 PBL 进行，选课人数限定 50 人为上限。为此，另招募了 5 位志同道合之教师，与笔者分别担任 6 个 PBL 小组之引导教师。经过多次课前课后之谋合与检讨、案例说明与澄清，最后促成了很成功的伦理学习。然而几年下来，想修此门课的学生大增，学校希望此门课可改为核心通识课程，目标为容纳至少 120 位学生修课。左思右想，决定变通，尝试以 TBL 之方式进行。小组讨论由一位教师带着教学助理，在大堂教室中以巡回方式监控各组讨论。由于场地无法如 PBL 教室一般理想，讨论时间必须缩短，于是将**案例简洁化，并直接在精简过之案例后面列出 3 ~ 4 个问题，使学生直接进行议题讨论。学生少了全组对案例脑力激荡、自我设定问题的**

过程，在自我探索上也较短暂，所精简下来的时间可以进行更多的案例讨论。而一学期的课程下来，小组成员在互相熟悉下，团体学习的动力逐渐增加，也能达成以学生为中心的自主学习。各组之讨论由同一老师监控，标准一致，**而师资人力则从原本需要 12 位以上教师，减为 1 位老师与 2 位教学助理，是现实下一种实际可行的创新。**

PBL 变通至 TBL 加翻转课堂（flip classroom）的课程

PBL 的变通，以团队导向学习（TBL）实现，在团队中自主的探索与应用知识的过程，往往需要进一步配合翻转课堂，才能让教室里的活动更为有效地进行。所谓翻转即是将传统的教师授课活动与学生的课后作业次序翻转过来，主张学生将课堂的时间用在“应用知识”，而不是“吸收知识”，教师的功能不应再如以往集中在传授知识，而是将解惑实操留给学生自己完成。因此**教师在课前借由电子媒体让学生达成知识的准备，在教室中老师的功能则集中于学生应用知识或实操时的引导**。也就是，让现代教师的角色“从讲台上的圣人，转型为学生身旁的指引者”（from sage on the stage to guide on the side）。**而学生借由网络功能，经阅读老师提供的资讯、观看教学影片或网络音频来获得知识，**而后来到课堂里，与教师及同侪一起运用他课前了解的知识，共同学习，以深入地解决问题。

建立“教材资源室”、引进教学设计师

CFD 鼓励的翻转式的创新教学，首先是要提供教学辅助资源与服务。除了建置教材资源室、提供软硬件设备供教师制作教材时使用外，更引进教学设计师，以咨询方式协助教师制作数字教材。在此也同时持续举办“数字时代教学策略”系列讲座与实操工作坊。

建置主动学习教室

主动学习教室是为了营造一个学生与教师间、学生与学生间彼此合作、高度互动的学习环境，让 TBL 与翻转课堂**过程更有效地进行**。CFD 所规划之“主动学习教室”内配有液晶屏幕和计算机等数字教学系统，每 8 位学生围着一张长桌而坐。学生端：配有 55 英寸液晶电视、桌电、无线手写板、可移动式椅子，方便学生在组内互动学习。教师的讲台则位在教室的中央，以便学生清楚看见教师的教学与示范。教师端：配有中控台（可控制教室内教学设备、对全体组别广播）、实物提示机、外接笔电、平板电脑、手机等方便老师与学生互动，以及主持小组与小组间互动。

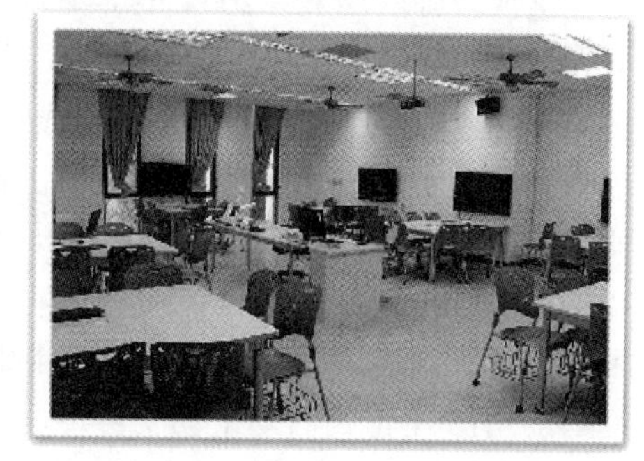

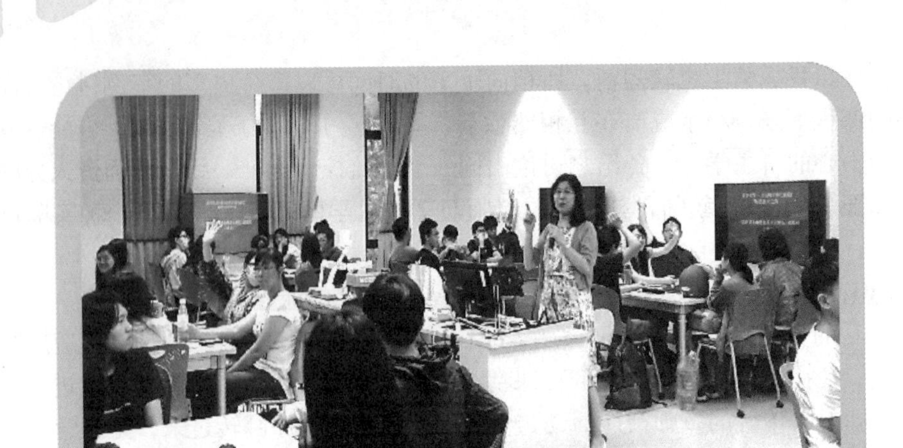

三、PBL 的组织管理：汕头大学医学院的实践

辛 岗 张忠芳

PBL 的有效实施离不开教学管理部门的组织管理。如何在现有课程体系中植入 PBL，发挥 PBL 在培养学生自主学习能力和团队合作能力等方面的优势，需要管理部门的统筹安排。教师和学生能否理解 PBL 的核心精髓，并在 PBL 实践加以运用，与师生的有效培训密切相关。这里我们分享的是汕头大学医学院（汕医）PBL 的实践经验，介绍汕医 PBL 如何从无序发展转变为有序的规范发展的过程。

1. 汕医 PBL 的起源与发展

汕头大学医学院从 2004 年起就开始尝试 PBL。在这个过程中，教学管理部门十分重视教师的培养。2004 年学院组织了第一次 PBL 研习班，邀请了台湾中山医学大学周明智、李孟智、陆希平三位教授来汕医做专题报告，并进行现场演示。此后，一些教师开始在自己的教学实践中尝试使用 PBL。此后，学院又相继 2 次组织教师到台湾考察。2010 年，学院再次邀请关超然和李孟智两位教授来汕头，为教师做 PBL 专场培训，并要求各个模块中都要安排 1 ～ 2 个 PBL 案例。于是，PBL 开始在汕医如雨后春笋般展开。2014 年学院开始策划设立“主动学习班”，大幅度压缩传统大课的课时比例，50% 以上的课程采用 PBL 等促进学生主动学习的教学策略。2015 年正式启动主动学习班，每学年主动学习班的学生讨论的 PBL 案例有 25 ～ 30 个。也是在 2015 年，为了主动学习班教学计划的顺利实施，进一步规范 PBL 的组织管理，学院出台了一系列措施，使 PBL 的实施逐步完善。

2. 汕医 PBL 实践中遇到的问题

回顾汕医 PBL 的发展历程，我们也曾经历过“乱象丛生”的状态。由于缺少统一管理，在 PBL 具体实施过程中出现很多问题，主要表现如下：

（1）PBL 带教风格千差万别：尽管教学管理部门组织了多次教师培训，并选派教师到台湾观摩考察，但每个老师都按照各自的理解去诠释 PBL，带教过程中“各显其能”，不同的 PBL 小组老师带教风格差别很大，对学生的要求也是各不相同，给学生造成很多困惑。

（2）PBL 案例格式五花八门：由于没有统一要求，PBL 案例的格式多种多样，案例内容都缺少统筹协调。

（3）PBL 时间安排扎堆：每个模块都把 PBL 放在理论课结束后进行，导致 PBL 的讨论时间大都安排在课程将要结束的时候，有时同一批学生在一周内讨论 2 个案例，使学生应接不暇。

（4）PBL 案例内容重复：由于缺少统筹安排，模块之间缺少协调，使用的 PBL 案例内容有很多重复，例如以“黄疸”为主题的案例就先后出现在消化与营养模块、临床技能模块以及外科模块中。同时很多其他主题却没有涉及。

（5）教师和学生都缺少培训：尽管在每学年末，学院教务处都组织专场教师和学生培训，但由于采用的是“大课式”的培训，缺少实际操练，培训效果非常不理想，基本停留在走过场的状态，直接影响了 PBL 的有效实施。

3. 汕医 PBL 有序发展的关键环节

2012 年 3 月起，关超然教授加盟汕头大学。学院邀请他对 PBL 的实施过程进行观摩，提出针对性的整改意见。在关教授的鼎力推动下，学院出台了一系列政策，使 PBL 逐步进入良性发展的轨道，保障了 PBL 的有效实施。

（1）成立 PBL 领导小组，负责 PBL 的协调与管理

- 2014 年，学院成立了 PBL 领导小组，由医学院院长亲自担任组长，教务处正副处长任副组长，同时安排 4 名协调员，分别负责 PBL 的教育研究、案例修改、教师及学生培训等工作。关超然教授也辞去了在汕大一手建立的 CFDEA 的主任一职，来到了汕医以资深医学教育顾问的身份协助 CFD-SUMC 的培训工作并加强 PBL 的组织规划。PBL 工作小组的工作目标是推动汕头大学医学院 PBL 的开展，使之成为全国的引领者和示范者。PBL 小组的工作任务包括撰写 PBL 教师手册和学生手册，组织教师和学生参与 PBL 相关培训；组织 PBL 教案审核；监督和统筹 PBL 实施过程。
- PBL 小组每月召开例会，讨论 PBL 实施过程中遇到的问题，提出解决方案。组织教师撰写完成了 PBL 教师手册和 PBL 学生手册，制订了 PBL 评价量表等。

- 2006 年 11 月，通过关教授的安排，CFD 及 PBL 项目的核心组员组团前往 PBL 的发源地——加拿大 McMaster 大学造访取经，并进行学术交流。

（2）启动汕头大学医学院问题导向学习小组老师认证工作

- 2015 年 6 月，学院出台了《汕头大学医学院问题导向学习小组老师认证流程》（附件一），所有参与 PBL 带教的老师必须经过严格培训后才能获取资格证书。小组老师认证培训总时间为 20 学时，具体培训工作由教师成长中心组织实施。PBL 小组老师培训分两个阶段进行。首先是初阶培训，围绕“PBL 理念与实践”“PBL 过程与小组老师角色”“案例撰写”“评价与反馈”等主题展开，目的是使教师进一步理解 PBL 的内涵及具体实施方法。
- 第二阶段是共同小组老师培训。组织已获得初阶培训证书的教师，到现场观摩 PBL 小组讨论过程，并参加带教前及带教后小组老师会议、提交观摩报告。使参与者深入体验 PBL 的引导过程，对 PBL 讨论过程中经常遇到的疑难问题进行讨论，并参加培训考核，考核合格者将颁发汕头大学医学院 PBL 小组老师资格证书。
- 截止 2017 年 6 月，已经进行了 3 期培训，有近 60 名教师取得了小组老师资格。小组老师资格认证工作的展开有力地规范了教师的带教行为，保障了 PBL 的有效实施。

（3）启动 PBL 案例征集审核流程：学院出台了《汕头大学医学院征集问题导向学习案例实施办法》（附件二），面向全体教师征集 PBL 案例。为了对 PBL 案例进行规范管理，学院制订了 PBL 审核流程。教师撰写的 PBL 案例要按照统一模板（见第三章所展示的案例标准模板）撰写，并提交给 PBL 领导小组进行集体审核，审核合格后才能使用。为了保证 PBL 案例的质量，学院还设立了 PBL 临床专家库，邀请临床经验丰富的医师参与 PBL 案例的修改。PBL 案例在使用过程中也要收集学生和教师的反馈意见，不断进行修改完善。

（4）开设“主动学习导论”课程：在多年的教学实践中我们发现，由于长期的应试教育，很多学生习惯于被动学习，缺乏主动性和责任感。为此，我们为大一新生开设了“主动学习导论”课程，内容包括主动学习的理念与策略、教育评价与反馈、信息处理方法、终生学习等，并给学生提供 PBL 演练实践，所有新生被分到 8 ~ 10 人的小组，每组由有经验的带教老师带领，讨论真实的 PBL 案例，在这个过程中让学生体验 PBL 的理念和基本流程，培养学生终生学习的能力。

4. 教师成长中心在 PBL 实践中的推动作用

汕头大学医学院 PBL 的有序发展，很大程度上得益于我们有一个运作极佳的教师成长中心（CFD）。2008 年，边军辉教授加盟汕医，把教师发展的理念带到了汕医。2009 年，汕医成立了全国第一家教师发展中心（CFD），为教师的专业发展提供服务。接着，来自 McMaster 大学的具有丰富 CFD 及 PBL 经验的关超然教授也于 2012 年加盟汕医。

汕医 CFD 以“帮助教师提升教育质量，促进汕头大学医学院宗旨和目标的实现”为宗旨，以帮助教师成长为目标，成立至今已有 8 个年头。在这 8 年中，中心始终围绕我们的宗旨与目标，努力构建和实施全面的教师成长项目，在与汕医共同成长的同时，为汕医教育质量的提升提供了有力的支持与保障。在国家大力推动教师教学发展工作的背景下，汕医 CFD 成果丰硕，逐渐在全国医学院校中建立了教师发展中心的品牌地位。

在汕医 PBL 组织管理过程中，CFD 发挥了至关重要的作用。CFD 每年组织 1 ～ 2 次小组老师认证培训，组织安排 PBL 案例撰写和审核活动，保障了 PBL 的有效实施。同时，CFD 还先后举办了 5 届全国医学院校 PBL 成长营，为全国数十所医学院校培养 PBL 骨干教师。为了保证培训质量，我们举办的全国 PBL 成长营采用的是“工作坊”模式，严格限制参加人数，每次培训总人数为 60 人，每个学校只能派 1 ～ 2 人参加。截止到 2016 年末，我们已经为全国百余所医学院校培训了近 300 名 PBL 骨干教师。汕医 PBL 培训的质量得到了有口皆碑的好评，很多学校慕名而来，希望我们能够为他们提供 PBL 定制培训，针对不同需求，提供个性化培训。

总之，汕医 PBL 从无序到有序的发展过程，离不开管理部门的政策保障，离不开教务部门的统筹安排，更离不开教师发展中心的有力支持。PBL 的良好运作需要管理部门、教师和学生的共同努力。

附件一

汕头大学医学院问题导向学习小组老师认证流程

为规范问题导向学习（PBL）小组老师（tutor）的教学行为，保障学生主动学习的质量，促进PBL的有序开展，特制订PBL小组老师认证流程。教师必须通过初阶培训、实习培训及培训考核才能获得小组老师认证证书，具备担任PBL小组老师的资格并成为PBL小组老师。自2015—2016学年度第二学期起，未通过认证的教师不能承担PBL小组教师的工作。

一、认证流程包括以下三个阶段

1．初阶培训（12学时）

参与PBL的四个领域（PBL理念与实践，PBL过程与小组老师角色，案例撰写，评价与反馈）的初阶培训工作坊，每个工作坊至少参加过一次。应在一学年内完成初阶培训。培训完成后颁发培训证书。

2．实习培训（6学时）

初阶培训完成后安排共同小组老师（co-tutor）培训，即跟随有经验的小组老师完成至少一个完整案例的真实PBL讨论的观摩（包括参与小组老师会议及对学生的评价及在讨论课后与小组老师进行互动，但不可参与或干预PBL上课时的讨论）。培训完成后颁发培训证书。

实习培训期间还应至少参加一次院级的高阶PBL培训或校内外全国性的PBL会议或工作坊。

3．培训考核（2学时）

参加培训考核工作坊（考核形式待定），经考核合格后颁发汕头大学医学院PBL小组老师资格认证证书。

二、获得PBL小组老师资格认证证书者，担任小组老师的PBL时数按理论课授课学时数计算；承担共同小组老师（co-tutor）培训学时数按理论课授课学时数另计。

三、本认证流程自发布之日起实施，由CFD组织实施，由教务处负责解释。

附件二

汕头大学医学院征集问题导向学习案例实施办法

为配合学院在临床医学专业开展“主动学习”项目，保障项目的顺利实施，现向全院教师征集问题导向学习（problem based learning，PBL）案例。

一、PBL 案例的范围和要求

1．案例的征集范围包括临床医学专业 5 年制系统模块和临床核心模块的全部课程。

2．案例是实施 PBL 的基础，案例的问题要包含 P（population，群体）、B（behavior，行为）、L（life sciences，知识）三个层面，但是三个层面并不一定要硬性平均分布在每一个案例，应以案例的内容要点及其预期的学习目标做调整。内容以各模块现行教学大纲规定的教学内容为指引，涵盖不同学科（横向）和基础与临床（纵向）的整合思维，同时可以激发学生的学习热情。每个案例均应包括教师版和学生版，案例模板见附件 1。

3．案例应具有自主知识产权，不可抄袭。

4．医学院教师成长中心将提供案例撰写培训工作坊。

二、案例的组织和提交

1．以教学模块为单位，确定案例的内容，组织案例撰写和提交。

2．“主动学习”项目总计需要 80 ~ 100 个案例。每个模块可按照约 10 理论课学时折算 1 个 6 学时 PBL 案例，确定案例数量。

3．案例可随时提交 PBL 工作小组审核，最迟提交时间不晚于模块开课前 6 个月。提交案例联系部门：教师成长中心，电话：88900536，邮箱：sumc_cfd@stu.edu.cn

三、PBL 案例的工作量认定和奖励

经专门审核小组审核录用的案例，按照在正式出版的医药教育类学术期刊发表 1 篇教学论文的标准计算工作量；同时按照 2400 元 / 中文案例、3600 元 / 英文案例予以奖励。英文案例必须同时改写为中文案例；中文案例改写为英文案例并审核通过后，可追加 1200 元 / 案例。

四、本办法自发布之日起实施，由教务处负责解释。

汕医 CFD 培训室举办常规性 PBL 工作坊的实照

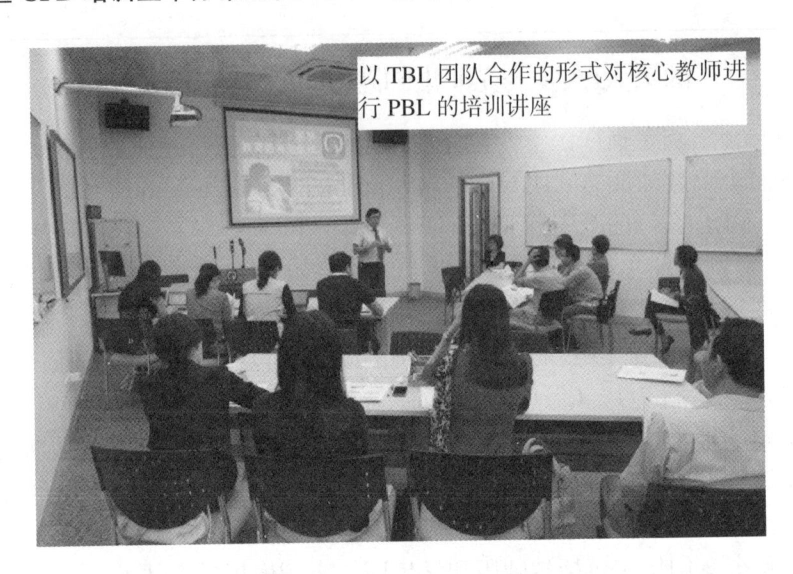

以 TBL 团队合作的形式对核心教师进行 PBL 的培训讲座

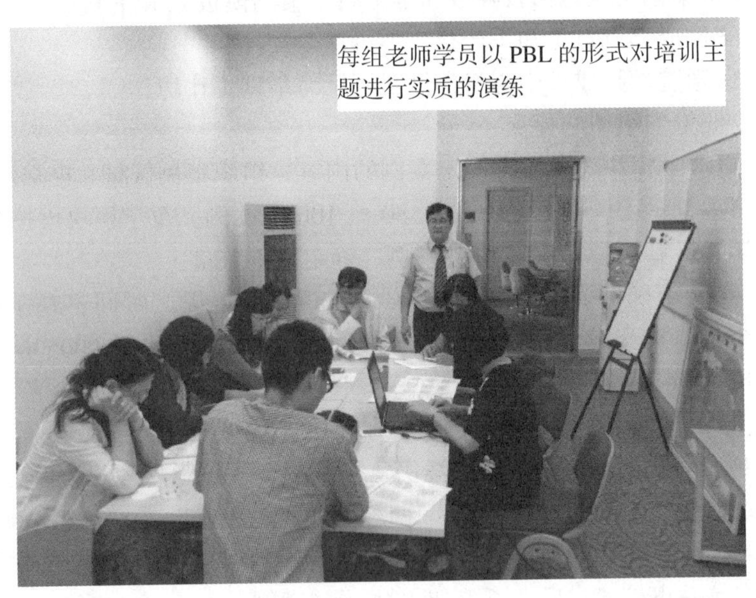

每组老师学员以 PBL 的形式对培训主题进行实质的演练

第十四章

PBL案例撰写工作坊的设计与规划

■ 辛　岗　关超然　撰

PBL 成功实施的五个要素包括：案例、学生、教师、场地和评价。其中案例是 problem-based learning（问题导向学习）中的 problem（问题），是所有要素中最为重要的一环。撰写出能够符合 PBL 原则、适合学生使用、促进问题探讨和思考的案例是 PBL 成功实施的基石。PBL 案例的撰写，对教师而言不是容易的事情，需要经过培训，教师才能清楚 PBL 案例中需要关注的原则、内容、形式等关键点。

PBL 案例应该能够促进学生的主动学习，做到：以基础科学和临床科学的主要概念为基础进行整合，注重举一反三，避免面面俱到；以医生最可能遇到的临床问题为背景，注重多学科知识的融合运用，避免划分学科系统灌输；课程内容顺序反映由正常到异常、由浅入深、由理论到应用的学习过程，注重培养解决临床问题所需要的思维、判断和处理能力，避免教条式地排列知识点[①]。

PBL 案例撰写工作坊针对不同的对象、不同的课程要求，要有不同的设计和规划方案。对初次接触 PBL 的教师和已经参加过培训对 PBL 有一定了解的教师，在撰写案例的培训工作坊的设计上要有不同。

对初次接触 PBL 的教师而言，案例撰写工作坊的目标是使被培训的教师明确 PBL 的案例和病例的区别，知道 PBL 案例并非从医院拿来病历就可以直接使用。我们常常听到这样的说法："PBL 案例当然要临床医生来写，他们在临床实践遇到大量生动的病例，基础的老师没有病例，没办法撰写 PBL 案例"。然而事实上，临床的病历并不适合直接用作 PBL 案例。因为 PBL 案例是有教育目的的，而病历中可能存在很多学生在这个阶段不需要学习或者很难理解和解释的现象，或者现阶段我们不希望学生讨论的问题，将病历中这些信息留下，只会造成学生在学习的时候

①引自汕头大学医学院主动学习班文件

出现力不从心、学习重心偏移，例如只关注诊断、鉴别诊断，而忽略了对疾病基础机制的探讨和研究。所以对初阶 PBL 案例撰写工作坊的设计原则是，让教师明了 PBL 案例是有教育目的的，要根据教育的目标进行撰写。

对已经累积了一定 PBL 经验的教师，在案例撰写时仍会出现困难，比如撰写案例在课程中的地位、案例是否符合课程的目标、情境是否符合临床场景、案例的目标是否能够达成、是否符合学生的学习阶段。这些问题靠个人的力量往往很难解决，因此案例撰写工作坊要设计为不同学科、不同专业、基础临床教师共同合作的过程，在培训过程中完成并完善案例的撰写。

因此针对不同的教师人群、不同的撰写目的，PBL 案例撰写工作坊就要有不同的组织形式。以下是四种 PBL 案例撰写工作坊的设计和规划，将具体介绍工作坊的目的、参加人员、实施流程、时间分配等，并提供实例予以参考。

一、案例撰写工作坊 1：提供病例—改写案例

适合教师：初次接触 PBL 的案例撰写的教师

工作坊目的：参与工作坊的教师完成培训后能够

1. 明确 PBL 案例与病例的区别。

2. 撰写具有社区人群（P）、行为伦理（B）和生命科学（L）三个方面的 PBL 案例。

工作坊实施：参加培训人员一般不超过 40 人。

将参加人员按照不同专业分组，每组中的人员尽量包含不同学科领域，基础临床结合，共分为 4 组，每组 6 ~ 10 人参与讨论。

时间分配（工作坊时长共 3 小时）：

1. 所有人员集中，讲授案例撰写的基本原则（应在本工作坊前完成）。

2. 将病例发给每个小组，请每个小组改写为 PBL 案例，时间为 1.5 小时；小组成员制订学习目标，要求目标有 P（社区人群）、B（行为伦理）、L（生命科学）三个层面。

3. 改写完成后，集中反馈，时间为 1 小时。每个小组汇报改写后的案例及目标，其他小组点评。

4. 培训者点评及开放问答，时间为 30 分钟。

培训实例：

汕头大学医学院 PBL 小组老师培训。初阶培训系列工作坊中的“案例撰写工作坊”。参加教师 24 人，分为 3 组，每组 8 人。工作坊演练的任务是：

1. 从学生学习的角度作为出发点，列出某医学院 PBL 案例的内容的明显优点和重大缺失。

2．根据您察觉的重大缺失，修改、润饰及添加案例的内容，使之成为有水平的 PBL 案例。

3．请设立所期望的学习目标。

每组教师组成包括基础和临床教师。需要改写的病例如下，来自于某医学院呼吸系统模块 PBL 课程，用于临床医学专业三年级学生。改写时间为 1.5 小时。

三年级临床医学 PBL 课程

呼吸系统模块

结核病

李 ×，女，32 岁，因发热、胸痛、咳嗽、血痰 1 周入院。

近 3 个月来有低热、午后体温增高、咳嗽，曾在本单位诊断为“感冒”，予以抗感冒药、先锋霉素等药治疗，疗效欠佳。1 周来体温增高、咳嗽加剧、痰中带血。半年来有明显厌食、消瘦、夜间盗汗。2 年前怀孕 6 个月时，曾因泌尿系感染住院治疗，余无特殊。

入院检查：

T 38℃，P 88 次 / 分，R 28 次 / 分，发育正常，营养稍差，消瘦，神志清楚。胸部检查：叩诊清音，听诊右下肺呼吸音减弱。

胸部 X 线平片检查可见双肺纹理增粗，散在大小不等的结节状阴影，右肺尖有片状阴影。

取痰液做细菌培养和抗酸检查均为阴性，PPD 试验强阳性。再次取痰送检，经浓缩集菌后涂片，抗酸细菌阳性。

经检查后该患者确诊为肺结核（右上肺），即使用雷米封、乙胺丁醇等抗结核药治疗。该患者家中有 2 岁小孩，患者家属询问：小孩是否已被传染？须行何种检查才能确定？如何预防？

学生应思考，并回答以下问题：

1．该患者诊断为肺结核的依据是什么？

2．该患者入院时痰液做细菌培养和抗酸染色均为阴性，而再次用浓缩集菌为什么为阳性？说明什么？

3．该病例的 PPD 试验的结果说明什么？

4．怎样才能确定患者家里小孩有无被感染？怎样预防？怎样切断传播途径？

教师分组改写，每组对以上案例的评价以及改写后的案例都不尽相同。其中一组演练结果如下：

以上案例的优点：

1．学习对象明确。

2．关注社会层面、人文关怀，内容涉及疾病预防、传染病管理等，相对较全面。

3．内容简洁凝练，突出重点。

以上案例的缺点：

1．题目缺乏吸引力。

2．将 PBL 案例写成了临床病历。

3．缺乏趣味性。

4．缺乏科学性。

5．缺少学习进度。

6．未设置干扰学生思维的小情节。

7．学习目标不明确。

8．案例中患者描述不全面。

9．学生思考空间受限，缺少参考资料。

改写后的案例：

小李咳血了

第一幕：

小李今年 32 岁，半年来明显感觉食欲下降，体重减轻，夜间汗多，稍微活动就容易感觉累。3 月份以来一直反复发热，自测体温在 37 ～ 38℃之间，午后体温稍微高些，偶尔还有咳嗽等症状，曾在本单位就诊并诊断为“感冒”。但因为家里还有不满 2 岁的小孩需要照顾，所以一直以来未予以重视，只是简单服用抗感冒药和先锋霉素类，但是症状不见好转。1 周来体温增高、咳嗽加剧，痰中带血，小李开始担心了，决定去医院看看。到了医院，医生询问病情后，小李告诉医生 2 年前怀孕 6 个月时，曾因泌尿系感染住院治疗。

第二幕：

入院后医生对小李进行了全面检查：T 38℃，P 88 次 / 分，R 28 次 / 分，发育正常，营养稍差，消瘦，神志清楚，胸部检查，叩诊清音，听诊右下肺呼吸音减弱。胸部 X 线平片检查可见双肺纹理增粗，散在大小不等的结节状阴影，右肺尖有片状阴影。取痰液做细菌培养和抗酸检查均为阴性，PPD 试验强阳性。再次取痰送检，经浓缩集菌后涂片，抗酸细菌阳性。医生根据检查结果给出诊断，给予药物治疗，并建议亲密接触的家属来院检查。

第三幕：

经检查后该患者确诊为肺结核（右上肺），按规定上报医院传染病监控系统，并使用雷米封、乙胺丁醇等抗结核药治疗。小李担心费用问题，医生说待病情稳定后可以转诊到当地结核病防治所继续进行免费治疗。医生同时告诉小李，她的孩子目前检查结果均为阴性，未提示有肺结核。

推荐的学习目标：

结核病的流行病学特点：传染源、传播途径、潜伏时间——P
结核病的临床表现、实验室检查及鉴别诊断——L
结核病的病理生理特点——L
结核病的治疗——L
结核病的预防及健康宣教——B

每组汇报演练结果，然后进行讨论和点评。点评主要针对改写后的案例是否具有 P、B、L 三个层面及设立的学习目标是否能够合理进行，使每一位参与老师认识到学习目标一定来自于案例的剧幕，学生不可能无中生有地设立出学习目标，我们希望学生学习的目标要能够从案例中引出。

从以上改写的案例来看，参与者基本明确了案例与病历的区别，对案例的优点和缺点进行了点评。案例的撰写也增加了对疾病发展的描述，增加了社会人文的内容。推荐的学习目标也包括了 P、B、L 三个层面，基本符合所撰写案例的目标。但需要指出的是，案例中三幕一般是分次分别发放，因此三幕应该各自有相应的学习目标。从第一幕的情境中，学生无法判断患者所患疾病就是结核病，因此，第一幕的学习目标应该是能从情境中发现并探讨的，例如发热的机制、分类，咳嗽的原因、机制，痰的产生机制，造成“故事的冲突”——发现痰中有血（可能的假设），先锋霉素的作用机制等。这些都是学生应该学习的最基本的基础医学知识。如果在本案例不希望学生讨论这些基础（可能已学过了，但要确认），可以弱化甚至不写入剧幕，例如不希望学生讨论先锋霉素，那么在剧幕中就不要出现。所有的学习目标应该与剧幕的情境一致。

工作坊结束后，参与教师给予高度评价，满意率 100%。参与者的评价包括“工作坊对于大家明晰 PBL 案例的要求有帮助”“案例撰写中内容与目标呼应，设计伏笔”“增加理解和参与精神”“明确 PBL 案例和学习目标设计”等。

我们利用此病历在很多的学校进行了 PBL 案例撰写工作坊的学员亲自演练的部分。以上修改的案例算是少有的佼佼者。学员最大的困难还是受到封闭式思维模式的强烈的影响，仅环绕在原本的情节做字面上的加减与润色，似乎达不到什么突破。不知道是因为专业上根深蒂固的固定思维方式，还是专业老师长期缺乏人文素养的熏陶，不得其门而入。我对这个案例的情境修改后，也分成三幕展示如下，让读者自己观察我的修改带入了哪些新的层面。

小莉居然感染上肺结核！

情景 1

李丽莉（名字为虚构），汉族人，已婚，有 2 岁男孩，一家三口住在上海，她在家里附近小学校任二年级的导师，大家都称呼她为小莉。3 个月前，因为持续的低度发热，经常咳嗽，感觉胸口疼痛，小莉心想大概又是与以前一样，不时就从小学生们那儿传染到感冒了。果然，小莉到了社区医院门诊就医时，医生也没多问就说：“近来有流感，看样子你是得了感冒。”医生开了感冒药、先锋霉素抗生素等药治疗，并关照小莉多喝水及休息。但是这次疗效似乎欠佳，仍然低热、咳嗽及胸口隐隐闷痛，虽然尚可忍受，却挥之不去。小莉也因忙碌并不很在意。近 1 周来她感觉到体温增高、咳嗽加剧，竟发现痰中时带血丝，很感意外，也非常担心。在丈夫的陪同之下赴医院的胸腔专科就诊。小莉告知医师，她半年来有明显厌食、消瘦、夜间盗汗等现象。2 年前怀孕 6 个月时，曾因泌尿系感染住院治疗，没有其他特殊或异常病史。胸腔科医生建议做进一步检查，请小莉办理住院手续。

情景 2

体格检查结果如下：体温 38℃，心率 88 次 / 分，呼吸 28 次 / 分，体格发育正常，面部稍显消瘦苍白，不过神志清楚。胸部检查发现：叩诊音清晰，听诊右下肺呼吸音稍弱。胸部 X 线平片检查可见双肺纹理增粗，有大小不等的分散性结节状的阴影，右肺尖有明显的片状阴影。痰液的细菌培养和抗酸检查均显阴性，PPD 试验强阳性。医生看过结果后，决定再次取痰送检，要求浓缩集菌后涂片检查，这次结果呈抗酸细菌阳性。根据检查结果，小莉被确诊为肺结核（感染于右上肺），马上使用雷米封、乙胺丁醇等抗结核药治疗。

情景 3

李丽莉心中很纳闷：她在这个社区工作了将近十年，怎么现在会感染肺结核这个病呢？回想不到半年前，她回家乡的农村医疗所探望过患病的朋友（但不记得朋友患了什么病），不知道是不是从家乡感染回来的。会不会已传染给了家人，尤其是自己 2 岁的孩子？ 她又要带着二年级整班的小学生，孩子们是否也被传染？ 须进行何种检查才能确定？如何预防呢？小莉也担心她的病会不会让她失去教职，而影响到家庭的收入，也让丈夫额外担忧操劳，不禁悲由心生，潸然泪下。

医生在开始写社区传染病通报报告时，心中也很纳闷：在上海应已杜绝的肺结核传染病，怎么现在居然会在小莉身上发生了呢？可能要建议卫生当局作进一步的公共卫生调查。

二、案例撰写工作坊 2：确定方向一分组撰写

适合教师：经过 PBL 初步培训的教师

工作坊目的：参与工作坊的教师完成培训后能够

1．设立 PBL 案例的目标。

2．撰写具有社区人群（P）、行为伦理（B）和生命科学（L）三个层面的 PBL 案例。

工作坊实施：参加培训人员一般不超过 24 人。共分为 4 组，每组 6 名参与者。每组老师包括各个学科的基础老师和临床医师。

时间分配（工作坊时长共 3 小时）：

1． 每组负责撰写一个系统的案例，设立目标，时间为 1.5 小时。

2．案例撰写完毕后，集中汇报写好的案例及目标，其他组点评，时间为 1 小时。

3．培训者点评及开放问答，时间为 30 分钟。

培训实例：

PBL 高阶培训工作坊。汕头大学医学院 PBL 小组老师培训包括三个阶段，即初阶培训、实习培训和培训考核。在教师获得初阶培训和共同小组老师培训证书后，还需要参加高阶培训。高阶培训工作坊的设计是将 20 位教师分为 4 组，每组 5 位老师，每组分别负责一个器官系统 PBL 案例的撰写，四个系统分别是消化系统、呼吸系统、生殖系统和泌尿系统。撰写教师中有该系统的专业教师，也有相关学科的老师。案例使用年级由撰写者决定。撰写过程中思考案例中涵盖哪些层

面的内容，填写内容层面分布表格（下图）以明确 PBL 案例涉及的内容层面。撰写时间为 1.5 小时。各组老师经过热烈讨论，分别撰写了“林先生的大便完全变黑了”“老李又咳了”“未孕，谁的问题？”和“廖经理上火了”四个案例。

PBL 模块案例内容层面的分布		
覆盖内容层面	涵盖广度（0 ~ 5；0= 不适用；1= 极窄；5= 极广）；如必要，可加以文字重点解释	内容深度（0 ~ 5；0= 不适用；1= 极浅；5= 极深）；如必要，可加以文字重点解释
人文意识情景		
器官结构解剖		
组织细胞结构		
细胞生理代谢		
分子生化遗传		
感染免疫层面		
药物药理基础		
病理机制层面		
血液输送层面		
呼吸系统层面		
心脏血管层面		
肝胆消化层面		
泌尿排泄层面		
大脑感官系统 *		
生殖系统层面		
行为伦理层面		

四组案例全部撰写完成后，互相进行点评后培训教师再进行点评。每组在经过探讨后撰写的案例基本符合 PBL 的精神，主要存在的问题是案例的内容不完全符合学生的学习阶段，以及一个案例涵盖的内容太多，学生无法完成。例如以上案例的第一个学习目标，“消化系统各器官的结构及功能”，这样的目标比较空泛，对学生而言很难进修具体深入的学习。本工作坊完成后，参与培训的教师认为通过团队合作高效地完成了案例的撰写工作。

林先生的大便完全变黑了

（二年级临床医学）

第一幕：

林先生，50 岁，是某上市公司经理，平时工作忙，应酬多，经常喝酒且酒量好。近半年来上腹部不舒服。昨晚应酬时大量饮酒之后，今早起床时出现头晕、心慌、出冷汗。上洗手间时，发现大便颜色完全变黑了。心中紧张，赶紧告诉妻子。细心的妻子留取了大便的标本，并陪同丈夫来到急诊科。医生了解病情后，得知林先生今早排柏油样便一次，大约 250 克。医生对林先生进行了体格检查。测得血压 90/60 mmHg，心率 90 次 / 分钟，体温 37.1 ℃。皮肤没有黄染，全身淋巴结未触及肿大。心肺听诊未见异常。腹部稍胀，上腹部轻压痛。肝右肋下 2 cm 可触及，中等硬度。脾正常无触痛，无移动性浊音，肠鸣音 10 次 / 分。未见双下肢水肿，生理反射存在，病理征未引出。为了进一步了解林先生的情况。医生做了相关的实验室检查。2 个小时后，检查结果出来发现白细胞 11×10^9/L。红细胞 5×10^{12}/L。血红蛋白 80g/L。血小板 100×10^9/L。粪便常规结果柏油样便。隐血试验 +++。红细胞镜检 0 ~ 10 个 /HP。初步诊断为“黑便原因待查”。建议林先生住院检查。林先生担心工作太忙，不愿意住院。经医生再三沟通，同意住院。

重点概念：

1．消化系统各器官的功能及结构
2．黑便的病因及临床表现，可能引发的后果
3．消化道出血的表现及病因鉴别
4．酒精与消化道出血的关系
5．医患沟通的重要性，医生立场和患者的依从性

第二幕

林先生的主管医生让林先生卧床休息，暂时禁食。给予补充了生理盐水，并注射了洛赛克等治疗。医生详细问了林先生的病情，得知林先生 5 年前体检时乙肝病毒表面抗原阳性，肝功能正常，且未做治疗。林先生住院后检查了腹部 B 超、肝肾功能、乙肝两对半以及胃镜。腹部 B 超发现轻度肝硬化，并有轻度脂肪肝，无腹水，其他未见异常。乙型肝炎病毒检查发现 HBsAg+，HBsAb-，HBeAg+，HBeAb-，HBcAb+。胃镜检查发现十二指肠球部有

续

2cm×2cm 的溃疡，幽门螺杆菌阳性。经过 1 周的治疗，林先生的情况明显好转。医生叮嘱林先生要戒酒，注意休息，定期到医院复查。

重点概念：

上消化道出血的诊断与鉴别诊断

上消化道出血的治疗

乙肝病毒感染者的管理

工作生活方式与健康的关系。

三、案例撰写工作坊 3：故事梗概—集中撰写—专人完善

适合教师：对 PBL 案例的撰写有一定了解的教师

工作坊目的：参与工作坊的教师完成培训后能够

1．合作撰写符合整合课程目标的 PBL 案例。

2．撰写的案例具有社区人群（P）、行为伦理（B）和生命科学（L）三个方面。

工作坊实施：参加培训人员一般不超过 24 人。

参加人员应包括三类人员，一是本课程模块的教师，二是与该案例相关的临床医师，三是与本课程模块相关的基础教师。共分为 4 组，每组 5 ~ 6 名参与者。

时间分配（工作坊时长共 2.5 小时）：

1．模块负责人对该模块整体目标及每个案例的目标进行说明，时间为 0.5 小时。

2．每个小组根据故事梗概和主要学习目标撰写案例，时间为 1.5 小时。

3．案例撰写完毕后，交叉互审，时间为 0.5 小时。

4．互审后交由专人负责完善。

培训实例：

工作坊流程

第一天

0.5h　规则及流程，Q&A

1.5h　第一轮讨论（每组 1 个案例，共 4 个案例）

0.5h　交换审阅，对所审阅的案例提出建议

续

0.5h　反思环节，撰写过程优势、问题、解决方法 1.5h　第二轮讨论（每组 1 个案例，共 4 个案例）
0.5h　交换审阅，对所审阅的案例提出建议
第二天
1.5h　第三轮讨论（每组 1 个案例，共 4 个案例）
0.5h　交换审阅
0.5h　会议总结，确定案例撰写完善者

汕头大学医学院“基础学习模块”案例撰写培训会。汕头大学医学院“基础学习模块”是临床医学生第一学年第二学期学习的课程。本次 PBL 案例撰写培训主要有两个目的：第一，完成该模块下学期使用的部分案例；第二，培训相关教师撰写 PBL 案例。本次案例撰写会共一天半，完成了 12 个案例的撰写工作，参加者共 22 人，包括对该模块内容非常熟悉的任课教师，基础相关学科例如病理、微生物、免疫、药理、生化、遗传学等学科的教师，相关学科如内科、儿科、骨科、神经科等临床医师，主动学习班学生和对 PBL 理念、方法非常熟悉的 PBL 工作组的成员。所有人员分为 4 组，每组 5 人，包括模块内教师 1 ~ 2 人、其他基础学科教师 1 ~ 2 名、临床医师 1 名、学生 1 名。另有 PBL 工作组 2 人负责统筹，工作包括案例初步审核、流程和时间管控。

故事梗概：
15 岁女孩因为两侧大腿和髋关节疼痛 1 天，持续加重就诊。使用止痛药无效。常感到疲倦，常出现泌尿系统感染，出现尿频、尿痛。入院后诊断为地中海贫血。
该案例主要涉及的内容及概念：
这是地中海贫血的案例，涉及细胞生物学、遗传学、基因调控、红细胞的代谢等内容。
P：1．设计婚前健康检查或重点筛查人群的健康宣教资料
　　2．叙述地中海贫血发生的流行病学
B：1．婚前体检为什么从 2013 年开始停止？可能存在什么问题？
L：1．列举患者需要进行的辅助检查以帮助确诊，解释这些检查的原理；
　　2．解释患者出现上述症状、特征和实验室检查结果的原因；
　　3．那些基因与该疾病的发生相关，从遗传学的角度解释该病发病机制

三轮讨论完毕，形成12个案例的初稿，再确定案例的撰写完善者。待修改完善后，再交由PBL工作组进行最后的审核。案例撰写培训中，要注意整合的理念，PBL的案例是以基础科学和临床科学的主要概念（concept）为基础进行内容（content）整合（integration），融合运用跨学科知识，要避免多学科系统组合灌输。因此每个案例可以涵盖多方面的内容，各个学科基础和临床教师的共同参与才能形成真正的整合。

参加者对本次工作坊的评价很高，满意度调查显示78%非常满意，22%满意。教师对工作坊的评价包括："对PBL案例的撰写有初步的认识，在接下来的实践中不断改进""学科交叉，脑力交叉""团队合作，效率高""整合概念的理解和实施""有临床医生的参与，效果很好""讨论过程中反复修改和斟酌，尤其学科交叉中知识点的对答和修正，很赞""团队合作，多学科合作，学生参与"等等。

案例撰写培训中学生的参与：本工作坊邀请学生参与，主要考虑是以学生为中心，让学生也能参与到他们即将学习的案例的撰写中。学生的参与也大大激发了老师的热情，学生可以明确地告诉老师哪些知识是已经学习过的，哪些是不懂的，可以让老师更加了解学生的学习背景和情况，更利于案例趋于合理。

本工作坊结束后由专人负责案例的完善，尚不可直接用于课程中。若要使用，还需要进一步审核。

案例题目：小雪萍父母的懊悔

第一幕：

15岁汕头潮阳和平镇女孩陈雪萍，在学校体育课后感觉两侧大腿与髋关节疼痛，休息后第二天没有缓解，反而感觉加重，去附近诊所，止痛药无效，遂到汕头大学医学院第一附属医院就诊。体格检查没有发现创伤，雪萍也称自己没有过劳累，月经正常，饮食规律与正常。但总觉得疲劳、常有泌尿系感染而出现尿频，排尿有烧灼感，过去也有类似症状，曾住过院，无发热，否认家里有类似症状的成员，眼结膜略苍白，双侧腿前侧无其他异常，其他无异常。血常规：白细胞，1.7/m，血红蛋白7.1（正常值：11 ~ 16）。血清学检查：铁浓度升高，B超检查提示有肝脾大。尿常规提示有尿道细菌感染，医生怀疑有遗传性疾病，而引起贫血。建议做骨髓穿刺以及抽血做分子检测。

推荐的主要学习目标：

1．红细胞成熟与代谢（组织学）

2．溶血导致的全身反应：皮肤、结膜、免疫系统、肝脾大（病理生理）

3．血清高铁对机体的影响及其生化机制

第二幕

第三天，小雪萍的妈妈陪雪萍来医院取了骨髓穿刺结果，提示红细胞异常增生，成熟度降低。基因型检测结果为 α-球蛋白基因位点的突变，符合地中海贫血。医生给雪萍建议：服用叶酸，以及开了去铁安，并嘱咐小雪萍以后生活的注意事项。医生给小雪萍详细介绍了地中海贫血的原因以及遗传特点。雪萍妈妈听后很是担心，因为她发现自己怀二胎不久，担心生出的小孩又像小雪萍一样。小雪萍爸妈隔天一起抽血做了基因检测，结果提示小雪萍父母也携带了地中海贫血某位点的突变。医生提供了详细的遗传咨询。

推荐的主要学习目标：

1. 致病基因的突变对球蛋白结构与功能的改变（生化）
2. 地中海病的遗传方式（遗传）
3. 环境、基因型频率、产前检查（群体）
4. 解释基因型 - 表现型间的关联
5. 设计婚前健康检查或重点筛查人群的健康宣教资料

四、案例撰写工作坊 4：专人撰写—集中审核

适合教师：已经对撰写 PBL 的案例有一定经验的教师

工作坊目的：参与工作坊的教师完成培训后能够

1. 对已经撰写好的 PBL 案例进行完善。
2. 审核案例是否符合整体课程目标。

工作坊实施：参加培训人员一般不超过 24 人。

参加人员应包括三类人员，一是案例撰写者，二是与该案例相关的基础、临床医师，三是 PBL 教育理念专家。共分为 4 组，每组 5 ~ 6 名参与者。

时间分配（工作坊时长共 2 小时）：

1. 模块负责人对该模块整体目标及每个案例的目标进行说明，时间为 0.5 小时。
2. 案例撰写者对已经撰写的案例在小组内进行说明，时间约为 0.5 小时。
3. 小组成员对案例进行审核、修改，时间为 1.0 小时。
4. 审核完毕后，撰写者修改。

培训实例：

汕头大学医学院组织临床医学“感染与免疫”模块案例撰写培训会。该模块是临床医学专业学生第二学年第二学期学习的课程。本次 PBL 案例撰写培训会参与

教师共 15 人，每次分 3 组讨论。案例题目及范围在撰写前已经设计好，案例初稿也已经由专人撰写完毕。讨论过程遵守讨论规则。本次培训会的目的是培养本模块案例撰写者撰写案例的能力，并为本模块提供合适、有效的 PBL 案例。

工作坊流程

0.5h　模块负责人介绍课程

1.5h　第一轮讨论

0.5h　反思环节，撰写过程优势、问题、解决方法

1.5h　第二轮讨论

0.5h　交换审阅，对所审阅的案例提出建议

0.5h　评价反馈

工作坊结束后，参与者认为，这样的培训的方式，其优势在于：多学科交叉，从不同角度讨论，使得案例更趋于合理；早期结合临床；基础结合临床。难度在于：多学科教师的时间难以协调。

最后，关于 PBL 案例是应该多讨论普遍现象，还是要使用特别的案例，参与者进行了讨论。通常而言，PBL 案例要引起人入胜，最好不要有现成的解释和解决办法，这样可以更加引发学生的学习热情、促进学生思考。

总之，案例是为了提供能激发学生批判性思考、具有多种可能性的假设，并可循分析与评价的线索。基础医学的案例虽然是以临床问题的情境来展现，但是案例要有足够的开放内容空间与延伸的机会。写出一个好的案例，就要靠不断的培训与练习，没有捷径，更没有快速的解决办法（如购买或抄袭其他院校的 PBL 案例）。参加 PBL 案例撰写工作坊的老师都必须先参与 PBL 理念与实践的初阶导论工作坊。他们必须了解医学科学教育不仅是对生命科学的学习，还必须建筑在人文通识的基础上，才能事半功倍。

第五篇
PBL 的后记与前瞻

第十五章

PBL医学教育要建筑在以人文为基础的案例写作上

■ 辛幸珍　撰

一、在伦理教学中遇见 PBL 的魔力

2005 年我在海外拿到生命伦理学博士学位后返台，重回医学大学的教职岗位。当时念兹在兹的是，如何能有效地启开我伦理的教学，让医学大学的这门显学能达一定的成效，并且不至于停留在以往学生心目中八股的教条或高格调之空谈。事实上，伦理的学习涵盖于医学人文教育中，一向是被寄望用来为现代社会逐渐失去之人文关怀与道德思辨力挽狂澜。然而，伦理的学习若只被视为道德教育，强迫修习课程的结果，反而可能催化出学生对人文的倦怠。确实需要寻找创新的教学方法来“力挽狂澜”。

在返校不久，立即发现在我离开的四年后学校里有了一股新气象，不但建立了服务于教师成长的教师发展中心（CFD），还由一位来自加拿大之关超然教授主持着。在许多场合（包括校务、行政会议与各种学术讨论会），关教授皆极力提倡 PBL，其单刀直入的言词与对事不对人的态度，尤其令人印象深刻。很快，我参加了 CFD 的 PBL 初阶与高阶培训，在关教授尽其可能的引介下，了解了这种通过案例平台与小组讨论达成学生自主学习的理念。渐渐的，我体会到在 PBL 过程中，教师的功能并非传授知识或主导学习，而是在于设计一个精良的教案来引爆学习。除此，还要营造一个尊重学生意愿的环境来促进学习，让学习变得很有趣。学生主动、自主探询结果，将对所学印象深刻。而这种学习的过程，由学习者自我建构具有个人意义的知识，必定比单向授课、被动接受而未经自我思辨的学习来得透彻、持久，并且容易奉行于实际生活与专业中。隐隐约约，我似乎感觉找到了伦理教学的方向……紧接着与关教授多次讨教与深谈后，我更确定，这样的学习哲理，正是满足我进行伦理创新教学的要件。

怀着一颗被鼓舞的心，我开始着手人文伦理的案例设计。首先规规矩矩写了个“器官移植”的案例（我要不惜代价，让我的女儿可以“活得下去”）。测试评估后发现，一个平凡的故事，经过设计后的叙说，确实能引发学生学习剧幕中潜藏着的各项移植伦理的要点（读者亦可参照第五章）。尤其是剧幕最后冲突情境的铺陈，导出学生们对器官分配公平正义的道义主张与着眼于最大多数人最大利益的效益主张两项伦理理论的探寻。最难能的是，案例引领学生思辨、反思的结果，还确定了器官捐赠者无私的利他情怀，才是成就人体器官捐赠美事的关键。而这两项伦理学习之重点，却是我在单向传输过程中，无法确定学生是否能理解的重要主题。

这样一个令人兴奋的学习成效，导致我紧接着设计临床伦理另一常见而重要的议题——末期癌症病情告知。这个常发生在临床与生活周遭稀松平常的案例，对我来说，信手写来，一点都不费力，得到了关教授“excellent”的赞誉，让我信心大增。于是连续而来，基因改造食物议题、动物权议题、干细胞研究议题与基因隐私议题，总共完成 6 个 PBL 案例，这些议题构成我生命与伦理一门课的主题。感谢学校教务处课程组的弹性，让我做精致教学的尝试：只接纳了来自医学、药学、中医、牙医及护理系 11 位学生自由选修此门课，课程全部以 PBL 进行，由我亲自担任 tutor，同时测试评估其他 5 个案例。11 位学生与我共度了一个美好而兴奋的学习历程，十余年来，他们在小组讨论过程中的神采与言谈，仍历历在我眼前。也许是案例故事的吸引，他们对伦理议题的讨论很积极。我从未想象过，来自大学低年级的学生，一门课中的每一位学生，对选修课程皆能如此地投入，而且表现不凡。学生给我的书面反馈，除了正经八百的之外，还有如“这是唯一一堂不会让我睡着的课”，以及“这个学期中，我总是满心期待着每周一次的伦理学约会”等，令人莞尔。

接下来几年我就与 PBL 结下不解之缘，不但成为 PBL 的“信徒”，还加入关教授的 PBL“传道”。在教师发展中心担任执行组组长，首要任务就是推行这种创新的教学理念。我们所做的，并不限于医护科系，举凡药学、医学技术、呼吸治疗、中医、牙医等科系皆纷纷投入 PBL 理念之教学设计。以医学系为例，当系主任邀请我主持医学伦理课程时，我一口气设计了三门循序渐进之伦理课程，让医学生在学习生涯中进行伦理三阶段的学习，即通识伦理、医学伦理与临床伦理。三门课分别在医学生不同阶段进行，然皆以 PBL 案例讨论贯穿课程。在此同时，CFD 也协助培训了医学系专、兼任的广大临床医师投入伦理讨论引导老师行列。每一个案例故事，不论是生活中的还是临床上的，都能在临床教师与医学生的讨论中激起涟漪，PBL 造就了伦理学习的新气象。然而，我所期待的 PBL 其所能启动的人文医学学习，绝对不止于伦理课程的案例。

二、人文学习在医学教育中的必要性、困难与解套

在医学大学以 PBL 推行人文伦理教学的历程中，我也仔细推敲了全球医学的趋势。20 世纪 90 年代后，“循证医学”的主张随着网络信息的发达，已取得医学的主流地位。为保证最佳的医疗成效，医学界大多强调，依循统一的科学方法所获得之证据来处理患者的问题。但另一方面，医学界也深知医疗专业是处理人的问题，每位患者皆是独一无二的个体，单凭循证讯息而来的普遍解释现象，无法完全解决每位患者的问题。医疗专业人员在面对不同情境与不同患者时，不但要有心理、社会方面，更需文化、伦理等人文层面的通盘考虑，才能有效地执行医疗照顾，并帮助患者解决问题。也就是，医学教育不能忽视人文，必须将人文融入医学，以重视人文的价值来让医疗更人性化。

然而，如何以最好的方法将行为与社会科学传授给学生？长久以来这一直是医学教育中重大的挑战。若为了培育全人的医疗专业人员，而努力去完成庞大的社会科学与人文伦理等学习清单，即使美国医学院协会（American Association of Medical College，AAMC）也认为这是不可能的任务。而在繁重的医学课程中，要学生刻意地以修课来接受人文的熏陶以启发其人性化，更是不实际，也太过于矫情。笔者 2014 年曾参与欧洲医学教育年会（AMME），犹记得其中有一全员出席的大场次，邀请医学生对当前医学教育给予反馈，一位帅气的学生谈到演讲式的课程愈来愈重时，还当场调侃戏言：“If you want to put us asleep，let us sleep at home”（如果是要把我们弄睡着，就让我们在家睡吧！）。来自全球的医学教育专家面面相觑后，当场会心地爆笑出来。是的，这种关教授口中的“包罗万象炎”与“课程肥大症”就是当今医学教育的处境。为了要医学生有全人、万全的准备，不断地加课、说教说理，真的有帮助吗？医学人文教育的推行确实也不可迟疑，台湾 2004 年医学教育改革的口号即是“把人带回医学里”。尤其是当前社会与医疗制度变革中已形成了医患关系紧张，就以目前临床最迫切而实际的两项需求——医患沟通、道德判断与探究的能力，医学生究竟该如何学习，才足以应付目前纷扰而复杂的临床环境？

事实上，生命经验的升华是人文教育中最重要的价值，鼓励医学生阅读文学作品也是为了启发临床经验中的人文感受。近二十年来，“叙事医学”已成医学人文教育的重要趋势，其主张使用疾病书写方式，揣摩医患者互动，做叙事的描述，以真切的故事感人肺腑，触动医者内心深处。从事 PBL 的教师，应能清楚地看出，医学教育应采用部分叙事转向，在 PBL 案例设计中，以全人角度的视野，使用叙事性的描述，将社会科学与人文医学的内容与精神融入 PBL 各个案例故事中。依此，随着 PBL 进行的步伐，促成学生的感受、探寻与反思，就能有效地启动社会与人文的学习，最终可望发展出临床实务中医患沟通与道德探究的能力。

三、以人文为基础的PBL案例写作

近年来医学界大力使用的情境模拟教学，其策略是于“拟真”的情境下，训练学生解决问题的能力。PBL让学生以阅读剧幕来进入案例情境，可以称为医学教育初阶段的情境模拟学习。也就是，以模拟一个临床或生活中的真实情境，来说明并引发问题。而为解决这样实际的问题，医学生通常会径自探讨、深究基础医学或基础科学相关的知识，于是乎PBL造就了以临床情境来学习基础知识之目的。然而，如前所述，一个与人有关、活生生的问题，绝不是单单靠以循证为主的基础医学或基础科学的知识即可完全获得解决。PBL案例所呈现之情境，应如临床上所面临的真实患者一般，其处境常是独一无二的，很难简明化一，或套用一定公式或实验室得到的结果来说明其一切。以我数个PBL案例实操的经验，案例中采用叙事的描述，以“说故事”的方式将情感与处境充分叙说，让实际的场景呈现在学习者面前，令其感受到聚焦与脉络分明的深度事实。这样完整叙事的真实案例，能让学习者全盘了解病患的受苦经验与造成人文伦理冲突的脉络，将是启发医学人性化最有利之工具。依此，PBL之学习平台，最适宜提供脉络情境充足之人文案例，以一个贴近专业与生活的临床故事，让学生如同置身于情境脉络中，自然会牵涉相互认知、理解与情感反应，我们所期待医者之“同理”与“反省”于是得以显现，而人文伦理最深层之“内化”与“实践”也得以实现。

然而，在我周遭，即使从事医学教育改革的同侪也有顾虑，用区区几个案例做小组讨论，就能完成医学人文教育的使命吗？当然也未必，目前全球化教育的趋势是以创新多元的教学方法激发学生多元智能，多重方法的人文学习必然激发最佳的效能。更精简而初步的方法是：以人文为基础进行案例写作，将医学人文议题涵盖在所有案例中，让推行PBL一举数得。如此一来，进一步将课程整合，在人文与科学的融合下，进行跨学科领域的主题式学习，才是教育改革之趋势，也是解决目前医学教育课程项目繁琐的最根本做法。①

四、总结

曾有学者质疑医学人文教育能用PBL来教吗？提出这样质疑的，起自于几

①编者按：关教授在翻译一本书内一篇章节之后的评语中说：“社会与行为层面的学习都免不了接触到人文的感性，而这些都是以人为本的医学的一部分。在亚太地区，医学的教育过于关注科技的深与广，把人的因素，包括了社区与个人的行为伦理的因素，淡化甚至于忽略了”。他也引用了该章节最后的一句话：“没有科学，我们就没有平等的意识；没有人文艺术，我们就没有自由的意识。对此，我曾竭尽全力地让我的学生深刻地领悟到自然的奥妙，协助他们反思自己的责任，如何协调地参与科学与人文的世界，让两者共同维护平等与自由的概念”。他以“这就是PBL的智慧”作为结语。

项盲点。首先，人文教育是能用“教”的吗？而 PBL 也不是在教，其精髓在于“悟”——由学生自主探索性学习并内化。对于全人医学，用 PBL 的理念让学生做探索性学习，老师的角色，除了营造一个能促进学生学习的环境外，就是设计一精良案例来同时启动科学与人文的学习。既然认同 PBL 的案例皆为专业或生活中的真实议题，在每个案例的设计上，就应包含有人文思考的层面，才能完整而真实。

长久以来，教育的目标不仅是知识与理解，还要促成思辨与行动，最后形成价值与信念。而学习的最终目的在于达成改变（尤其是态度）与生活实践，必须有一个内化的过程，才能稳固所学。传统之逻辑科学不受情境限制，可以普遍地解释真实现象，PBL 以人文为基础的案例写作，不只保留医学的科学层面，还强调脉络的敏感性与特殊性的人文层面，而让“科学”与“人文”两种文化能结合于医学中而相得益彰，这正是 PBL 的另一种魔力。

第十六章

我步上PBL教育的不归路：后记与前瞻

■ 关超然　撰

一、在宾大体验“自主学习”

我出生在上海，小学教育在台湾完成，而高中及大学就读于香港。当时的教育是“以老师为中心”的传统授课年代。研究所则就读于美国有名的八大常春藤盟校之一，位在费城颇具世界水平的宾夕法尼亚大学（University of Pennsylvania，简称宾大）。其实，宾大在当时也是一个非常传统的古典大学。我研读化学，这也是很传统的科目。即便如此，我个人的学习方式向来并不十分传统，不喜欢封建、拘泥又权威式的教学模式，我总是能自主学习，自我约束且具有团队合作的精神。我自小学毕业后离开台湾，就独自在香港接受高中及大学教育，学业上及生活上我都要为自己打点安排，为自己的需要做决定，也要为自己的决定负责。年纪轻轻的我就已认同自己学习的过程及态度比起自己所能汲取的知识多寡更为重要。这种比同侪较为成熟的认同想法（如今回顾，不就是自主学习的雏形概念吗？）陆续地改变及提升了我个人的学习模式，并常有帮助别人学习的欲望，可能这种欲望使我提早于1972年受录取于宾大化学系作为研究生教学助理（teaching assistant，TA）。成了TA，我也就不需到餐馆“企抬”（国外常用的广东俚语，即做端盘侍者之意）赚取生活费用。

1975年间，我荣获了化学系最佳教学助理奖，奖励我发挥最具有影响力的教学技巧去协助化学系一、二年级学生解决化学理念上的困惑，使他们靠了解，而非死背牢记地通过大考的关卡。当时大一普通化学的大堂授课总有二三百个学生，我注意到许多学生缺乏互动的动机和习惯，教授尽顾着自己讲课，并不鼓励学生发问，因为这样会耽搁授课进度。听不懂课的学生（30 ~ 60位学生不等）就由研究生TA辅导，但是，一些TA只将教授授课内容重复一次，根本没有解决学生的问题。显然，我必须以“学生为中心”的角度去了解并改善学生们的学习习惯及困难的症结。我发觉使用异于平常大堂课的模式，鼓励他们在教室按学生自己需要帮助的层面分组互动、互辅、互教及互学，效果奇佳。我与这些学生们变成了朋友，还在课后一起去喝啤酒谈笑风生。有一位犹太学生（宾大特别多犹太人）还表现得很感激大方地拍胸膛说他若成为医师一定会给我半价优待（居然不是免费？！）。学生的口碑相传使得这一个原本没有起色的补救教学班之人数增加了一倍。授奖之日，除了系主任给我很形式化的嘉许及院长赠予的奖金及奖状以外，最值得骄傲的是系主任还特别指出我是化学系历年获奖者中第一位外国研究生。令我很感动的是，受益学生的代表解释我被学生们推荐获奖的原因是我对学生的关心与尊重，对他们的学习困难耐心地聆听，了解及帮助他们激发对学习的热忱。

我很早就不喜欢传统的大班讲座教学的方式，在读硕士时，每星期要上 2 个晚上、每晚 3 小时的高等无机化学课程，让我感觉枯燥沉闷，无法集中精神听课，实在痛苦不堪。幸好我愿意自主学习，不靠教授的传授，自己反而可以在图书馆阅读到很多参考数据及较新的研究文献信息（不过，我从来不缺席），结果很顺利地取得高分，还把无机化学、物理化学及生物化学结合起来作为我攻读博士的论文主题。有趣的是在修硕士中，我主修物理化学中的量子热力学。三次量子化学小考我都获得 100 分；这科目的教授（也是我的研究指导教授）挑战我说如果我第四次小考仍得满分，我就不需要参加大考。皇天不负苦心人，我终于如他所愿。

二、在麦大接受“问题导向学习”

1976 年实际的助教经验也开启了我日后加入麦克马斯特大学（McMaster University，简称“麦大”）当博士后的挑战。这一年也是麦大医学院创新了现在全球知名的以“问题导向学习”（problem-based learning，PBL）在医学教育上的崭新课程后七周年。PBL 是以学生为中心的自主学习的理念及方式，并且使用小组形式，利用团体动力来推动并规范学习心态及探索与临床问题互相衔接的基础医学知识和能力。实际上，我很快就意识到在麦大，我为了充分准备自己的学术生涯而与这崭新的教育结下了不解之缘。

1978 年我为了练习 PBL 导学并取得经验，推荐了自己去接受培训作为 PBL 共同导师（co-tutor）。起先虽然信心不够，抱着怀疑的态度，但是我还是争取到了很多练习的机会，甚至强迫自己爱上 PBL。终于，PBL 在我的思维中沉淀了下来。我开始意识到 PBL 是个具有成熟心态的学习理念，需要积极面对，而且坚持永续地学习。我完全接受了这个认知。事实上，PBL 不仅是个有效的学习法，也可在这种学习过程中得到不少的乐趣、满意的成就感及日新月异的知识。PBL 带给了我满足感。

不久以后，医学院让我为外校访客担任 PBL 培训教师，包括帮助来自哈佛大学从事医疗教学的人员（哈佛大学1984年才开始以PBL做医学实验课程改革）。后来，我也被指派去接待来自中国台湾及大陆的PBL取经者，并帮助PBL培训，这段经历也为我人生后一段的教育生涯，燃起了对引入PBL到东方的热情之火。在麦大的三十年教育生涯，有2/3的时间是全程投入在生命科学的研究（血管生物与高血压在细胞分子水平的机制），我可以算是一位稍有一点小成就的基础医学研究者，在1987年获得全加拿大最佳高血压青年研究奖。我奉献了后1/3的教育生涯在医学教育，尤其是PBL。我完全乐于投入教育医学生如何发现与提出问题，设立学习目标，寻找、分析及判断获得的信息与资料，汲取相关有用的知识。这远远胜于填鸭式的主讲传授，比传统教学法有成效，且有意义。2002年，我被麦克马斯特大学提名为优秀PBL导师（提名三人，仅有一人可获奖），我有幸终于在2005年被医学生班级选为最优秀PBL导师。

三、以能力素养来翻转医学教育

医学教育会随时间与特定的社会环境不断变化。教育的理念、学与教的方法与材料，以及学生的学习态度都可能是需要提高的变化过程。传统的医学环境注重于知识内容的广度与深度，许多学科在传统教学中通常会有一定的顺序架构（如：解剖、生理学、生物化学、微生物学、药理学、临床医学等）。随着医学知识以新发现及新技术呈现并不断在建构论（constructivism）的基础上爆炸性地发展，传统教育的还原论（reductionism）所造成的一连串的弊端在现代医学教育中已充分暴露出来。过量的教学时数，整合技巧的欠缺，在每个独立而繁多的学科区块中都已成为医学生学习的梦魇，甚至在教师研究中，也产生同样的困扰。也许真正的挑战是要解决实际的问题：我们需要培养什么样的医生以应对未来社会的需求？很明显，无论在东方还是西方社会，我们20年前面临的一些健康问题，现在可能不会很普遍；但我们也不断地遭遇到一些新的挑战。因此，教学形式上的知识与技巧会跟着时间的流转而改变，但是教育内涵上的学习能力，包括态度与专业素养是永恒不变的。目前国际医学教育专业机构建议医生应备有的**“基本岗位胜任能力”**包括：

1. 终生学习以应对新的知识及技能。
2. 合群的团队组员促进共同体制目标。
3. 有效的沟通技巧与具有同理心。
4. 培养有效的问题探索及解决能力。
5. 发展良好的专业态度，不同专业人士间彼此尊重合作。

目前医学教育是否符合上述挑战？是否培养了个人的能力素质？在这本书中我已详细讨论这些具体教育问题，要从理论与实际两方面的研究去考虑。对医学教育的研究，我是很认真地对待。1997 年以来，我陆续在这个主题发表了许多论文与专著，特别针对亚太地区的医学教育者。我认为我自己是一位跨中西文化的学者（在美加生活了四十年），也深深感到要让中国的学者能了解 PBL 的重要，并能够建立起信心去实施，我可以，而且必须用中国人懂得的文化、语言和思维来阐述。

四、把 PBL 的精神引入亚太地区

1991 年麦克马斯特大学首次将 PBL 引进至日本女子医学院。同年，PBL 也设置在台湾大学。1992 年我加入香港大学（港大），当时在港大医学院不采用 PBL 于医学教育，因为院长预计在一年内离任，不想“兴风作浪”。不过，在 1993 年，我在港大的生理系首先发起 PBL 的实施（当部门主任让我更容易管理、推广与说服我的成员）。1994 年为了编制更好的 PBL 教育方案给港大医学院，我成功地获得外部的教育补助金（行动学习项目的教资会）。这也可使我在病理系工作积极的组员，探讨利用 PBL 于临床教学。这个项目在港大已吸引关注，最终也使新上任的医学院院长认真考虑开始医学教育的改革。1995—1996 年，我担任院长在医学教育改革方面的私人顾问。经过无数的研讨会，港大于 1997 年最终正式启用了混合模型的医学教育 PBL，我发表过两篇论文记录了我在港大引进 PBL 的创举。

我于 2000 年受聘在新加坡国立大学及中国台湾的天主教辅仁大学医学院（成立于 1999 年且是台湾唯一使用较广泛的 PBL 课程的医学院校）担任顾问。此外我也为国际医药大学召开了 PBL 讲习班及研讨会——马来西亚吉隆波及沙捞越的几所大学，日本的昭和、近畿及神户大学的医学院，韩国的忠南大学口腔医学院，越南的国立药学院及印度尼西亚和泰国的一些大学医学院。我也于 2000 年协助建立了亚太健康教育 PBL 协会，在亚太地区帮助很多国家的学术单位组织与主持 PBL 的会议。WHO-WPR（在马尼拉的西太平洋世界卫生组织）在 2003 年与菲律宾卫生部邀请我赴马尼拉的圣度汤玛士大学（Santo Tomas University）医学院外科去审查基本医疗教育及 PBL 的课程系统。我的足迹也远至北欧的丹麦（Aalborg 大学工程学院的 PBL 顾问）、中东的科威特（Kuwait University Medical external examiner）及中美洲哥斯达黎加的自主大学。

五、柳暗花明又一村：亚太 PBL 的现况分析

PBL 在亚太地区已发展将近二十年了，也可以说已进入全盛期，所掀起的尘埃也正慢慢沉淀下来。然而，对 PBL 的误解与问题却依然存在，导致出现了无效

的课程设计和错误的教学方法，与其预期的教育理念背道而驰，造成学生的学习成果与预期的有所偏离。目前可悲的是，医学院校的一些教师和行政人员却将这个问题归咎于学生的质量不高、不够成熟；当然他们也归罪于教育体制的不健全，或是文化的差异。依我来看，这些教师和行政人员就是教育体制的一部分始作俑者。我在亚太地区许多医学院校和高等教育机构中举办了很多次 PBL 工作坊，通过反思总结，我发现，医学行政人员在对 PBL 一知半解的状况下，往往仅为了行政便利，在执行上抄捷径而歪曲了 PBL 的原则，偏离了 PBL 的精神。他们很少参加 PBL 工作坊，对 PBL 的工作一无所知。一方面，他们想讨好教师直觉性的权威式教学方法，另一方面，他们又放纵学生被动的学习态度，并美其名曰“因地制宜”。一些医学院校习惯于“跟风”，比如看到其他学校采用 PBL，唯恐落后，他们也想跟着做，却不屑于虚心学习。

我也看到过一些医学院校基本是在传统的知识导向型、应试型的课程设置下以堆积的方式推行 PBL，使得体系臃肿分散，师生叫苦连天。他们经常在讨论环节展示几个患者病例，要学生尚未探讨清楚问题，就去解决问题，把这种似是而非混合的形式也称之为 PBL。在亚太地区，越来越多医学院校把 PBL 加入医学课程，一些使用 PBL 的“教学”方法主要是在并联或串联讲座学科导向的课程中（如：病理，生理，解剖等），将几个病案形式的讨论教学加入在讲课和实验室为基础的传统课程，有些人是在做问题基础的教学，而不是基于问题的学习。这些变型了的 PBL 的特征是所谓的混合动力，不能与正宗 PBL 的整合动力混为一谈。我还没发现亚太地区有哪一所医学院采用的课程完全基于 PBL 的整合概念、课程设计、学习过程、物流运作和评估方法。2009 年，我写过一篇评论，阐述并抨击了混合式 PBL 的实质以及其带来的问题。混合式 PBL 是在传统和创新之间折中的产物。有人辩解道，混合式 PBL 代表了两种体系中的精华，而实际上它可能仅是糟粕。目前仍没有证据表明，混合式 PBL 使学生的学习态度得到重大转变，即迈向自我导向的终生学习和以学生为中心的学习态度转变。但是混合型的 PBL，二十年来仍然充斥横行。

尽管已有很多医学院采用部分 PBL“教学”方法，并进行 PBL 的导师的培训，但是入学录取标准和评估大学生学习成果仍然相当传统。有些学校追求短期绩效而显得力不从心，日渐失去竞争力及驱动力。发现 PBL 在许多这样的医学院校保持休眠状态和非进步式的维持状态是不足为奇的。由此可见，亚太地区要采用 McMaster 大学首创的完整的 PBL 模型改革仍遇到很多困难与阻力，任重而道远。这些阻力存在于各利益相关方，包括学生和教师。这些困难在于理念的内化与贯通及培训的熟练与到位。讽刺的是，教师的阻力更具压倒性。对于学生而言，尽管很多学生理论上非常喜欢 PBL 中“学生为本”的创新概念，因为他们觉得难得有主导的机会可以自己掌控所学，但他们也会把 PBL 视为一种威胁，因为他们可能还不愿意放弃在知识和技能方面对教师的依赖以及原有的传统学习路径所带来的一些便利。学生这种矛盾的行为不难理解，一方面他们现在有了环境和技术的支持，对“自主学习”有了一定的了解和可能性；另一方面，他们之前接受的教育大多是被动的死记硬背的学习方法，已成为根深蒂固的习惯。对于教师而言，他们也许并不欢迎“学生为本”，因为他们不想失去对课堂教学曾有过的全程掌控的权力，也担心无法回答学生们提出的超出自己能力的问题而损颜面。

六、我对亚太 PBL 的十项期许：前瞻与憧憬

通过以上深入的讨论，在亚太地区现今的背景下，医学教育 PBL 的“怀疑论”确确实实地存在。这是一个阶段性的现象，也是必经的过程。其实，麦大推出了 PBL 之后，也曾经过十个孤独的年头，受到质疑的岁月，再加上十年的酝酿、发酵，才终于散发出 PBL 清纯的芬芳。为了重现柳暗花明的出类拔萃，我提出以下富有憧憬的十项期许与建言来结束本书：

1．亚洲许多院校倾向于走捷径，通常采用效率极低的混合式 PBL 作为折中办法，使得传统的以教师为中心的教育思想仍占主导，应逐步向 PBL 的自主学习转变。

2．学生为本的原则在亚太地区的师生中并不流行，教师还未准备或决定好引进 McMaster 大学的 PBL 理念，做好 PBL 中教师与学生的角色转换。这就要求更多的教育专业管理技能，并建立医学教育研究文化。

3．如果落实和管理 PBL 依靠的是自上而下的专制性的管理方法，那么这个基础注定是不牢靠的。一旦行政人员发生改变，PBL 项目就会放缓、停滞甚至崩溃。要确保 PBL 持续有效进行，需要达成一致共识，保证项目的持续性，邀请各利益相关方参与，包括学生或校友等。

4．需要建立一个功能性的教师发展项目或医学教育专业技能管理团队，为教师们提供常规的 PBL 培训，向师生们强调以学生为本与自主学习的概念，而不是不顾质量保证，盲目引进二手、三手或者是混合式的 PBL。

5．在学生完全开始学习专业知识之前的医学教育早期阶段，应反复采用和强调 PBL 精神 / 理念，这有利于防止从中等教育延续下来的死记硬背的学习行为进一步恶化，有利于更好地培养医学生，达到“先学做人，后攻专业”的精神。

6．重复使用基于事实性知识和死记硬背基础上的书面测试对学生做总结性评价，与 PBL 使用的以能力为基础的多层次评价并不相符。这种总结性评价应最大限度地减少，并补充更多有持续影响、由学生操作（自主或朋辈）的形成性评估。

7．医学院校的教师与行政人员应时刻紧跟相关教育理论的发展，比如能力导向教育、循证导向教育、成果导向教育及跨专业间教育，以更好地推动 PBL 的实

践，激发其最大的潜能。

8. PBL 的引入与执行，不能加诸在繁重的以知识为主轴的传统课时上，而应逐步取代传统授课时数，减少被动学习的恶习，腾出时间给学生思考、自学，学习自主而终生学习的心态行为的技能。

9. PBL 教育是个整合性的概念。以人为本的医疗也是整合性的概念，人体生命本身就是一个整合体，因此，PBL 的课程应当把过去从生命科学分割独立的学科以人体器官功能的概念为中心整合，与 PBL 的学习精神保持一致。

10. 凌驾于地方性学校之上，建立起区域性、全国性的 PBL 社群组织网，就像一个真实的 PBL 团队，相互帮助、扶持改进与延伸推广。近年来，马来西亚已建立了一个马来西亚 PBL 联盟，丹麦也建立了 Aalborg 工程科学 PBL 教育中心。2017 年初，中国健康医学教育 PBL 联盟也在上海成立了。这些组织的功能当然是以服务的心态举办，协调与推动在全国各地的各种与 PBL 相关的培训、研讨及交流活动。亚太 PBL 的健康教育 PBL 协会（Asia Pacific Association of PBL in Health Sciences）就是在这种理念下，于 2000 年就已成立。

总结：PBL 在医学教育领域中诞生成长，弹指一挥也将五十年矣。说句公道话，PBL 确实风靡全球，在亚太地区也做出了意义非凡的贡献。然而，PBL 是否确实对学生的学习态度、医学教育的广泛改进等方面在亚太地区做出了成功且长久的改变？我想目前未必。关于 PBL 的怀疑论和表象化仍然盛行不衰。由于 PBL 开展的成本普遍较高，随着医学院校面临着全球性的经济衰退，PBL 的前景甚至可能并不乐观。这也意味着，就像我们撰写 PBL 案例故事情境的初衷，我们需要建构一些模拟的“憧憬”（如以上的十项建言），来尝试着弥补我们的不足。因此，如果我们教育机构的各层领导无法或不愿建立有效又能永续的支持机制，如果学生及老师没有勇气去充分地接受、实施、执行、维持并改进 PBL 所代表的精神，那么倡导以学生为中心、自我导向和终生学习的 PBL 将不太可能出现，而终将沦为口号教育，永远是个“憧憬”。

WENTI DAOXIANG XUEXI (PBL) PINGTAI ZHI JIANGOU
——ANLI SHEJI, ZHUANXIE JIQIAO, CANKAO SHILI YU SHENHE JIZHI

图书在版编目（CIP）数据

问题导向学习（PBL）平台之建构：案例设计、撰写技巧、参考实例与审核机制 / 关超然，辛幸珍主编.
—北京：北京大学医学出版社，2018.5
ISBN 978-7-5659-1783-7

Ⅰ. ①问…　Ⅱ. ①关…②辛…　Ⅲ. ①医学教育-教学法　Ⅳ. ①R

中国版本图书馆CIP数据核字（2018）第081277号

问题导向学习（PBL）平台之建构——案例设计、撰写技巧、参考实例与审核机制

主　　编：关超然　辛幸珍
出版发行：北京大学医学出版社
地　　址：（100191）北京市海淀区学院路38号　北京大学医学部院内
电　　话：发行部 010-82802230；图书邮购 010-82802495
网　　址：http：//www.pumpress.com.cn
E-mail：booksale@bjmu.edu.cn
印　　刷：北京佳信达欣艺术印刷有限公司
经　　销：新华书店
责任编辑：赵　欣　　**责任校对：**金彤文　　**责任印制：**李　啸
开　　本：787mm×1092mm　1/16　**印张：**25.75　**字数：**516千字
版　　次：2018年5月第1版　2018年5月第1次印刷
书　　号：ISBN 978-7-5659-1783-7
定　　价：128.00元